针灸临床综合诊治

邢春艳 ◎著

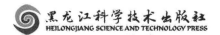

黑龙江科学技术出版社
HEILONGJIANG SCIENCE AND TECHNOLOGY PRESS

图书在版编目（CIP）数据

针灸临床综合诊治 / 邢春艳著. -- 哈尔滨：黑龙
江科学技术出版社，2023.7
ISBN 978-7-5719-1964-1

Ⅰ.①针… Ⅱ.①邢… Ⅲ.①针灸疗法 Ⅳ.
①R245

中国国家版本馆CIP数据核字(2023)第106999号

针灸临床综合诊治
ZHENJIU LINCHUANG ZONGHE ZHENZHI

作　　者	邢春艳	
责任编辑	单　迪	
封面设计	邓姗姗	
出　　版	黑龙江科学技术出版社	
	地址：哈尔滨市南岗区公安街70-2号　邮编：150007	
	电话：（0451）53642106　传真：（0451）53642143	
	网址：www.lkcbs.cn	
发　　行	全国新华书店	
印　　刷	黑龙江龙江传媒有限责任公司	
开　　本	787mm×1092mm　1/16	
印　　张	16.75	
字　　数	388千字	
版　　次	2023年7月第1版	
印　　次	2023年7月第1次印刷	
书　　号	ISBN 978-7-5719-1964-1	
定　　价	128.00元	

前　言

　　针灸临床综合诊治是在中医理论指导下,研究针灸学在临床上的治疗方式及操作技能的一门临床学科。包含针灸的基本原则与作用、基本操作技能、常见病症临床诊治等内容。历代医家在临床过程中积累了大量的宝贵经验,千百年来,针灸不仅受到国人的欢迎,而且逐渐被世界医学所认可,主要原因就是其具有独特的治疗效果。针灸在临床的应用是针灸学术的灵魂,是检验针灸理论的关键所在。

　　本书主要从针灸的形成与发展、原则与作用、针灸操作技能、针灸临床病症诊治等几个方面介绍中医针灸专业的基础理论知识和临床针灸诊治的综合内容,其中涵盖了内科、妇科、儿科、皮肤科、外科、五官科以及一些常见传染性疾病等的中医针灸诊治方法,均在临床上给予了细致叙述,力求体现综合性、科学性、实用性,内容充实,结构严谨,条理清晰,希望本书能为广大医务工作者、各相关专业的科研工作者及科研爱好者带来一定的参考价值。

　　由于本编委会人员均身负中医科一线临床工作,故编写时间仓促,难免有错误及不足之处,恳请广大读者见谅,并给予批评指正,以更好地总结经验,达到共同进步、提高针灸临床诊治水平的目的。

编　者

目　　录

第一章 治疗总论

第一节 针灸的形成与发展

针灸学是中医学的重要组成部分,是以中医学理论为指导,研究经络腧穴理论、刺灸技术、针灸作用机制和临床治疗的一门临床学科。具有适应证广、疗效确切、应用方便、经济安全等优点,已经成为世界卫生组织推荐、全球100多个国家和地区广泛使用的医疗技术方法之一。

一、针灸学的起源

关于针刺疗法起源的传说可以追溯到我国原始社会的氏族公社制度时期。如古籍记载伏羲氏"尝味百草而制九针""黄帝咨访岐伯、伯高、少俞之徒……针道生焉"等。伏羲氏等都是远古时期传说中的代表人物。但是针刺疗法真正产生的时间应该是"砭石"应用以后一个漫长的时期,大约在新石器时代。

"砭石"是针具的雏形或前身,它是远古时代人们在生活、劳动等实践中经验积累的产物,从无意中发现石块按压或刺破体表可以治病,到对石块加工形成砭石而专用于治疗疾病,经历了漫长的岁月。当人类进入新石器时代以后,出现了精制的石针;其后出现了骨针、陶针、竹针等,尤其是人类发明冶金术后,金属针具的出现大大推动了刺法的发展。

灸法的起源可追溯到原始社会人类学会用火以后。人们在用火的过程中逐渐认识到了温热的治疗作用,通过长期的实践,形成了灸法。

在针法和灸法产生以后,随着实践经验的积累和古代哲学思想及其他自然科学知识的渗透,针灸学理论体系开始形成、发展并不断完善。

二、针灸学理论体系的肇始时期

在马王堆汉墓帛书《十一脉灸经》中记载了十一条脉的循行、主病及灸治,主病多为局部肿痛。并分为"是动则病"和"是某某脉主治其所生病"两项,后来在《灵枢·经脉》中表述为"是主某所生病者",《难经》将这两项内容简称为"是动""所生"。"是动则病",是指这一经脉变动(异常)就会出现的病症;"是主某所生病者";是指这一经脉主治某方面所产生的病症。这里包含了疾病的证候和经穴主治两种含义。两者在针灸临床上有其一致性,既是本经的证候,又是本经腧穴的主治症。《灵枢·经脉》对十二经脉的循行和证候记载比帛书复杂,提出了许多分支,并与脏腑相联系,为循经选穴奠定了基础。

三、针灸学术的建立时期

汉代张仲景在《黄帝内经》基础上,将六经辨证用于伤寒,创立了六经辨证。在金元时期根据病症归属的经脉和脏腑,总结出某药归入某经的药物归经理论,朱丹溪尤其注重十二经病症的运用,创"手足阴阳合生见证说"。明代李时珍著《奇经八脉考》,对奇经八脉的辨证做了专门论述。清代叶天士等人受其启发,对十二经和奇经的辨证用药进行了重要的发挥。

《灵枢·经脉》还总结了十五络脉的循行及证候。《针灸甲乙经》又对十五络穴主治做了补充,例如《灵枢·经脉》所述手太阳之络"支正"所主病候为"实则节弛肘废,虚则生疣,小者如指痂疥",而《针灸甲乙经》"支正"主证为"振寒,热,颈项肿,实则肘挛,头项痛,狂易,虚则生疣,小者痂疥,风疟"。《黄帝内经》中还零散记述了督脉、任脉、冲脉、带脉、阳跷脉、阴跷脉、阳维脉、阴维脉等内容,但不系统。《难经》对八脉进行了系统的整理,论述了八脉的作用、起止、分布、证候,丰富了奇经八脉的内容。窦汉卿倡用"流注八穴",阐述奇经八脉与十二经脉间的联系,后人又将八穴与八卦、天干相配,形成了"飞腾八法""灵龟八法",一直沿用至今。对于奇经八脉的证候,自《难经》以后,王叔和、滑伯仁、杨继洲等都有补充,明代李时珍参照历代医家论述进行系统的整理,充实了奇经八脉辨证理论,使奇经八脉理论能更好地指导针灸临床。

四、针灸学的大发展时期

经穴在其发展过程中,穴数由少到多,主治范围逐步扩大。

在《灵枢》中有少数穴名(多数作为部位概念),《灵枢·本输》记有井、荥、俞、原、经、合等特定穴。《气穴论》提出"气穴三百六十五,以应一岁",这是个约数,实际《黄帝内经》各篇所载的穴名大约是160穴;《针灸甲乙经》转载的《黄帝明堂经》记载经穴349个;宋代《铜人腧穴针灸图经》增加5穴,计354穴;明代《针灸大成》增加5穴,计359穴;清代《医宗金鉴》增加2穴,计361穴。

历代对各腧穴主治记载不断增多。如足三里穴,《黄帝内经》中主要阐述对胃肠的调整作用,凡是"邪在脾胃",无论虚实寒热,都可"调于三里";对"邪在胆,逆在胃"的呕逆,还可"取三里以下胃气"。《针灸甲乙经》补充足三里泻阳明经热的作用,以治狂歌、妄言、口噤、喉痹、乳痈有热等。至三国时,华佗提出"疗五劳羸瘦,七伤虚乏";南北朝时,秦承祖补充"诸病皆治"。说明那时强调其补虚、益气作用。《外台秘要》还说"人年二十以上,若不灸三里,令人气上冲目"。后人据此常灸足三里防治中风,称为"保健灸"。宋代张杲《医说》载:"'若要安,三里莫要干'。患风疾人宜灸三里者,五脏六腑之沟渠也。常欲宣通,即无风疾。"说明历代对三里的治症逐步扩展,从治疗发展为预防保健。

五、针灸学术的衰退时期

清代针灸学开始走向衰退,当时医者多重药轻针,尤其是清代统治者竟以"针刺火灸,究非奉君所宜"的荒诞理由,于1822年废除了太医院的针灸科。在这一阶段,针灸著作主要有吴谦的《医宗金鉴·刺灸心法要诀》、廖润鸿的《针灸集成》及李学川的《针灸逢源》,总体而言,创新较少。

鸦片战争失败以后,西学东渐,各地纷纷设立教会医院和西医院校,歧视和排斥中医学。民国时期,竟有人提出废除中医的议案。然而,中医针灸疗法因其经济、方便和具有良好的疗效而深受广大群众的喜爱,因此,针灸依然在民间得到广泛的应用。同时以承澹盦等为代表的一大批有识之士,创办针灸学社、学校,培养针灸人才,为保护和发扬针灸学做出了一定的贡献。

六、针灸学术的繁荣时期

中华人民共和国成立后,由于党和国家制定了发展中医的政策,中医事业和针灸学出现了前所未有的繁荣景象。全国各地相继建立了中医院校、中医医院和研究机构,针灸学作为中医院校学生的必修课程,针灸科是必设的科室。

20世纪80年代初,各中医院校先后建立了针灸系,使用全国统一的针灸学教材,开展了针灸学硕士、博士研究生的培养,形成了针灸学教学、医疗、科研的完整体系。

自1945年4月,延安白求恩国际和平医院在我国综合医院第一次开设针灸科以来,许多西医院都开设了针灸科,部分西医院校里也开设了中医针灸课程,有些省市还建立了针灸医院或分院。随着针灸事业的蓬勃发展,针灸教学、医疗和科研取得了丰硕的成果。

20世纪50年代前期,主要是整理针灸学文献,观察针灸治疗的适应证,用现代科学方法研究、阐发针灸学知识体系。20世纪50年代后期到60年代,专题研究古代针灸文献,大样本地进行针灸治疗现代病种的临床疗效观察和总结,开展了针灸实验研究,比较全面地观察针灸对各系统器官功能的影响,揭示针灸的基本作用,并开启了针刺麻醉与针麻镇痛原理的研究。

20世纪70年代以来,应用神经生理学、解剖学、组织化学、生物化学、免疫学、分子生物学及声、光、电、磁等先进的现代科学技术手段,对针灸学的相关问题进行了深入的研究,尤其对于针灸治病机制和镇痛原理都有了更深刻的认识。针灸治疗病种也不断增加,临床实践表明,针灸对内、外、妇、儿、五官、骨伤等科300多种病症有一定的治疗效果,对其中100种左右的病症有较好或很好的疗效。不少学者对针刺手法也开展了现代研究。

七、针灸学发展展望

针灸在20世纪得到了迅速的发展,许多研究成果被广泛地运用到临床治疗中。在21世纪,针灸学的发展也面临了前所未有的机遇和挑战。根据目前的发展现状,针灸学的发展方向研究成为一个重要课题,也成为许多针灸界研究者共同关心的课题,针灸要传承,也需创新和突破。

针灸学术的发展需要更宽泛的包容性。凡是对针灸学发展有益的理念技术方法,都要努力借鉴。近50年来,针灸学科中发展得最快的,首推刺灸法及由此而构成的疗法领域。

针灸传承千年,民间经验在其中发挥着不可小觑的作用。许多针灸疗法的主要构建来自民间的经验,它们经过历代医家的消化、提炼或改造而成为当代的新疗法。民间经验是针灸疗法产生、发展的源头活水,是被针灸学发展历史与无数史实都证明了的。

目前实验针灸学以实验分析研究方法为主,从器官、组织、细胞乃至分子或基因水平上阐释针灸的作用机制与规律。由于实验针灸学保持了传统中医理论和针灸学术的固有特色,又借鉴了现代医学发展的模式和方法,因而发展很快,率先实现了从实验医学时代向现代整体医学时代的过渡。

总之,今后针灸学研究发展的方向,要从文化理念、学术包容、人才培养等方面进行深入的思考,做好临床研究的规范化,切实提高临床研究的可信度和可重复性。紧密与现代科学技术结合,在促进针具改革、新型针灸治疗仪器研制及其作用机制的阐释与探索等方面下功夫的同时,还应当继续加强对针刺疗法原理的研究,对针灸疗法的作用和特点作深层次的阐明,深入揭示针灸的奥秘。这种高水平的基础性研究,不仅能推动中医针灸理论走向世界,又促进了现代生命科学的发展。

第二节　针灸治疗的原则与作用

　　针灸治疗的原则就是运用针灸治疗疾病必须遵循的基本法则,是确立治疗方法的基础。在应用针灸治疗疾病时,具体的治疗方法多种多样,但从总体上把握针灸的治疗原则具有化繁就简的重要意义。针灸治疗原则可概括为补虚泻实、清热温寒、治病求本和三因制宜。

一、针灸治疗原则

(一)补虚泻实

　　"虚"是指人体的正气虚弱,"实"是指邪气偏盛。补虚就是扶助正气,增强脏腑器官功能,补益人体的阴阳气血以抗御疾病。泻实就是驱除邪气,以利于机体正气的恢复。

　　1.虚则补之,陷下则灸之

　　"虚则补之"就是虚证采用补法治疗。"陷下则灸之",属于虚则补之的范畴,也就是说气虚下陷的治疗原则是以灸治为主。

　　2.实则泻之,菀陈则除之

　　"实则泻之"就是实证采用泻法治疗。"菀陈则除之",就是对络脉瘀阻之类的病症采用清除瘀血的刺血疗法等。

　　3.不盛不虚以经取之

　　"不盛不虚"是脏腑、经络的虚实表现不甚明显,不涉及其他脏腑、经脉,属本经自病。治疗应按本经循经取穴。在针刺时,多采用平补平泻的针刺手法。

(二)清热温寒

　　"清热"就是热性病症治疗用"清"法;"温寒"就是寒性病症治疗用"温"法。正如《灵枢·经脉》所说"热则疾之,寒则留之","热则疾之"指热性病症的治疗原则是浅刺疾出或点刺出血,手法宜轻而快,可以不留针或针用泻法,以清泻热毒。"寒则留之"指寒性病症的治疗原则是深刺而久留针(加用艾灸),以达温经散寒的目的。

(三)治病求本

　　治病求本就是在治疗疾病时要抓住疾病的根本原因,采取针对性的治疗方法。

　　1.急则治标

　　在某些特殊情况下,标病处于危急时,如不及时处理,可能危及生命或影响本病的治疗,应按"急则治标"的法则,先治其标病,后治本病。

　　2.缓则治本

　　在一般情况下,本病病情稳定,或虽可引起其他病变,但无危急证候出现,或标本同病,标病经治疗缓解后,均可按"缓则治本"的原则予以处理。这个法则对于指导慢性病的治疗更有意义。

　　3.标本同治

　　病有标本缓急,所以治有先后。若标本并重,标病与本病处于俱缓或俱急的状态时,均可采用标本同治法。

（四）三因制宜

三因制宜即因时、因地、因人制宜,是指治疗疾病时,要根据季节(包括时辰)、地区以及人体的体质、年龄的不同而制订适宜的治疗方法。

歌诀:

补虚泻实有三法,虚则补之陷下灸,

实则泻之菀陈除,不盛不虚以经取,

清热温寒对证定,热则疾之寒则留,

治病求本疾病除,急则治标缓治本,

标本同治法易行,三因制宜时地人。

二、针灸治疗作用

针灸治病是在中医基本理论指导下,运用针和灸的方法,对人体腧穴进行针刺和艾灸,通过经络的作用达到治病的目的。古代医家在长期的医疗实践中总结出针灸的以下作用。

（一）疏通经络

针灸治疗疾病,根据经络与脏腑在生理病理上的相互联系,相互影响,循经选取一些腧穴,进行针刺或艾灸,发挥其疏通经脉,调和气血的作用,使经络畅通,营运有度,气血调和,阴阳平衡,从而达到治疗疾病的目的。

（二）调和阴阳

疾病的发生是阴阳的相对平衡遭到破坏,出现偏盛偏衰的结果。《灵枢·根结》说:"用针之要,在于知调阴与阳,调阴与阳,精气乃光,合形与气,使神内藏。"其说明针灸治病有调和阴阳的作用。

（三）扶正祛邪

疾病发生、发展的过程是邪气、正气双方斗争、消长的过程。正气是维持人体生命能量的各种物质与功能及其所产生的抗病能力,邪气是指一切致病因素。邪正斗争的胜负,决定着疾病的进退。邪胜于正则病进,正胜于邪则病退。治病的原则就是要扶助正气或祛除邪气,改变邪正双方的力量对比,促使疾病朝痊愈的方向转化。因此,扶正祛邪也是针灸治病的理论依据。

当人体遭受病邪(自然界的六淫和疫疠之邪,以及由病邪造成的有害产物,如痰浊、瘀血、水湿等)侵犯,外感起病之初,病邪虽亢盛但正气尚未受到损害,即机体功能状态尚处于正常阶段,足以奋起抗御病邪。

当正气耗伤,机体功能状态趋向衰退、无力抗御病邪时,其临床表现为虚证,出现神疲倦怠、心悸气短、自汗盗汗、面唇色淡、脉细弱,常见于大病久病消耗精气和各种体液,或大汗、大出血后耗伤阳气阴液。

《素问·通评虚实论》中所谓"邪气盛则实,精气夺则虚"就是指上述两种情况。其治疗大法即《素问·三部九候论》中所指出的"实则泻之,虚则补之"。可见,补虚与泻实就是扶正与祛邪治则的具体运用。扶正,使正气增强,有助于机体抗御或祛除病邪;祛邪,可以排除病邪的侵害和干扰,有利于正气的保存和恢复。扶正是通过补法而实现的,祛邪则是通过泻法而实现的。扶正与祛邪两者相辅相成,相互为用。

第三节 针灸前的准备

一、选择体位

针灸治疗时患者体位选择是否得当,对腧穴的正确定位,针刺的施术操作,持久的留针以及防止晕针、滞针、弯针甚至折针等都有很大影响,因此根据处方选择适当的体位,既有利于正确取穴,又便于针灸的施术操作和较长时间的留针而不致疲劳。临床上针刺的常用体位主要有以下几种:

(一)仰卧位

适宜于取头、面、胸、腹部腧穴和四肢部分腧穴。

(二)侧卧位

适宜取身体侧面少阳经腧穴和上、下肢部分腧穴。

(三)俯卧位

适宜于取头、项、脊背、腰骶部腧穴和下肢背侧及上肢部分腧穴。

(四)仰靠坐位

适宜于取前头、颜面和颈前等部位的腧穴。

(五)俯伏坐位

适宜于取后头和项、背部的腧穴。

(六)侧伏坐位

适宜于取头部的一侧、面颊及耳前后部位的腧穴。

二、消毒

普通毫针由于消毒不严密,容易引起感染或造成交叉感染。因此,针刺治病要有严格的无菌观念,切实做好消毒工作。针刺前的消毒范围应包括:针具器械、医者的双手、患者的施术部位等。

(一)针具、器械的消毒

针具、器械的消毒方法很多,以高压蒸气灭菌法为佳。高压蒸气灭菌法是将毫针等针具用布包好,放在密闭的高压蒸气锅内灭菌。一般在 98～147kPa 的压强,115～123℃ 的高温下,保持 30 分钟以上,可达到消毒灭菌的要求。酒精浸泡消毒法也是临床常用的消毒方法之一。即将针具放入 75% 酒精内浸泡 30～60 分钟,取出用消毒纱布或消毒棉球擦干后使用。经过消毒的毫针,必须放在消毒过的针盘内,并用消毒布或消毒纱布遮盖好。已消毒的毫针,应用时只能一针一穴,不能重复使用。

(二)医生手指消毒

在针刺前,医者应先用洗手液将手洗刷干净,待干再用 75% 酒精棉球擦拭后,方可持针操作。持针施术时,某些刺法需要手指触及针身时,必须确保手指和针身无菌。

(三)患者穴位皮肤消毒

在患者需要针刺的穴位皮肤上用 75% 酒精棉球擦拭消毒,擦拭时应从腧穴部位的中心点向外绕圈消毒。当穴位皮肤消毒后,切忌接触污物,保持洁净,防止重新污染。

（四）治疗室内消毒

针灸治疗室内的消毒,包括治疗台上的床垫、枕巾、毛毯、垫单等物品,要按时换洗晾晒,如采用一人一用的消毒垫布、垫纸、枕巾则更好。治疗室也应定期消毒净化,保持空气流通,环境卫生洁净。

第四节　毫针刺法

一、定义

毫针刺法是以毫针为针刺工具,通过在人体十四经络上的腧穴施以一定的操作方法,以通调营卫气血,调整经络、脏腑功能而治疗相关疾病的一种方法。体针疗法,是我国传统针刺医术中最主要、最常用的一种疗法,是针刺疗法的主体。

二、进针与出针技能

（一）进针技术

进针技术是指在单手或双手的配合下,运用指力和腕力将毫针刺透穴位皮肤,并插入一定深度的操作。进针是毫针刺法技术的关键,运用熟练可保证针刺无痛或如蚊虫叮咬一样微痛。进针技术包括持针法、进针透皮法、进针得气法针刺的角度方向、深度等。

1.持针法

持针法是指医生手指持针的姿势,毫针操作时,多是一手持针,一手辅助,双手配合,完成操作。一般将持针施术的手称刺手,辅助进针的手称押手。刺手的作用是掌握毫针,进针时,使臂力、腕力集中于指端,使手指持针有力,保持毫针端直、坚挺,力贯针尖,能顺利刺入穴位,透皮无痛。

（1）拇示指持针:用右手拇指、示指的指腹捏住针柄中段,中指可抵在穴位旁,适用于40mm以下短针的执针。

（2）拇食中指持针:以拇指在内侧,示指、中指在外侧,三个手指的指腹紧捏针柄,以无名指抵于穴位旁或抵于针体上,适用于50mm以上长针的执针。

（3）持针身:将手指严格消毒,以拇示指紧捏针体下端近针尖处,针尖露出3～5mm,也可以用拇示指捏一消毒干棉球,裹在针体下端近,针尖处捏紧,露出针尖。此法适用于长针的单手速刺。

（4）双手持针:以右手拇食中指三指捏针柄,无名指抵住针体,左手拇指、示指的指腹严格消毒后,紧捏针体下端,露出针尖3～5mm,进针时,双手配合,协调用力,以免针身弯曲,适用于长针及芒针的进针。

2.进针透皮技术

进针透皮是指将针尖刺透皮肤进入皮下的操作,是使针刺基本无痛或微痛的关键技术。人体表皮分布着丰富的痛觉感受器,针刺疼痛多表现在透皮过程中。常见的导致透皮痛的因素有如下方面：

其一，患者精神紧张而致肌肉收缩隆起，皮肤硬韧，并且表皮的神经末梢痛觉感受结构处于高度兴奋状态，此时针刺即容易产生明显疼痛。针对上述状态，常见的调整办法是采用兴奋转移法，即令患者咳一两声，在咳的同时，快速将针刺入皮下。因为在咳嗽的时候，患者的精神兴奋点在咳的动作上，穴位处紧张的皮肤肌肉会瞬间松弛，此时针刺则可能达到无痛或微痛的效果。

其二，医生针刺指力不足，下针时不能快速刺透表皮，使针尖在皮层停留时间长，兴奋了皮层痛觉感受器，这也是导致针刺疼痛的常见原因。调整的方法是使医生加强进针法的练习，练习刺硬物，以加强指力。较好的练指力的方法是持针刺胶管，若练至能熟练、准确、顺利快速地刺透1分厚的胶管，则快速刺透任何穴位皮肤均不成问题。

其三，医生指力不稳，针刺时下针太猛，使针体突然透入皮下较深，直入肌层，引起肌肉兴奋性收缩抽动，牵张皮肤，也常产生疼痛。调整的方法是使医生锻炼熟练稳健的指力，刺入不宜过猛，透皮刺入的深度不超过5mm，稍作停顿，再向下插入。

3.进针得气技术

进针得气技术是指进针透皮后，进一步将针刺入一定深度，并获得针感（得气）的操作技术。穴位的皮下至穴位深层也分布着丰富的痛觉感受结构，如分布于肌肉层的神经纤维末梢及分布于血管壁的痛觉感受器等。若进针手法不当，则容易诱发剧烈疼痛，且不易产生有效针感。所以进针深入时，也要掌握一定的操作技术，才能尽量减少或避免出现疼痛，避免发生意外。

（二）留针与出针技术

1.留针

将针刺入腧穴行针施术后，使针留置腧穴内一段时间称为留针。留针的目的是加强针刺的作用和便于继续行针施术。一般病证只要针下得气而施以适当的补泻手法后，即可出针或留针10～20分钟。但对一些特殊病证，如痛证、寒性、久病、顽固性或痉挛性病证等，可适当延长留针时间，有时留针可达数小时，以便在留针过程中间歇性行针，以增强、巩固疗效。在临床上留针与否或留针时间的长短，不可一概而论，应根据患者具体病情而定。

2.出针

又称起针、退针。在施行针刺手法或留针达到预定针刺目的和治疗要求后，即可出针。出针的方法，一般以左手拇、示指两指持消毒干棉球轻轻按压于针刺穴位旁，右手持针进行轻微的小幅度捻转，并随势将针缓慢提至皮下（不可单手用力过猛），静留片刻，然后出针。

三、基本手法和辅助手法技能

（一）基本手法

基本手法是毫针刺法的基本动作，从古至今临床常用的主要有提插法和捻转法两种。两种基本手法临床施术时既可单独应用，又可配合应用。

1.提插法

是指针体在腧穴空间的上下运动，包括上提和下插两个动作。提插法的操作是进针后，将针从浅层向下刺入深层，再由深层向上退出至浅层，这种由浅入深的操作称为插，由深出浅的操作称为提,如此反复地做上下纵向运动就构成了提插法。

对于提插幅度的大小、频率的快慢和操作时间的长短,应根据患者的体质、病情、腧穴部位和针刺目的等灵活掌握。使用提插法时要保持针体垂直不弯,不改变针刺角度、方向,指力一定要均匀一致,不能忽而力大,忽而力小。幅度不宜过大,一般以 3～5mm 为宜,频率不宜过快,以 60～90 次/分为宜,保持针身垂直,不改变针刺角度、方向。通常认为行针时提插的幅度大,频率快,刺激量就大;反之提插的幅度小,频率慢,刺激量就小。

2.捻转法

是将针刺入一定深度后,将拇指和示指分别向前和向后搓动针柄,使针体来回转动。

应用捻转法时,指力要均匀,左转和右转用力一致;捻转的频率应不疾不徐,不应忽快忽慢;捻转的角度要适当,一般为 180°左右,不能单向捻针,否则针身易被穴位软组织、肌纤维等缠绕,而引起滞针,导致行针和进出针困难,或牵拉穴位组织引起疼痛。

捻转法的角度大小、频率快慢及操作时间长短等,应根据患者的体质、病情、腧穴部位及针刺目的等具体情况而定,一般认为,捻转的角度大,频率快,刺激量就大;捻转的角度小,频率慢,刺激量就小。

此外,一般而论,头部穴位不宜直刺,可用 5 分长的毫针,沿皮向后刺入 3～4 分;胸、背部穴位因邻近重要内脏,不可深刺,在胸部的穴位可用 1 寸长的毫针向外针刺 3～5 分;在背部的穴位可用 1 寸长毫针刺 3～5 分。腹部穴位因肌肉较厚,可用 1.5 寸长的毫针直刺 0.6～1 寸;四肢肘、膝部的腧穴,可用 1.5 寸长的毫针,直刺 0.8～1.2 寸;股髋关节部的穴位,可用 3 寸长的毫针,直刺 1.5～2.5 寸;手指与足部的穴位,可用 5 分长的毫针,向上斜刺 1～3 分。

(二)辅助手法

行针的辅助手法,是行针基本手法的补充,是以促使得气和加强针刺感应为目的的操作手法。临床常用的行针辅助手法有以下 6 种:

1.循法

是将针刺入一定深度后,医生用手指循着经脉的循行径路,在腧穴的上下部轻柔循按的方法。针刺不得气时,可以用循法催气。

2.弹法

针刺后在留针过程中,以手指轻弹针尾或针柄,使针体微微振动的方法称为弹法。有催气行气的作用,以加强针感,助气运行。

3.刮法

毫针刺入一定深度后,经气未至,以拇指或示指的指腹抵住针尾,用拇指、示指或中指指甲,由下而上或由上而下频频刮动针柄的方法称为刮法。本法在针刺不得气时用之可激发经气,如已得气可以加强针刺感应的传导和扩散。

4.摇法

毫针刺入一定深度后,手持针柄,将针轻轻摇动的方法称摇法。其法有二:一是直立针身而盘摇,以加强得气的感应,使针感向周围扩散;二是卧倒针身而摇,使针感向一定方向传导。

5.飞法

针后不得气者,用右手拇、示指执持针柄,细细捻搓数次,然后张开两指,一搓一放,反复数次,状如飞鸟展翅,故称飞法。本法的作用在于催气、行气,并使针刺感应增强和扩散。

6.震颤法

针刺入一定深度后,右手持针柄,用小幅度、快频率的提插手法,使针身轻微震颤的方法称震颤法。本法可促使针下得气和增强针刺感应。

第五节　灸法、拔罐法

一、灸法

(一)定义

灸法,是以艾为主要施灸材料,点燃后在体表穴位或病变部烧灼、温熨,借其温热、药物的刺激作用治疗疾病的方法。还可包括一些非火源的外治疗法。艾灸和针刺方法一样,都是针灸疗法中的重要组成部分。

(二)艾灸法技能

1.艾炷灸

将艾炷放在穴位上施灸,称为艾炷灸。艾炷灸可分为直接灸和间接灸两种。

在施灸之前,要先把艾绒做成一定大小的圆锥形艾团,也称艾炷。艾炷制作的方法,将艾绒用双手心搓紧,再放在平面桌上,以手拇、食、中指搓捻成上尖下圆底平的圆锥状。如搓捻成麦粒大为小艾炷,或捻成半截橄榄大者为大艾炷,搓捻成黄豆大或半截枣核大者为中艾炷。

(1)直接灸:直接灸是将艾炷直接放在穴位皮肤上点燃施灸的方法。根据施灸的程度不同,灸后有无烧伤化脓,又分为瘢痕灸(化脓灸)和无瘢痕灸(非化脓灸)。

1)瘢痕灸:又称化脓灸,因施灸后局部组织灼伤化脓,愈后留有瘢痕,故名。选择适宜体位,使穴位平正暴露。在穴位皮肤上涂少许大蒜汁,以增加黏附性和刺激作用,将大小适宜的艾炷(一般用中艾炷或小艾炷)黏附在穴位上,并用香火从上端点燃施灸。待艾炷自然燃尽,用镊子除去艾灰,更换艾炷,依前法再灸,每换一炷需涂蒜汁1次,一般每穴灸3～9壮。施灸时当艾火燃烧近皮肤患者有灼痛感时,术者可用手在穴位四周轻轻拍打,以减轻痛感。灸治完毕,局部擦拭干净。

灸后穴位局部呈黑痂状,周围有红晕,可于灸后立即贴敷玉红膏,1～2日换贴一次,1周左右灸穴逐渐出现无菌性化脓反应,脓液呈白色,此即灸疮。如脓液多,膏药亦应勤换,每天换膏药1次。在灸疮化脓期间,应注意休息,避免过度劳累,多食富含蛋白质的食物,局部应注意清洁,以避免继发感染。5～6周后,灸疮结痂脱落,留有永久性瘢痕。

2)无瘢痕灸:又称非化脓灸,以艾火温熨穴位,灸后皮肤红晕不灼伤,不化脓,不留瘢痕。在施灸穴位涂以少量凡士林,将大小适宜的艾炷(一般用大艾炷或中艾炷)黏附在穴位上点燃施灸,不等艾火烧到皮肤,当患者感到灼痛时,即用镊子将艾炷夹去或压灭,更换艾炷再灸,灸满规定的壮数为止,以局部皮肤出现轻度红晕为度,一般每穴灸3～7壮。本法适应证广泛,一般寒虚病证均可应用,因其灸时痛苦小,且灸后不化脓、不留瘢痕,易为患者接受。

（2）间接灸：间接灸也称间隔灸、隔物灸，是在艾炷与皮肤之间间隔某种物品而施灸的一种方法。其命名方法根据所隔物品的不同，可分为数十种，隔什么物品就称为隔什么灸。所隔物品大多为药物，既可用单味药物，也可用复方药物，药物性能不同，临床应用的范围也有所异。临床常用的有隔姜灸、隔盐灸、隔蒜灸、隔附子饼灸等。

1）隔姜灸：切取厚约 3mm 生姜 1 片。在中心处，用粗针穿刺数孔，上置艾炷放在穴位上，用火点燃施灸。如患者感觉灼热不可忍受时，可将姜片向上端起，稍待片刻，重新放下再灸。艾炷燃尽后更换一炷依前法再灸，直到局部皮肤潮红为止。一般每穴灸 5～7 壮。本法可根据病情反复施灸，对风寒咳嗽、呕吐、泄泻、腹痛痛经、风寒湿痹、颜面神经麻痹等均可应用，尤宜于寒证。

2）隔盐灸：用于脐窝部施灸，又称神阙灸。用干燥纯净的食盐末适量，将脐窝填平，上置艾炷，用火点燃施灸。如患者感到灼痛时即用镊子夹去残炷，另换一炷再灸，灸满规定的壮数为止。本法可治疗急性腹痛、泄泻、痢疾、风湿痹证及阳气虚脱证。

3）隔蒜灸：用独头蒜或较大蒜瓣切成 3mm 厚的蒜片，中心处用粗针穿刺数孔，置于穴位或患处皮肤上，再将艾炷置于蒜片之上点燃施灸。当患者感到灼痛时，另换一炷再灸，每灸4～5 壮可换一新蒜片（也可将大蒜捣烂如泥，敷于患处，上置艾炷点燃施灸）。本法多用于未溃之化脓性肿块，如乳痈、疖肿以及瘰疬、牛皮癣、神经性皮炎、手术后瘢痕等。

4）隔附子饼灸：将生附子研为细末，用黄酒调和制饼，直径 15～20mm，厚约 5mm。中心处用粗针穿刺数孔。上置艾炷放于穴位或患处点燃施灸。当患者感到灼痛时更换一炷再灸，一般每穴灸 5～10 壮。附子辛温大热，有温肾助阳作用，多用来治疗各种阳虚病证。如灸关元、命门等穴，可用于治疗男性肾阳虚的阳痿、早泄、不育症，女性宫寒不孕、痛经、闭经。外科中的疮毒窦道久不收口或既不化脓又不消散的阴性、虚性外症，多在患处进行施灸，灸至皮肤出现红晕，有利于疮毒的好转。

2.艾条灸

艾条灸，又称艾卷灸，是用特制的艾条在穴位上熏熨的施灸方法。如在艾绒中加入辛温芳香药物制成的药艾条施灸，称为药条灸。艾条灸有悬起灸和实按灸两种。

（1）悬起灸：悬起灸又分为温和灸、回旋灸和雀啄灸。是将点燃的艾条悬于施灸部位之上熏熨的一种灸法。一般艾火距皮肤 20～30mm，灸 10～15 分钟，以灸至皮肤温热红晕，而又不致灼伤皮肤为度。

1）温和灸：将艾卷的一端点燃，对准应灸的腧穴或患处，距离皮肤 20～30mm 熏熨，使患者局部有温热感而无灼痛为宜，一般每穴灸 10～15 分钟，至皮肤红晕为度。

如遇到昏厥或局部知觉减退的患者及小儿时，医者可将食、中两指置于施灸部位两侧，这样可以通过医生的手指来测知患者局部受热程度，以便随时调节施灸距离，掌握施灸时间，防止烫伤。适用于一切灸法主治的病证。

2）雀啄灸：施灸时，艾卷点燃的一端与施灸部位的皮肤并不固定在一定的距离，而是像雀啄食一样，一上一下地移动。用于昏厥急救、小儿疾患、胎位不正、无乳等。

3）回旋灸：施灸时，艾卷点燃的一端与施灸皮肤保持在一定的距离，但位置不固定，而是均匀地向左右方向移动或反复旋转进行灸治。适用于风湿痹痛、神经性麻痹、皮肤病（如带状疱疹)等。

(2)实按灸:将点燃的药艾卷隔数层棉布或棉纸按在施灸部位上,使热气透入皮肉深部,火灭热减后重新点燃按灸的方法。古代的太乙神针、雷火神针等均为此法。

先在施灸部位或患处垫上棉布或棉纸数层,点燃药艾卷,趁热按到施术部位上,稍停留数秒钟,使热力透达深部,若艾火熄灭,再点再按,重复5~7次。或点燃药艾卷一端,以棉布6~7层包裹艾火,熨于腧穴或患部,若火熄灭,再点再熨。因艾卷中掺入的药物不同而有太乙神针、雷火神针之分。适用于风寒湿痹痿证和虚寒证。

3.温针灸

温针灸是针刺与艾灸相结合应用的一种方法。适用于既需要针刺留针,又需施灸的疾病。

在针刺得气后,将针留在适当的深度,在针柄上穿置一段长约1.5cm的艾卷,点燃艾卷下端施灸;或在针尾搓捏少许艾绒点燃施灸,直待艾卷或艾绒燃尽,除去灰烬,再将针取出。治疗时须嘱患者勿移动体位,并在施灸下方垫一纸片,以防艾灰掉落灼伤皮肤或烧伤衣物。此法针灸并用,简便而易行,其艾绒燃烧的热力,可通过针身传入体内,使其发挥针与灸的共同作用,达到治疗的目的。

4.温灸器灸

温灸器是一种特制的盒形施灸器械,有多种形状,即温灸盒、温灸筒等。有内外两层,内盒装艾绒、艾卷或无烟艾条,外层布有许多小孔,透烟、透热。

将适量的艾绒置于内盒,点燃后盖上盒盖,执柄于患处施灸或放于施灸部位灸治即可,每次灸15~30分钟。适用于腹、腰等面积较大部位的治疗。

(三)灸法注意事项

1.施灸的体位

患者体位要舒适,并便于医生操作。一般空腹、过饱、极度疲劳时不宜施灸。直接灸宜采取卧位,注意防止晕灸的发生。

2.施灸的顺序

一般是先灸上部,后灸下部;先背、腰部,后腹部;先头部,后四肢。

3.禁灸与慎灸的部位

颜面部,心区,体表大血管部和关节肌腱部不可用瘢痕灸。妇女妊娠期,腰骶部和小腹部禁用瘢痕灸,其他灸法也不宜灸量过重。对昏迷、肢体麻木不仁及感觉迟钝的患者,勿灸过量,以避免烧伤。

4.灸疱的处理

灸后起疱小者可自行吸收,大者可用消毒针穿破,放出液体,敷以消毒纱布,用胶布固定即可。

5.环境与防火

施灸过程中,室内宜保持良好的通风。严防艾火烧坏衣服、床单等。施灸完毕,必须把艾火彻底熄灭,以防火灾。

二、拔罐法

(一)定义

拔罐法,古称"角法",是一种以罐为工具,通过燃火、抽气等使罐内气压低于大气压,使其吸着于病痛部经穴处,以治疗疾病的方法。拔罐后局部组织充血或皮下轻度瘀血,促使机体气血活动旺盛,经络通畅,具有行气止痛、消肿散结、祛风散寒、清热拔毒等作用。

(二)罐的种类

火罐因材料及使用方法的不同而各有所异,常用的有竹罐、陶罐、玻璃罐、塑料抽气罐、多功能罐等,古代"角法"所用的兽角罐和近代的金属罐已被淘汰。除上述常用者外,亦可用其他器具作为代用罐。凡口小腔大、口部光滑平整、耐热,大小适宜,经吸拔法操作后有一定吸拔力的器具均可选用。临床常用的是玻璃罐头瓶,其他有杯子、小口碗等。用时需选瓶口光滑、无破损者,以免伤及皮肤。

(三)拔罐法的操作

1.罐的吸拔方法

(1)火罐法:在火罐内燃烧纸或酒精棉球时,会消耗罐中部分氧气,此外罐内气体受热膨胀而排出罐内部分空气,使罐内气压低于外面大气压,利用这种负压,将罐吸着于施术部位的皮肤上。

(2)水罐法:一般选用竹罐,在锅内加水煮沸,使用时用卵圆钳倒夹竹罐的底端,甩去罐内沸水,并用湿毛巾紧扣罐口,趁热扣在施术部位上,即能吸住。此法适用于任何部位拔罐,其吸拔力小,操作需快捷。

(3)抽气法:先将准备好的抽气罐紧扣在需拔罐的部位上,用抽气筒将罐内的空气抽出,使之产生所需负压,即能吸住,此法适用于任何部位拔罐。

2.拔罐法的运用

根据病变部位和病情性质,可分别采用以下几种拔罐方法。

(1)单罐法:按病变或压痛范围大小选择适当口径火罐单罐操作。适用于病变范围较小部位或压痛点。如胃痛,可在中脘穴拔罐;冈上肌腱炎,可在肩髃处拔罐。

(2)多罐法:根据病变部位的解剖形态酌量吸拔数罐。适用于病变范围较广泛的疾病。如某肌束劳损时,可按肌束的体表位置成行排列吸拔几个罐,称排罐法;如腰肌劳损,可在肾俞、大肠俞、腰眼和疼痛明显部位纵横并列吸拔数罐。

(3)闪罐法:将罐吸拔后立即取下,反复吸拔多次,至皮肤潮红为度。适应于肌肉较松弛,吸拔不紧或留罐有困难处,或局部皮肤麻木、功能减退的虚证患者。注意闪罐多采用火罐法,所用的罐不宜过大。

(4)留罐法(坐罐法):拔罐后将罐留置一定时间,一般留置5~15分钟。注意罐大吸拔力强,应适当减少留罐时间;夏季拔罐及肌肤薄弱处,留罐时间也不宜过长,以免起疱损伤皮肤。

3.起罐法

起罐亦称脱罐,用一手扶住火罐,另一手将火罐口边缘的皮肤轻轻按下,或将火罐特制的进气阀拉起,待空气缓缓进入罐内后,罐即落下。切不可硬拔或旋转罐具,以免损伤皮肤。若起罐太快,易造成空气快速进入罐内,则负压骤减,易使患者产生疼痛。

（四）拔罐法的作用

中医理论认为,拔罐法有行气活血、逐瘀化滞、消肿止痛、温经散寒、祛风除湿、舒筋活络、清热解毒、解闭通结等作用,现代医学理论认为拔罐法有如下作用:

1.负压作用

人体在火罐负压吸拔时,皮肤表面有大量气泡逸出,从而加强局部组织的气体交换。负压使局部毛细血管通透性变化和毛细血管破裂,少量血液进入组织间隙,作为良性刺激,促进正常功能恢复。

2.温热作用

拔罐法对局部皮肤有温热刺激作用,以大火罐、水罐、药罐最明显。温热刺激能使血管扩张,促进局部血液循环,改善充血状态,加强新陈代谢,加速体内废物、毒素的排出;改变局部组织的营养状态,增强血管壁通透性,增强白细胞和网状细胞的吞噬力,增强局部的耐受性和机体的抵抗力。

3.调节作用

拔罐法的调节作用建立在负压和温热作用的基础上。主要表现在调节神经系统和调节微循环,提高新陈代谢方面。

（1）调节神经系统:由于自身溶血等给予机体一系列良性刺激,作用于神经系统末梢感受器,经向心传导,达到大脑皮质;拔罐法对局部皮肤的温热刺激,通过皮肤感受器和血管感受器的反射途径传到中枢神经系统,从而发生反射性兴奋,借以调节大脑皮质的兴奋与抑制过程,使之趋于平衡;加强大脑皮质对身体各部分的调节功能,使患部皮肤相应组织代谢旺盛,吞噬作用增强,促使机体恢复功能。

（2）调节微循环,提高新陈代谢:拔罐能调节微循环,促进血液与组织间的物质交换,还能加强淋巴循环,活跃淋巴细胞吞噬能力。拔罐后的自身溶血现象,能产生一种类组胺物质随体液周流全身,刺激各个器官,增强其功能活力,有助于机体功能的恢复。

（五）拔罐法的适应范围

随着拔罐法机制研究的进一步深入,现代多功能罐种的问世,药罐法所选用药液不断增加,以及拔罐与多种疗法的结合运用,拔罐法的适应范围越来越广。目前常用于临床的病种已多达100多种。常见的拔罐适应证选穴简介如下:

上呼吸道感染、支气管哮喘、肺部疾患,可参考选取大椎、肺俞、孔最及背部有关腧穴。胃痛、腹痛、腹泻可参考选取脾俞、胃俞、大肠俞、天枢、气海、足三里、下巨虚。急慢性软组织损伤可在患处刺络拔罐或加取阳陵泉、血海等穴拔罐。疮疡可取灵台穴及局部拔罐。风湿痹痛、落枕可按针灸辨证取穴及患处拔罐。腰痛多选肾俞、大肠俞、腰阳关、委中。妇科疾患多取肾俞、脾俞、肝俞、八髎、中极、关元、三阴交、血海等。痤疮可在大椎刺络拔罐,加针灸辨证取穴。荨麻疹可取神阙、血海、曲池及患处拔罐。中暑多针罐结合,取大椎、委中、十宣等。高血压多取曲池、合谷、委中、三阴交、涌泉、足三里、肝俞、心俞、肾俞。面瘫取下关、地仓、颊车、太阳、风池、印堂、合谷。肥胖症多取中脘、天枢、关元、石门、足三里、阴陵泉、巨阙、丰隆、三阴交、箕门、髀关。其他疾病可根据辨证、辨病、辨经、经验取穴等选穴配方,采用相应罐法治疗。

第六节　刮痧法

一、定义

刮痧法是以中医皮部理论为基础,用牛角、玉石等在皮肤相关部位刮拭,达到疏通经络、活血化瘀目的的一种外治方法。它可以扩张毛细血管、增加汗腺分泌、促进血液循环,对于高血压、中暑、肌肉酸痛和风寒痹证都有较好效果。

二、工具

(一)刮痧工具选择

现在多选用的刮痧工具是经过加工的既有药物治疗作用又没有不良反应的工具,如选用天然水牛角为材料制成的刮痧板,对人体肌表无毒性刺激作用和不良的化学反应。

1.刮痧板

是刮痧的主要工具,目前各种形状的刮痧板都相继问世,其中最为常见的是水牛角制品。水牛角质地坚韧,光滑耐用,资源丰富,加工简便,药性与犀牛角相似,常为犀牛角的代用品。水牛角味辛、咸,性寒,辛可以发散行气、活血润养,咸能够软坚润下,寒能清热解毒。因此,水牛角具有发散行气、清热解毒、活血化瘀的功效。

标准的水牛角刮痧板呈长方形,长 10cm,宽 6cm,厚的一边为 0.5cm,薄的一边为 0.2cm,四角钝圆,宽侧的一边成凹型。以强身健体为目的进行刮痧时用厚的一侧,治疗疾病时用薄的一侧刮按。半凹陷的一侧,用于刮按脊柱部位及四肢的手指、足趾等部位。钝圆的四角则用于按压经脉、穴位、敏感点等部位。

水牛角刮痧板如长时间放置在潮湿的地方,或浸泡在水里,或者长期暴露在干燥的空气中,均可以发生裂纹,影响其使用寿命。因此在刮痧板洗净后应立即擦干,放在塑料袋或皮套中保存。

2.硬币

选取边缘较厚钝而光滑,没有残缺的铜钱、银元、铝币等作为刮痧器具。

3.陶器

选取边缘光滑无破损的汤匙、瓷碗、瓷杯、瓷盘等,利用其边缘进行刮痧。

(二)刮痧润滑剂

刮痧之前,为了防止划破皮肤,需要在皮肤表面涂一层润滑剂,如香油、色拉油都可以用。当然,有条件的话,最好采用专门的刮痧油,一般都是采用天然植物油加入中药后提炼加工而成的,多具有清热解毒、活血化瘀、开泄毛孔、疏通经络、排毒驱邪、消炎止痛等作用。常用的刮痧润滑剂还包括以下几种。

1.麻油

也可用其他植物油代替,适用于久病劳损、年老体弱及婴幼儿等。

2.冬青膏

用冬绿油(水杨酸甲酯)和凡士林按 1∶5 的比例混合均匀,适用于一切跌打损伤的肿胀、疼痛,以及陈旧性损伤和寒性病证。

3.葱姜汁

取葱白、鲜生姜切碎、捣烂,按1:3的比例浸入95%酒精中,放置3～5日,可取汁使用。适用于风寒引起的感冒、头痛等,以及因寒凝气滞而致的脘腹疼痛等。小儿刮痧时常用生姜汁,因小儿皮肤柔嫩,姜汁十分润滑,刮拭时不易伤及皮肤。

4.白酒

用浓度较高的粮食白酒或药酒。适用于损伤后疼痛日久或麻木不仁,或手足挛缩、腰膝酸软无力及癌痛等,对发热患者有降温的作用。

三、操作方法

(一)刮痧前准备

刮痧前一定要保持良好的心理状态,避免紧张、恐惧心理,要全身心放松,与医者积极配合。

刮痧器具和用品准备齐全。检查刮具边缘是否光滑、安全,刮痧板一定要消毒。

根据患者所患疾病的性质与病情确定治疗部位,将治疗部位尽量暴露,并用毛巾擦洗干净,选择合适的体位,在刮痧部位均匀地涂抹刮痧油。

(二)刮痧运板方法

医者一般用右手拿住刮板,拇指放在刮板的一侧,其余四指放在刮板的另一侧。治疗时刮板厚的一面对手掌,强身健体时刮板薄的一面对手掌。灵活利用腕力、臂力,切忌生硬用蛮力,硬质刮具的平面与皮肤之间角度多以45°为宜。切不可呈推、削之势。用力要均匀、适中、由轻渐重,不可忽轻忽重,并保持一定的按压力,以患者能耐受为度,使刮拭的作用力传达到深层组织,而不是在皮肤表面进行摩擦。刮拭面尽量拉长,点线面三者兼顾,综合运用,点是刺激穴位,线是循经走络,面是作用皮部。需要医者注意的是,身体平坦部位和凹陷部位的刮拭手法不同,持板的方法也有所区别,但是无论用什么手法,手指末端离刮痧板接触皮肤的位置越近,刮拭越省力,效果越好。

(三)刮痧刮拭角度

刮板与刮拭方向保持45°～90°进行刮痧,以45°应用得较多,这个角度可以减轻刮痧过程中的疼痛感,增加舒适感。刮痧时用力要均匀,由上而下或由中线向两侧刮拭。

(四)刮拭方法

1.面刮法

为刮痧治病最常见的刮拭方法。是手持刮痧板,用刮板的1/2边缘或整个边缘接触皮肤,向刮拭的方向倾斜45°左右,用腕力自上而下或从内到外均匀地向同一方向直线刮拭。本法适用于身体比较平坦部位。

2.角刮法

是指用刮痧板的一个角部或两个角部在穴位处自上而下刮拭,刮痧板向刮拭方向倾斜45°左右,可分为单角刮法和双角刮法。单角刮法适用于颈部风池穴,肩部肩贞穴,胸部膻中、中府、云门穴。双角刮法常用于脊椎部位的诊断和治疗。

3.点按法

是指将刮痧板角部与穴位呈90°角,向下按压,力度由轻到重,片刻后多次重复此操作,手法要连贯。本法适用于关节部位、骨骼凹陷处、肌肉丰满处,以及水沟、膝眼等穴位。

4.按揉法

可分为垂直按揉法和平面按揉法两种。垂直按揉法是将刮痧板的边缘以90°角按压在穴位上,刮痧板始终不离开所接触的皮肤,做柔和的慢速按揉,适用于骨缝部穴位和第2掌骨桡侧全息穴位的诊断、治疗。平面按揉法是指刮痧板角部的平面＜20°角按压在穴位上,做柔和、缓慢的旋转运动,适用于足三里、合谷、内关等穴位。

5.拍打法

将刮痧板一端的平面或将五指和手掌弯曲成弧状拍打体表部位的经穴。拍打前要在拍打部位涂上刮痧油,用力要适度,位置要准确,不要移动。本法多用于四肢,特别是肘窝或腘窝处,可治疗四肢疼痛、麻木及心肺疾病。

6.厉刮法

将刮痧板的一个角与刮痧部位呈90°角,刮板始终不要离开刮痧皮肤,并施以适度的压力,做大约3cm长的前后或左右刮拭,本法适用于头部全息穴区。

7.梳理经气法

按照经络走向,用刮痧板自上而下或自下而上循经刮拭,用力轻柔均匀,平稳和缓,连续不断,一次刮拭面宜长。本法般适用于上肢、下肢及背部的刮痧。

(五)刮痧常用体位

1.俯伏坐位

适宜于头颈项部、肩背部及上肢部、下肢部及后侧部的刮痧治疗。

2.仰卧位

适宜于头面部、胸腹部、下肢内侧、前侧部的刮痧治疗。

3.站立位

适宜于背部、腰部、下肢后侧部的刮痧治疗。

4.仰靠坐位

适用于前头、颜面、颈前和上肢部的刮痧治疗。

5.侧伏坐位

适用于侧头部、面颊、颈侧、耳部的刮痧治疗。

6.侧卧位

适用于侧头部、面颊一侧、颈项和侧腹、侧胸,以及上下肢该侧部位的刮痧治疗。

7.俯卧位

适用于头、颈、肩、背、腰、四肢后侧的刮痧治疗。

四、注意事项

(一)刮痧过程中的事项

1.避风保暖

刮痧时要选择空气清新、冷暖适宜的室内环境,注意避风、保暖,尤其在冬季应避风寒与风口,夏季刮痧是应避免风扇直接吹刮拭部位。

2.不可强求出痧

刮痧时以出痧为度,但不可强求出痧,只要刮至皮肤毛孔清晰可见,无论出痧与否,都会起到平衡阴阳、疏通经络、畅达气血的作用。

3.刮痧时限和疗程

根据不同疾病的性质和患者体质状况进行灵活掌握。一般每个部位刮痧20次左右,以患者能耐受或出痧为度,每次刮痧时间20~25min为宜。通常连续治疗7~10次为1个疗程,每疗程间隔5~7日。

(二)晕刮的处理

在刮痧过程中,出现头晕、目眩、心慌、出冷汗、面色苍白、四肢发冷、恶心欲吐或神昏仆倒等晕刮现象,应及时停止刮拭,迅速让患者平卧,取头低脚高体位,让患者饮用一杯温糖开水,注意保温。并迅速用刮痧板刮拭患者百会(重刮)、水沟(角轻刮)、内关(重刮)、足三里(重刮)、涌泉(重刮),静卧片刻即可恢复。

(三)禁忌证

(1)患有重度的心脏病出现心力衰竭者,肾脏病出现肾衰竭者,肝硬化腹腔积液者的腹部,全身重度水肿者,禁忌刮痧法。精神病患者禁用刮痧法,因为刮痧可能会刺激这类疾病发作。

(2)大血管处禁用重刮,可用棱角避开血管用点按轻手法刮拭;下肢静脉曲张、下肢水肿的患者,刮拭方向应从下向上,用轻手法。

(3)有出血倾向的疾病如白血病、血小板减少等应慎刮;久病年老、极度虚弱、消瘦者亦需慎刮。

(4)皮肤高度过敏,或皮肤病患者有破溃疮疡、疮头,或有新鲜或未愈合的伤口,或有外伤、骨折处禁刮。

(5)小儿囟门未合,头颈部禁用刮痧法。对尿潴留患者的小腹部慎用重力刮痧,以轻力揉按为好。

(6)孕妇的腹部、腰骶部和妇女的乳头禁刮;眼睛、耳孔、鼻孔、舌、口唇等五官和前后二阴、肚脐处禁刮。

(7)过度饥饱、过度疲劳、过度饮酒者不可接受重力、大面积刮痧,否则会引起虚脱。刮痧出痧后30min内忌洗冷水澡。

第七节　穴位电针法

一、定义

穴位电针法是用电针器输出脉冲电流,通过毫针作用于人体经络穴位以治疗疾病的一种外治方法,是针与电流两种刺激的结合,这种方法不但提高了毫针的治疗效果,而且扩大了针灸的治疗范围。

二、操作方法

(一)配穴处方

电针法的处方选穴与毫针刺法相同,多选同侧肢体的1~2对穴位为宜。选穴方法除了按经络辨证脏腑辨证取穴外,如果是神经功能受损,穴位的配对可按照神经分布特点取穴。

(二)电针方法

以G6805型电针治疗仪为例,仪器正面有5个并排的输出强度旋钮,每只旋钮与相应输出插孔相对应。在使用该仪器之前,首先应该检查一下各部位旋钮是否都处于关闭状态(逆时针方向旋到底),其中必须把强度调节旋钮调至零位即无输出状态,然后将电源插头插入220V交流电插座内。治疗时,电路输出可以根据临床需要和患者耐受性任意调节。

(1)将针刺入腧穴有得气感应后,将电路输出的两个电极的导线夹分别夹在2根毫针上,通常电针治疗大都选择2个穴位为一对,形成电流回路。通常将同一对输出电极连接在身体的同侧,在胸、背部的穴位上使用电针时,不可将2个电极跨接在身体两侧,避免电流回路经过心脏出现危险。

(2)打开电源开关,选好波形,通电时应注意将输出强度旋钮从零位开始逐渐加大电流强度,逐渐加大刺激量,使患者出现酸麻胀等感觉,或局部肌肉节律性收缩,以患者能耐受为度,避免突然加大电流强度给患者造成不适刺激。

(3)一般持续通电15~20分钟。如做较长时间的电针治疗,患者会逐渐产生适应性,即感到刺激逐渐变弱,此时可适当增加刺激强度,或采用间歇通电的方法。

(4)治疗结束后,先将各个旋钮转至零位,再从毫针上取下导线夹,关闭电源,最后按一般起针方法将针取出。

(三)电流的刺激强度

当电流开到一定强度时,患者有麻、刺感,这时的电流强度称为"感觉阈"。如电流强度再稍增加,患者会突然产生刺痛感,能引起疼痛感觉的电流强度称为电流的"痛阈"。感觉阈和痛阈因人而异,在不同病理状态下两者差异也较大。一般情况下在感觉阈和痛阈之间的电流强度,是治疗最适宜的刺激强度。但此间范围较小,须仔细调节。超过痛阈的电流强度,患者不易接受,故应以患者能耐受的强度为宜。通电时间稍长后,患者对电流刺激量出现耐受性,在治疗过程中需再次调整,一般应渐次加大刺激强度,或采用间歇式通电的方式,以保持较好的疗效。

三、适用

电针可调整人体生理功能,有止痛、镇静、促进气血循环、调整肌张力等作用。电针的适用范围基本和毫针刺法相同,故其治疗范围较。临床常用于治疗各种痛证、痹证、肢体瘫痪和脏腑组织器官的功能失调,以及神经官能症、癫狂和肌肉、韧带、骨关节的损伤性疾病等,并可用于针刺麻醉和预防保健。

四、作用机制

临床常用的几种电针仪理化原理各不相同,以脉冲电针仪为例,脉冲电是指在极短时间内出现的电压或电流的突然变化,然后恢复常态。根据电流的大小和方向,可分为直流脉冲电和交流脉冲电。直流脉冲电因本身性质现已较少用于电针。交流脉冲电具有周期性,从零开始突然发生电量变化,方向先指向一段,然后回零,再向另一端,再回零,完成一个周期。现多通过多谐振荡器输出方波,获得临床所需的疏密波、断续波与脉冲波型,以治疗不同性质的疾病。

五、注意事项与禁忌症

(1)电针刺激量大于一般的单纯针刺,应注意防止晕针。接受治疗时,要求患者体位舒适,最好选用卧位。

(2)心脏病患者,应避免电流回路通过心脏。尤其是安装心脏起搏器者,应禁止应用电针。延髓、脊髓附近使用电针时,电流量宜小,切勿通电太强。孕妇不宜应用电针,以免发生意外。

(3)注意"针刺耐受"现象的发生,所谓"针刺耐受"就是长期、多次、反复应用电针,机体对电针刺激产生耐受,而使其疗效降低的现象。

(4)电针扶突或风池等穴电刺激量过大,可引起迷走神经反应,病者出现脉率和血压下降,面色苍白,出冷汗等。这时需将针退出或减轻刺激量,患者会很快恢复。

(5)电针疗程因各种不同疾病而不尽相同,一般5～10天为一疗程,每日或隔日治疗1次,急症患者每天可电针2次,2个疗程中间可以间隔3～5天。

第八节 穴位注射法

一、定义

穴位注射法又称水针,是选用某些中西药物注射液注入人体穴位,以防治疾病的外治方法。穴位注射法是在针刺疗法和西医学封闭疗法相结合的基础之上,根据经络理论和药物治疗原理发展起来的一种外治方法。这一方法将针刺的机械性刺激作用、药物对于机体的药理作用、经穴的开合与传导作用等有机地结合,既具有传统中医学的治疗特点与作用途径,又具有西医学的药理作用特点及治疗途径。具有操作简便、用药量小、适应证广、作用迅速等优点,因此其临床应用逐年增多。

二、工具

使用消毒的注射器和针头,现在临床使用一次性注射器。根据使用药物和剂量大小及针刺的深浅,选用不同规格的注射器和针头,一般可使用1mL、2mL、5mL注射器,若肌肉肥厚部位可使用10mL、20mL注射器。针头可选用5～7号普通注射针头、牙科用5号长针头,以及封闭用的长针头等。

三、操作方法

(一)穴位选择

一般可根据针灸治疗时的处方原则进行辨证取穴。

根据穴位注射的特点,临床上常结合经络、穴位的触诊法选取阳性反应点进行治疗,即用拇指或示指指腹以均匀的力量在患者体表进行按压、触摸、滑动,以检查其有无压痛、条索状或结节等阳性反应,以及皮肤的凹陷、隆起、色泽的变化等。触诊检查的部位一般是背腰部的背俞穴,如肺俞、心俞、肝俞、胃俞等;胸腹部的募穴,如中脘、巨阙、天枢、期门等;四肢部则沿经络循行路线触摸,尤其是原穴、郄穴、合穴等特定穴及一些经验穴。有压痛等阳性反应者,注入反应点往往治疗效果较好。

软组织损伤者可取最明显的压痛点;较长肌肉的肌腹或肌腱损伤时,可取肌肉的起止点;治腰椎间盘突出症,可将药液注入神经根附近。

耳穴根据耳针疗法中耳穴的探查方法选取有关穴位。

(二)操作步骤

根据所选穴位的部位不同及用药剂量的差异,选择合适的注射器及针头。局部皮肤常规消毒,用无痛快速进针法刺入穴位,然后慢慢推进或上下提插,待针下有得气感后,回抽一下,若回抽无血,即可将药推入。

一般使用中等速度推入药物;慢性病、体弱者用轻刺激,将药物缓慢轻轻推入;急性病、体强者用强刺激,将药物快速推入。如果注射药物较多时,可以将注射针由深部逐渐退后至浅层,边退针边推药,或将注射器变换不同的方向进行腧穴注射。

(三)注射角度和深度

根据穴位所在部位与病变组织的不同,决定针刺角度及注射的深浅。同一穴位可从不同的角度刺入,也可按病情需要决定注射深浅。如三叉神经痛于面部有触痛点,可在皮内注射一"皮丘";腰肌劳损多在深部,注射时宜适当深刺等。

(四)药物剂量及常用药物

穴位注射的药物剂量决定于注射部位及药物的性质和浓度。一般耳穴每穴注射 0.1mL,面部每穴注射 0.3～0.5mL,四肢部每穴注射 1～2mL,胸背部每穴注射 0.5～1mL,腰臀部每穴注射 2～5mL。刺激性较大的药物,如酒精和特异性药物(如抗生素、激素、阿托品等)一般用量较小,即所谓小剂量穴位注射,每次用量多为常规的 $1/10～1/3$。中药注射液的腧穴注射常规剂量为 1～4mL。

(五)疗程

每日或隔日注射 1 次,反应强烈者亦可隔 2～3 日 1 次,穴位可左右交替使用。10 次为 1 个疗程,每疗程间隔 5～7 日。

四、注意事项

(1)患者在过于饥饿、劳累、精神过于紧张时,不宜立即注射。对于老年体弱或第一次接受腧穴注射治疗时应取卧位,刺激不宜过强,

(2)注射部位不宜过多,用药量可以酌减,以免发生晕针。治疗时应对患者说明治疗和注射后的反应。如注射后局部可能有酸胀感,4～8h 内局部有轻微不适,有时不适感持续时间较长,但一般不超过 1 日。如因消毒不严而出现局部有红肿、发热等反应,应及时做消炎处理。

(3)注意药物的性能、药理作用、剂量、配伍禁忌、不良反应、过敏反应和有效期,并检查药物有无沉淀变质。凡能引起过敏反应的药物如硫酸链霉素、盐酸布鲁卡因等必须先做皮肤试验,皮肤试验阳性者禁止使用。不良反应较为严重的药物,应当慎用或不用。某些中药制剂有时也可能有反应,注射时应注意。

(4)药液不宜注入血管内,注射时如回抽有血,必须避开血管,重新注射。一般药物不宜注入关节腔、脊髓腔,如误注入关节腔内可能引起关节红肿、发热、疼痛等反应,如误注入脊髓腔

内有可能损伤脊髓,必须注意。

(5)在主要神经干通过的部位进行穴位注射时(如内关穴等),应注意避开神经干,进针时缓慢小心,如针尖触及神经干,患者有触电感要稍退针,然后再注入药物,且药量不直过大,以免损伤神经。

(6)躯干部位注射不宜过深,防止刺伤内脏。背部脊柱两侧穴位针尖可斜向脊柱,避免直刺过深,伤及肺脏,造成气胸。

(7)孕妇的下腹、腰骶部穴及合谷、三阴交等穴,不宜做穴位注射,以免引起流产。

第九节　穴位埋线法

一、定义

穴位埋线法是一种新兴的穴位刺激疗法,是针灸疗法在临床上的延伸和发展,也是中西医结合的成果。使用羊肠线埋植到穴位内的穴位埋线法,就是通过异体蛋白组织对穴位产"生持久而又柔和的生物物理和生物化学的刺激而达到治疗疾病的目的。它与其他埋藏疗法相比,具备很多特有的优点,不仅羊肠线来源广、消毒容易、操作简便、反应相对较轻、术后身体对肠线可自行吸收,而且肠线本身为动物组织加工而成,既保持了动物组织异体蛋白的特性,又具有一定的硬度,兼具动物组织和钢圈等其他埋藏物的优点,可提高疗效,现穴位埋线已成为针灸疗法的一个独立的分支。

二、工具

(一)埋线针具

埋线针具平时浸泡于75%酒精或苯扎溴铵中备用,也可放置在消毒盒中高温消毒后备用。

1.埋线针

是种特制的专用于埋线的坚韧的金属钩针,长12～15cm,针尖呈三角形,底部有一个缺口用于钩挂羊肠线。

2.三角缝合针

使用大号三角缝合针,有时还用大圆缝针。

3.穿刺针

一般选用9号、12号腰椎穿刺针,有时可用18号穿刺针。将针芯尖端磨平,使其不易与线端缠粘,将针管磨短,使针芯稍长于针管尖端1mm,以保证将肠线推出针管,并将针管尖端斜度磨大,磨锐,使之更易进针。

(二)埋植用羊肠线

埋植用羊肠线一般选用00号、0号、1号、2号,有时选用000号、3号、4号铬制羊肠线等,注射及植线用的羊肠线按照型号分别剪成0.5cm、1cm、1.5cm、2cm、2.5cm、3cm、4cm长短不等,分别存放在75％酒精中浸泡备用。临用时再用生理盐水浸泡至软,以利于吸收,也可装在特制的药液中浸泡。

三、操作方法

(一)埋线前的准备

先将埋线器材准备好,在埋线穴位做出标记,然后严格消毒。若用穿线法和结扎法,医者需洗手,戴消毒手套,铺洞巾,然后在标记处用利多卡因做皮内麻醉使之呈1cm宽所需进针与出针长度的局麻皮丘。

1.心理准备

患者在埋线前,应平心静气,不要恐惧,不宜激动,对医者充分信任。医者在埋线治疗中应掌握和重视患者的精神状态、心理变化,既要观察疾病的表现,又要了解患者的情绪变化。在施术时应精神集中,全神贯注,专心致志,手法应轻巧,刺激要适量。

2.体位选择

埋线法取穴和操作的正确性、治疗效果的取得均与选择合适的体位有密切的联系。选择合适的体位,可以显露埋线部位便于操作,患者也觉得舒适安稳,减少晕针的发生。患者体位的选择一般应根据其体质、病情、心理状态及埋线部位来确定,如体虚、病重或精神紧张的患者应尽量采用卧位;颈部埋线,则采取俯伏坐位等。一旦确定体位后,施术过程中不可随便改变,以免影响操作,引起疼痛、弯针、断针等事故。

(二)埋线方法

1.穿刺针埋线法

将一段已消毒好备用的羊肠线,放置在腰椎穿刺针套管的前端或9号注射针针头前端,从针尾插入一段针芯。常规消毒后,医者用左手拇指和示指绷紧进针部位皮肤,右手持针,快速穿过皮肤,进针角度和深度要根据患者胖瘦及埋线部位确定,灵活采用直刺、斜刺或平刺,刺到所需深度。当出现针感后,边推针芯,边退针管,将羊肠线注入穴位皮下组织或肌肉层中,用酒精棉片紧压针孔并用创可贴包扎固定。

2.缝合针埋线法

在穴位两侧或上下两端1～2cm处,用甲紫做进出针点标记。局部皮肤消毒后,在标记处用0.25％～0.5％盐酸利多卡因做皮内麻醉,医者用左手拇指和示指捏起皮丘间皮肤,用持针器夹住有羊肠线的皮肤缝合针,从一侧局麻点刺入,穿过穴位下方的皮下组织或肌肉层,从对侧局麻点穿出,捏起两端肠线来回牵拉,使穴位处产生酸、麻、胀感后,将羊肠线贴皮剪短,提起两针孔间皮肤,使线头缩入皮内,用无菌敷料包扎固定5～7日。

3.埋线针埋线法

常规消毒后,以0.25％～0.5％盐酸利多卡因做局部麻醉,剪取羊肠线一段(一般约1cm长),套在埋线针尖缺口上,两端用血管钳夹住。右手持针,左手持钳,针尖缺口向下以15°～45°方向刺入,当针头缺口进入皮内后,左手即将血管钳松开,右手持续进针直至羊肠线头完全埋入皮下,再进针0.5cm,随后把针退出,用无菌干棉球或纱布压迫针孔片刻,再用无菌敷料敷盖保护3～5日。

(三)操作要领

稳:指稳定心神、呼吸、体位、持针四个方面。进针前医者与患者均要稳定的心理状态。进针时,医者要专心致志,令志在针,意守针尖;同时要随时注意患者的神情变化,并嘱患者仔细体察针下感觉,体位一定要舒适自然,使埋线部位的肌肉尽量放松,有助于进针;医者持针的手要稳,将指力集中在针尖。

快:指进针时动作要快。快速将针刺入皮下,然后主要靠右手拇指、示指、中指轻巧柔韧的作用,用中等力度将针下压,并做轻微的提插动作,使针下得气有感觉。

缓:包括两个动作,一是指缓退针;二是指用埋线针缓缓向内推进。当针刺入预定深度后,一边用针芯将针管内的羊肠线缓缓挤出,一边慢慢退针,要出皮肤时,用左手将消毒纱布或棉片按压针孔,如有出血,再放出一些后再按压止血。

查:是将压住埋线穴位的纱布轻轻抬起,仔细查看羊肠线线头是否暴露在外。如未露,则用胶布将纱布固定,以免感染。

(四)治疗疗程

埋线疗法的疗程确定,一是根据疾病的性质、程度而定;二是根据埋线方法和羊肠线吸收情况而定。

1.病情状况

一般急性患者可以 3~5 日埋线 1 次,亚急性可 7~10 日埋线 1 次,慢性病可 15~30 日埋线 1 次。疗程也是根据病情灵活掌握,一般病情可 2~3 次为 1 个疗程,慢性病也可 3~5 次为 1 个疗程,顽固性疾病甚至可以 10 次为 1 个疗程。1 个疗程治疗完后可间隔一定的时间,一般间隔 1~2 次埋线时间,如每 7 日埋线 1 次,疗程间隔期为 15 天;如每个月埋线 1 次,则疗程间隔周期为 2 个月。

2.埋线方式

根据埋线方式确定频率及疗程,主要是按羊肠线吸收情况而定,但如病情需要而羊肠线还未吸收,则应在离开原埋线点 1~2cm 处埋线。

四、作用机制

穴位埋线法具有良好的双向调节功能,对各个脏腑阴阳都有调整、修复和平衡的作用。不但可以控制临床症状,而且能够促使病理变化恢复正常。据观察,在足三里、中脘穴埋线,不加用任何手法,结果发现胃肠蠕动强者减弱,蠕动弱者加强。在上巨虚、天枢埋线,对因肠蠕动过慢所导致的便秘和肠蠕动亢进所致的腹泻均有疗效。

一般来说,疼痛与经络闭塞、气血失调有关,有通则不痛、痛则不通的说法,而疏通经络、调和气血就可达到通则不痛的目的。埋线用的针具多为穿刺针,其针体粗大,刺激性强,对许多由于经脉不通的疾病,特别是痛症有良好的效果。

穴位埋线法的补虚泻实作用与其短期速效和长期续效的特点有关。穴位埋线法前期的穴位封闭效应、针刺效应和刺血效应具有较强的刺激性,往往对实邪造成的病理信息具有强烈的抑制、排除、取代作用,这实际上就起了对病邪的泻的作用。埋线后期的组织损伤的后作用效应、留针及埋针效应、组织疗法效应的刺激则较为缓和,一般具有兴奋的作用,对身体功能减退、免疫力降低者有一定的效果。

五、注意事项

(1)严格无菌操作,防止感染。埋线时操作要轻、准,防止断针。埋线中切记任何生理腔隙都不可埋线,避免损伤组织。

(2)羊肠线最好埋入肌层,不宜埋入脂肪组织中,以防脂肪液化;线头不可露出皮肤;如局部化脓时,有液渗出,或线头露出,可抽出羊肠线,处理好伤口,无菌包扎,并用抗感染处理。

(3)孕妇妊娠期、月经期和有出血倾向的疾病患者应慎重使用。

(4)埋线后应适当休息,局部不要浸入生水;个别患者对羊肠线有过敏现象时应及时处理。

(5)埋线后1～3日内个别患者出现红、肿、热、痛等无菌炎症性反应现象,应积极进行抗感染处理。

(6)若埋线后出血不止,或神经分布区域皮肤感觉障碍,或所支配的肌群出现瘫痪,应及时抽出羊肠线并给予适当处理。

第十节 穴位敷贴法

一、定义

穴位敷贴疗法是在经络理论指导下,在辨证论治的基础上,将药物敷贴在体表的特定部位,通过药物和腧穴的共同作用,以防治疾病的一种外治方法。穴位敷贴法既有穴位刺激的作用,又通过皮肤组织对药物有效成分的吸收,发挥明显的药理效应,因而具有双重治疗作用。

二、操作方法

(一)选穴原则

穴位敷贴疗法的选穴原则与针灸选穴原则基本一致。

(二)局部取穴

指选取疾病发生部位局部或邻近部位的穴位进行贴敷治疗。本法根据每一穴位都能治疗所在部位局部和邻近部位的病症这一规律取穴,多用于治疗体表部位明显和较局限的症状。如胃病取中脘、梁门等。

(三)远端取穴

指选取距疾病发生部位较远的穴位进行贴敷治疗。本法根据每一穴位都能治疗其所属经络及其相连脏腑病证这一规律取穴,应用时可扩展到其表里经的有关腧穴,如胃痛取足三里。对于脏腑疾病,郄穴往往是远端取穴时较好的选择。

(四)随证取穴

指针对某些全身症状或针对病因病机而取穴。本法根据中医学理论和穴位主治功能取穴,如哮喘取肺俞、定喘等。对于脏腑疾病,往往选择脏腑之气输注于背部的背俞穴和输注于胸腹部的募穴。

(五)按神经分布取穴

指根据人体生理解剖基础,按照脊神经及其所形成的神经丛、神经干的分布而取穴。如内脏发生疾病时可选用相应节段的夹脊穴来治疗。

三、剂型种类

在临床上,根据病情及药物性能的不同,有多种不同的剂型,如贴敷散剂、贴敷膏剂、贴敷糊剂等。

(一)散剂

是将一种或多种药物粉碎成细粉过筛,均匀混合而成的干燥粉末。可将药物填放脐部进行治疗。

(二)糊剂

是将药物研成细末,酌情使用水、醋、酒、鸡蛋清或姜汁等,调成糊状,贴敷穴位上,外盖纱布,胶布固定。

(三)膏剂

是将所选药物熬制成膏或者制成外贴膏药或软膏,主要有软膏剂、硬膏剂。

1.软膏剂

按基质不同分为油膏、乳膏、水膏、类软膏、凝胶剂、涂膜剂。一般以凡士林、液状石蜡等油脂性为基质,有研和法、熔和法、乳化法三种。

2.硬膏剂

按基质不同分为铅硬膏和贴膏剂。

铅硬膏:在常温下为半固体或固体,应用时加热,使膏药微熔,然后贴于穴位上。

3.贴膏剂

指中药提取物、中药或化学药物与适宜的基质和基材制作而成,可产生局部或全身性作用的一类片状外用制剂,包括橡胶膏剂、巴布膏剂、贴剂。

(四)饼剂

是将药物研成细末,加适量的水调拌均匀,制成大小不等的药饼,贴敷病变局部或穴位;或将新鲜植物的根茎、茎叶等捣碎,制成药饼,烘热后贴敷穴位,外用纱布覆盖,胶布固定。

四、作用机制

(一)抗菌消炎和促进伤口愈合

部分中药有抗菌、抗病毒的化学成分,因而对局部有良好的抗感染作用,同时部分药物还有抑制或杀灭真菌的作用。穴位敷贴还可促进细胞的增生分化和肉芽组织的增长速度,在一定程度上加速伤口愈合,同时能促进巨噬细胞的吞噬作用,提高局部抗感染能力,还有调节胶原代谢的作用,对伤口愈合有重要意义。

(二)提高免疫

穴位敷贴可刺激皮肤的神经末梢感受器,通过神经系统形成新的反射,从而破坏原有的病理反射联系;而药物的刺激也可在大脑皮层形成一个新的兴奋灶,遗留下痕迹反射,改变下丘脑垂体—肾上腺皮质轴的功能状态,改善机体的免疫状态,增强机体抗病能力。如慢性支气管炎患者在夏季穴位贴敷,可以不同程度地提高红细胞 C3b 受体花环率和淋巴细胞绝对值,这提示穴位贴敷有调节免疫功能的作用,能增强机体非特异免疫力,降低过敏性。

五、注意事项

(1)凡用溶剂调敷药物,需随调配随贴敷,以防蒸发变干。若用膏药贴敷,在温化膏药时应掌握好温度,以免烫伤或贴不住。

(2)对胶布过敏者,可改用无纺布制品或用绷带固定贴敷药物。

(3)对刺激性强、毒性大的药物,贴敷穴位不宜过多,贴敷面积不宜过大,贴敷时间不宜过长,以免发疱过大或发生药物中毒。

(4)对久病体弱及有严重心脏疾病、肝脏疾病、糖尿病等患者应慎用,使用药量不宜过大,贴敷时间不宜过久,特别是一些有毒药物和峻下利水药,在贴敷期间应注意病情变化和有无不良反应。

(5)对于孕妇、幼儿,应避免贴敷刺激性强、毒性大的药物。在使用过程中,如出现皮肤过敏,如瘙痒潮红、出现小水疱等,应立即停用。有些药物如麝香等孕妇禁用,以免引起流产。

第十一节　耳针、头针

一、耳针

耳针是在耳郭穴位上用针刺或其他方法进行刺激,治疗全身疾病的一种方法。其治疗范围较广,操作方便,且对疾病的诊断也有一定的参考意义。我国利用耳穴诊治疾病的历史已相当悠久,散见于历代医书之中。迄今为止,采用耳针疗法治疗的疾病种类已达200余种,涉及内外、妇、儿、五官、皮肤、骨伤等临床各科,不仅对某些功能性病变、变态反应疾病、炎症性疾病有较好疗效,对部分器质性病变以及某些疑难杂症也具有一定疗效。

(一)定义

耳穴是耳郭表面与人体脏腑经络、组织器官、躯干四肢相互沟通的特殊部位。耳穴既是疾病的反应点,也是防治疾病的刺激部位。

1.耳郭表面解剖

(1)耳郭正面。

耳垂:耳郭下部无软骨的部分。

耳垂前沟:耳垂与面部之间的浅沟。

耳轮:耳郭外侧边缘的卷曲部分。

耳轮脚:耳轮深入耳甲的部分。

耳轮脚棘:耳轮脚和耳轮之间的隆起。

耳轮脚切迹:耳轮脚棘前方的凹陷处。

耳轮结节:耳轮外上方的膨大部分。

耳轮尾:耳轮向下移行于耳垂的部分。

轮垂切迹:耳轮和耳垂后缘之间的凹陷处。

耳轮前沟:耳轮与面部之间的浅沟。

对耳轮：与耳轮相对呈"Y"字形的隆起部，由对耳轮体、对耳轮上脚和对耳轮下脚三部分组成。

对耳轮体：对耳轮下部呈上下走向的主体部分。

对耳轮上脚：对耳轮向上分支的部分。

对耳轮下脚：对耳轮向前分支的部分。

轮屏切迹：对耳轮与对耳屏之间的凹陷处。

耳舟：耳轮与对耳轮之间的凹沟。

三角窝：对耳轮上、下脚与相应耳轮之间的三角形凹窝。

耳甲部分：耳轮和对耳轮、对耳屏、耳屏及外耳门之间的凹窝。由耳甲艇、耳甲腔两部分组成。

耳甲艇：耳轮脚以上的耳甲部。

耳甲腔：耳轮脚以下的耳甲部。

耳屏：耳郭前方呈瓣状的隆起。

屏上切迹：耳屏与耳轮之间的凹陷处。

上屏尖：耳屏游离缘上隆起部。

下屏尖：耳屏游离缘下隆起部。

耳屏前沟：耳屏与面部之间的浅沟。

对耳屏：耳垂上方，与耳屏相对的瓣状隆起。

对屏尖：对耳屏游离缘隆起的顶端。

屏间切迹：耳屏和对耳屏之间的凹陷处。

外耳门：耳甲腔前方的孔窍。

（2）耳郭背面。

耳轮背面：耳轮背部的平坦部分。

耳轮尾背面：耳轮尾背部的平坦部分。

耳垂背面：耳垂背部的平坦部分。

耳舟隆起：耳舟在耳背呈现的隆起。

三角窝隆起：三角窝在耳背呈现的隆起。

耳甲艇隆起：耳甲艇在耳背呈现的隆起。

耳甲腔隆起：耳甲腔在耳背呈现的隆起。

对耳轮上脚沟：对耳轮上脚在耳背呈现的凹沟。

对耳轮下脚沟：对耳轮下脚在耳背呈现的凹沟。

对耳轮沟：对耳轮体在耳背呈现的凹沟。

耳轮脚沟：耳轮脚在耳背呈现的凹沟。

对耳屏沟：对耳屏在耳背呈现的凹沟。

（3）耳根。

上耳根：耳郭与头部相连的最上处。

下耳根：耳郭与头部相连的最下处。

2.耳穴分布规律

耳穴在耳郭表面的分布,形似倒置在子宫内的胎儿(头部朝下,臀部朝上)。其分布规律是:与头面相应的穴位分布.在耳垂;与上肢相应的穴位分布在耳舟;与躯干相应的穴位分布在对耳轮体部;与下肢相应的穴位分布在对耳轮上、下脚;与腹腔脏器相应的穴位分布在耳甲艇;与胸腔脏器相应的穴位分布在耳甲腔;与盆腔脏器相应的耳穴分布在三角窝;与消化道相应的穴位分布在耳轮脚周围等。

3.耳穴选穴组方原则

(1)辨证取穴:根据中医的脏腑、经络学说辨证选用相关耳穴。

(2)对症取穴:根据中医理论对症取穴,也可根据西医学的生理病理知识对症选用有关耳穴。

(3)对应取穴:直接选取发病脏腑器官对应的耳穴。

(4)经验取穴:临床医生结合前人经验灵活选穴。

(5)根据耳穴探测法选阳性点。

(二)操作技能

1.毫针刺法

(1)选择针具:选用长度 15mm,粗细直径 0.30～0.34mm 的毫针。

(2)消毒与进针:先用 2％碘伏消毒耳穴,再用 75％酒精消毒并脱碘。押手固定耳郭,刺手持针以单手进针法速刺进针。

(3)针刺方向与深度:视耳穴所在部位灵活掌握,针刺深度宜 1～3mm,以刺入耳软骨 1/2 左右而不穿透对侧为度。

(4)行针与针感:多用捻转、刮法或震颤法行针,刺激强度视患者病情、体质和敏感性等因素综合决定。得气感以热、胀痛或局部充血红润为多见。

(5)留针与出针:一般留针 15～30 分钟或间歇行针 1～2 次。疼痛性或慢性疾病留针时间可适当延长;出针时,押手托住耳背,刺手持针速出,同时用消毒干棉球压迫针孔片刻。

2.电针法

(1)针具选择:选用长度 15mm,粗细直径 0.30～0.34mm 的毫针;G6805 型电针仪。

(2)消毒与进针:同耳穴毫针。

(3)针刺方向与深度:同耳穴毫针。

(4)行针与针感:同耳穴毫针。

(5)电针:得气后连接电针仪导线,多选用疏密波,强度适宜,留针刺激 15～20 分钟。

(6)出针:出针时,电针仪先调零并取下导线,押手固定耳郭,刺手持针速出,并用消毒干棉球压迫针孔片刻。

3.埋针法

(1)针具选择:揿针型皮内针。

(2)消毒:先用 2％碘伏消毒耳穴,再用 75％酒精消毒并脱碘。

(3)针刺方法:押手固定耳郭并绷紧欲埋针处皮肤,刺手用镊子夹住皮内针柄,速刺(压)入所选穴位皮内,再用脱敏胶布固定。

（4）埋针时间：一般留置1～3天，期间可嘱患者每日自行按压2～3次，以轻压针柄后局部有轻微刺痛感为宜。

（5）出针：出针时，轻撕下胶布即可将针一并取出，并再次消毒。两耳穴交替埋针，必要时可双耳穴同用。

4.压子法

（1）用具选择：选择王不留行、磁珠、磁片等为主，或油菜子、小绿豆、莱菔子等表面光滑、硬度适宜、直径在2mm左右的球状物为宜，使用前用沸水烫洗后晒干备用。

（2）操作方法：将所选球状物贴于5mm×5mm大小的透气胶布中间，医生用镊子夹持其胶布一角，敷贴于耳穴并适当按压贴固，以耳穴发热胀痛为宜，可留置2～7天，期间可嘱患者每日自行按压3～5次。

5.温灸法

（1）灸具选择：灯心草、细艾条、灸棒、线香等。

（2）操作方法：灯心草灸即医生持镊子夹持灯心草，前端露出10～20mm，浸蘸香油后点燃，对准耳穴迅速点烫，每次1～2穴，两耳交替；艾条或灸棒、线香等灸法操作类似，即将艾条等物点燃后，距欲灸耳穴10～20mm施灸，以局部红晕或热胀感为宜，持续施灸3～5分钟。

6.刺血法

（1）针具选择：三棱针、粗毫针。

（2）操作方法：针刺前在欲点刺部位的周围向中心处推揉，以使局部充血；常规消毒后，押手拇、示指固定耳郭，刺手依照三棱针刺法点刺出血；一般点刺1～2穴，一般3～5次为一个疗程。

7.按摩法

（1）全耳按摩：用两手掌心依次按摩耳郭前后两侧至耳郭充血发热为止。

（2）手摩耳轮：两手握空拳，以拇食两指沿着外耳轮上下来回按摩至耳轮充血发热为止。

（3）提捏耳垂：用两手由轻到重提捏耳垂，至双耳充血发热为度。

（三）适用

1.各种疼痛性疾病

如偏头痛、三叉神经痛、肋间神经痛等神经性疼痛；扭伤、挫伤、落枕等外伤性疼痛；各种外科手术所产生的伤口痛；胆绞痛、肾绞痛、胃痛等内脏痛等。

2.各种炎症性疾病

如急性结膜炎、牙周炎、咽喉炎、扁桃体炎、支气管炎、风湿性关节炎、面神经炎等。

3.功能紊乱性疾病

如心律失常、高血压病、多汗症、胃肠功能紊乱、月经不调、神经衰弱、癔症等。

4.过敏与变态反应性疾病

如过敏性鼻炎、支气管哮喘过敏性结肠炎荨麻疹等。

5.内分泌代谢性疾病

如单纯性肥胖症、甲状腺功能亢进、绝经期综合征等。

6.其他

如用于手术麻醉,预防感冒、晕车晕船,戒烟、戒毒等。

二、头针

(一)定义

头针又称头皮针,是在头部特定的穴线进行针刺以治疗全身病证的一种方法。针刺头部腧穴治疗疾病的方法由来已久,历代典籍对头部腧穴的定位及功能、主治范围都有较明确的记载,但头针疗法成为一种有别于传统方法的特殊治疗手段。

(二)基本知识

头针的针具一般使用长度 40～50mm,粗细直径 0.34～0.38mm 的普通不锈钢毫针,针前应采用高温灭菌,或将针具用 75% 酒精浸泡 30 分钟消毒,或用一次性灭菌毫针。

标准头穴线均位于头皮部,按颅骨的解剖名称分额区、顶区、颞区、枕区 4 个区,14 条标准线(左侧、右侧、中央共 25 条)。

处方选穴原则有交叉选穴法和对应选穴法两种。交叉选穴法是当单侧肢体病时,一般选用病证对侧刺激区;双侧肢体病时,同时选用双侧刺激区;内脏病证,选用双侧刺激区。对应穴法是针对不同疾病在大脑皮质的定位,选用定位对应的刺激区为主;根据兼证选用其他有关刺激区配合治疗。

因为头针刺后行针时间长,刺激量大,又容易出血,患者容易紧张,故针刺前指导患者采取卧位或稳定舒适的坐位,以防晕针。

(三)操作技能

1.穴位消毒

选用 75% 的酒精棉球或棉签在施术部位由中心向外环行擦拭,因为头皮部积垢较多,应反复多次擦拭消毒。

2.进针方法

针体与头皮成 30 左右进针,采用快速进针,将针迅速刺入皮下,当针尖达到帽状腱膜下层时,指下感到阻力减小,然后使针与头皮平行,平刺进入穴线内,一般情况下,针刺入帽状腱膜下层后,使针体平卧,根据不同穴线刺入不同深度。

3.行针方法

行针方法分为捻转、提插和弹拨针柄三种。

(1)捻转:针体进入帽状腱膜下层规定的深度后,术者肩、肘、腕关节和拇指固定不动,以保持毫针相对固定。以示指第一、二节呈半屈曲状,用示指第一节的桡侧面与拇指第一节的掌侧面持住针柄,然后示指掌指关节做伸屈运动,使针体快速旋转,要求捻转频率在 200 次/分钟左右,持续 2～3 分钟。

(2)提插:针体沿皮刺入帽状腱膜下层规定的深度后,保持针体平卧。用拇、示指紧捏针柄提插行针,指力应均匀一致,幅度不宜过大,如此反复操作,持续 3～5 分钟。提插的幅度与频率可视患者的病情而定。

(3)弹拨针柄:在头针留针期间,可用手指弹拨针柄,用力宜适度,速度不应过快,一般可用于不宜过强刺激的患者。

4.留针方法

一般分为静留针与动留针两种。静留针是在留针期间不再施行任何针刺手法,让针体安静而自然地留置在头皮内。一般情况下,头针留针时间宜在15~30分钟。如症状严重、病情复杂,病程较长者,可留针2小时以上。动留针是在留针期间,间歇重复施行相应手法,以加强刺激,在较短时间内获得即时疗效。一般情况下,在15~30分钟内,宜间歇行针2~3次,每次2分钟左右。

5.出针方法

先缓慢提针至皮下,然后迅速拔出,拔针后必须用消毒干棉球按压针孔1分钟左右,以防出血。

(三)适用

1.中枢神经系统疾患

脑血管疾病所致偏瘫失语、假性延髓性麻痹,小儿神经发育不全和脑性瘫痪,颅脑外伤后遗症,脑炎后遗症,以及癫痫、舞蹈病和帕金森病等。

2.精神疾患

精神分裂症、癔症、考场综合征抑郁症等。

3.疼痛和感觉异常等疾病

头痛、三叉神经痛、颈项痛、肩痛、腰背痛、坐骨神经痛、胆绞痛、胃痛、痛经等各种急慢性疼痛疾病;以及肢体远端麻木、皮肤瘙痒症等疾病。

4.皮层内脏功能失调

高血压病、冠心病、溃疡病、性功能障碍和月经不调以及神经性呕吐、功能性腹泻等。

(四)注意事项与禁忌证

(1)留针应注意安全,针体应稍露出头皮,不宜碰触留置在头皮下的毫针,以免折针、弯针。如局部疼痛不适,可稍稍退出2~3mm。对有严重心脑血管疾病而需要长期留针者,应加强监护,以免发生意外。

(2)对精神紧张、过饱、过饥者应慎用,不宜采取强刺激手法。

(3)头发较密部位常易遗忘所刺入的毫针,起针时需反复检查。

(4)头针长时间留针,并不影响肢体活动,在留针期间可嘱患者配合运动,有提高临床疗效的作用。

(5)囟门和骨缝尚未骨化的婴儿,或颅骨缺损或开放性脑损伤患者不宜使用。

(6)头部严重感染、溃疡、瘢痕者不宜使用。

(7)患有严重心脏病、重度糖尿病、重度贫血、急性炎症和心力衰竭者不宜使用。

(8)脑血管意外等患者急性期或血压、病情不稳定者不宜使用。

(9)针刺的深浅和方向,应根据治疗要求,并结合患者年龄、体质及敏感性决定。

第二章 头、面躯体病症临床诊治

第一节 头痛

一、定义

头痛，又称"头风"，是指以头部疼痛为主要临床表现的病证。头为"诸阳之会""清阳之府"，凡外淫之邪外袭及内伤诸疾皆可导致头痛。若风邪侵袭，上犯颠顶，经络阻遏，或挟湿邪蒙蔽清窍而发头痛；亦有情志所伤，肝失疏泄，气滞不畅，郁而化火，上扰清窍而致头痛；亦有肾水不足，脑海空虚，水不涵木而致头痛；亦有禀赋虚弱，营血亏虚，不能上荣于脑而致头痛；或恣食肥甘，脾失健运，湿痰上蒙而致头痛；或外伤跌仆，气血瘀滞，脉络被阻而头痛。

本病常见于西医学的紧张性头痛、血管神经性头痛，以及脑膜炎、高血压、脑动脉硬化、头颅外伤、脑震荡后遗症及眼、耳、鼻等疾病。

二、辨证

头痛的部位在前额、颠顶、一侧额颞，或左或右或呈全头痛而辗转发作。疼痛的性质有昏痛、隐痛、胀痛、跳痛、刺痛。

(一)阳明头痛

前额及眉棱骨痛，如眼、鼻等引起的疼痛，即前额痛。

(二)少阳头痛

侧头部痛，如血管神经性头痛等，即偏头痛。

(三)太阳头痛

后枕部痛，即后头痛。

(四)厥阴头痛

头顶痛，即巅顶痛。

(五)全头痛

即整个头部的疼痛，难以分辨出具体的疼痛部位。

(六)风寒头痛

恶风畏寒，口不渴，苔薄白，脉浮紧。

(七)风热头痛

头痛且胀，发热，口渴欲饮，小便黄，苔黄，脉浮数。

(八)风湿头痛

头痛如裹，肢体困重，苔白腻，脉濡。

(九)肝阳头痛

头胀痛，目眩，心烦易怒，面赤口苦，舌红，苔黄，脉弦数。

(十)痰浊头痛

头痛昏蒙,脘腹痞满,呕吐痰涎,苔白腻,脉滑。

(十一)瘀血头痛

头痛迁延日久,或头部有外伤史,痛处固定不移,痛如针刺,舌黯,脉细涩。

(十二)血虚头痛

头部空痛或头晕,神疲无力,面色不华,劳则加重,舌淡,脉细弱。

(十三)肾虚头痛

头晕痛,耳鸣,神疲乏力,腰膝酸软,遗精,舌红,苔少,脉细无力。

外感头痛一般发病较急,头痛连及项背。外感风寒证见头痛,恶风畏寒,口不渴,舌苔薄白脉浮紧。外感风热证见头痛而胀,发热,口渴欲饮,便秘溲黄,舌苔黄,脉浮数。外感风湿证见头痛如裹,痛有定处,肢体困倦,舌苔白腻,脉滑。

内伤头痛一般发病较缓。肝阳上亢证见头痛而胀,或抽掣而痛,痛时常有烘热,面红目赤,耳鸣如蝉,心烦口渴,舌红、舌苔薄黄,脉滑。痰浊上蒙证见头痛胀重,或兼目眩,胸闷脘胀,恶心食少,痰多,舌苔白腻,脉弦。瘀阻脑络证见头痛反复,经久不愈,痛处固定,痛如锥刺,舌紫黯,或有瘀斑,舌苔薄白,脉细弦或细涩。气血亏虚证见头痛绵绵,两目畏光,午后更甚,神疲乏力,面色白,心悸寐少,舌淡、苔白,脉弱。肝肾阴虚证见头痛眩晕,时轻时重,视物模糊,五心烦热,口干,腰酸腿软,舌红、少苔,脉细弦。

三、治疗

(一)针灸

治则:调和气血、通络止痛。

主穴:阿是穴 百会 风池 太阳

配穴:阳明头痛配阳白攒竹、合谷;少阳头痛配丝竹空、率谷、外关;太阳头痛配通天、天柱、后溪;厥阴头痛配前顶、太冲、太溪;全头痛配印堂、率谷、合谷、三阴交;风寒头痛配风门、外关;风热头痛配大椎、鱼际;风湿头痛配三阴交、阴陵泉;肝阳头痛配太冲、太溪;痰浊头痛配中脘、丰隆、阴陵泉;瘀血头痛配内关、三阴交、合谷;血虚头痛配气海、血海、足三里;肾虚头痛配肾俞、太溪、悬钟。操作:头部腧穴大多应平刺,天柱、风池应严格注意针刺的方向和深浅,防止伤及延髓。急性头痛每日治疗1～2次,慢性头痛每日或隔日1次。

(二)皮肤针

皮肤针重叩阿是穴、太阳,至稍有出血,每次5～10分钟。适用于风寒湿邪侵袭或肝阳上亢型。

(三)三棱针

头痛剧烈时,取太阳、印堂、大椎攒竹等穴,以三棱针刺血,每穴3～5滴。

(四)电针

取风池、太阳、阿是穴等,用密波中度刺激。适用于顽固性头痛。

(五)耳针

取枕、颞、额、皮质下、肝阳、神门等;每次选2～3穴,毫针强刺激,留针时间视头痛缓解情况而定;也可用王不留行籽贴压;顽固性头痛还可取耳背静脉刺血。

(六)穴位注射

根据中医证型,分别选用柴胡注射液、当归注射液丹参注射液、川芎注射液、维生素 B_1 注射液或维生素 B_{12} 注射液,常规取 2～3 穴,每穴 0.5mL。

四、按语

针刺治疗头痛的效果与病种有关。外感头痛一般辨证不难,治疗也较容易。内伤头痛的针灸治疗可因病而异。针灸疗效较好的病种有高血压头痛、血管神经性头痛、神经衰弱头痛及部分五官科病症头痛。对上述病症,针灸不仅可使头痛减轻或立即止痛,经过一定疗程的治疗,多数患者可以治愈。针灸有效病例,不仅头痛缓解,而且睡眠、体力、食欲、胃肠功能等均可改善。总的说针灸治疗功能性头痛疗效较好,而器质性疾病所致头痛疗效较差,如鼻咽癌、严重的屈光不正、脑震荡后遗症等所致头痛。

头痛可由多种疾病引起,有时是某些病加重的早期症状,如颅脑炎症、高血压脑病、颅脑出血等,当患者除头痛外,还伴有恶心、呕吐、视力减退、肢体运动或感觉障碍等,应做必要的检查,如眼底检查、头颅 X 线片、脑血管造影、脑室造影、电子计算机断层扫描等,以便明确诊断,治疗原发病,采取有效的综合治疗措施。

针灸选穴应根据辨证分型和疼痛部位,重点选用局部穴位,其中风池、风府、太阳、阿是穴较为常用。若头痛部位较为广泛,痛无定处,四肢穴则应重点考虑。头处高颠之处,为"清阳之府",所以针灸处方,多选用阳经穴位,阴经穴位中,足厥阴肝经穴位也较多用。

针刺手法在疼痛发作时治疗要求患者有强烈的针感,间歇行针,留针时间稍长。可以配合使用电针、耳针治疗,给予强刺激,使患者耳郭充血、有剧烈疼痛,甚至全身微出汗,针刺缓解疼痛后,可在有效穴位上埋针,以巩固疗效。针灸治疗本病应在疼痛发作之初,痛势未甚之时施治,效果较好,若疼痛已作,针灸可以减轻症状,但要使头痛立即停止发作较为困难。对反复发作的患者要根据病情制订治疗方案,按疗程实施治疗。如头痛与月经周期有关,应嘱患者在经前做治疗。

针灸对某些功能性头痛能够达到治愈的目的。对器质性病变引起的头痛,针灸也能改善症状,但应同时注意原发病的治疗、以免贻误病情。

部分患者由于头痛反复发作,迁延不愈,故易产生消极、悲观、焦虑、恐惧情绪。在针灸治疗的同时,应给予患者精神上的安慰和鼓励。

五、现代研究

头痛的原因是多方面的,可涉及内、外、五官、神经等科疾患。针灸对血管神经性头痛、高血压性头痛有较明显的效果。现代研究表明,其治疗作用是针刺调节了神经系统的功能,针刺信号与感觉信号在各神经传递过程中的整合,减弱了疼痛信号的传递,并激活了体内内源性镇痛调制系统(如脑内的类阿片样物质的增多等)起到了镇痛作用。针刺调节了脑血管的紧张程度,对血管性头痛产性了治疗效用,针刺可使迷走神经兴奋性提高,血液中的乙酰胆碱含量增多,儿茶酚胺含量减少,使血管扩张,从而降低了血压,缓解了因血压偏高而诱发的头痛。

第二节　面痛

一、定义

面痛是以面部三叉神经分布区出现放射性、闪电样、针刺样、烧灼样抽掣疼痛为主症的疾病。多发于 40 岁以上的女性。

属于西医学的三叉神经痛范畴，是以三叉神经分布区出现放射性、烧灼样抽掣疼痛为主证的疾病，是临床上最典型的神经痛。多发于 40 岁以上的女性，有原发性和继发性之分。属于中医学"面痛""面风痛""面颊痛"等范畴。

中医学认为，本病多与外感风邪、情志不调、外伤等因素有关。风寒之邪侵袭面部阳明、太阳经脉，寒性收引，凝滞筋脉，气血痹阻；或因风热毒邪浸淫面部，经脉气血壅滞，运行不畅；外伤或情志不调，或久病入络，使气滞血瘀。面部经络气血痹阻，经脉不通，产生面痛。眼部痛主要属足太阳经病症；上颌、下颌部痛主要属手、足阳明经和手太阳经病症。

二、辨证

面部放射性疼痛突然发作，呈闪电样、针刺样、火灼样剧烈疼痛。伴面部潮红、流泪、流涎、流涕，面部肌肉抽搐。常因说话、吞咽、刷牙、洗脸、冷刺激、情绪变化等诱发。持续数秒到数分钟，发作次数不定，间歇期无症状。

(一)风寒证

有感受风寒史，面痛遇寒则甚、得热则轻，鼻流清涕，苔白，脉浮紧。

(二)风热证

痛处有灼热感，流涎，目赤流泪，苔薄黄，脉浮数。

(三)气血瘀滞

多有外伤史，或病程日久，痛点多固定不移，舌黯或有瘀斑，脉涩。

三、治疗

(一)针灸

治则：疏通经络，祛风止痛。

主穴：

第一支痛：攒竹、阳白、外关。

第二支痛：四白、下关、颧髎、内庭。

第三支痛：夹承浆、颊车、合谷。

配穴：风寒证配列缺外关；风热证配曲池、际；气血瘀滞配内关、三阴交。

加减：眼支痛加丝竹空；上颌支痛加颧髎；下颌支痛加翳风；风寒加列缺疏散风寒；风热加曲池疏风清热；气血瘀滞加三阴交活血化瘀。

操作：针刺时宜先取远端穴。面部诸穴均宜深刺透刺，但刺激强度不宜大，应柔和、适中；风寒证酌情施灸。

(二)皮内针

在面部寻找痛点,将揿针刺入,外以胶布固定。2～3 天更换 1 次。

(三)刺络拔罐

取下关、颊车、颧髎,用三棱针点刺,行闪火法。隔日 1 次。

(四)耳针

取面颊、额、颌、神门。针刺或埋针。

四、按语

三叉神经痛是一种顽固性难治病症,针刺治疗有一定的止痛效果。对继发性三叉神经痛要查明原因,采取适当措施,根除原发病。

顽固性三叉神经痛采用局部取穴并透穴疗效好。综合疗法优于单用针刺治疗。

针刺治疗时局部穴宜轻刺而久留针,远端穴位可用重刺激手法,尤其在发作时,宜在远端穴位行持续强刺激手法。

四、现代研究

三叉神经痛产生的原因尚未完全清楚,大多人认为,原发性三叉神经痛主要与三叉神经系统的缺血、三叉神经通路上的炎性刺激,以及三叉神经的异常放电有关。针刺治疗主要作用:可以提高痛阈,激活体内的内源性镇痛系统,产生镇痛效应;针刺通过神经体液调节的作用,改善局部的供血状况,使三叉神经系统的缺血得以改善;此外,针刺应用重手法,强刺激,直接作用于产生疼痛的三叉神经干,阻断三叉神经异常放电及疼痛的传导,这也可能是针刺发生作用的一个原因。

有人通过针刺对大白鼠三叉神经脊束核中 P 物质影响的观察,认为针刺可能通过一定的神经机制抑制了一级末梢内 P 物质的释放,三叉神经脊束核尾侧核在针刺镇痛中起着一定作用。

第三节　面肌抽搐

一、定义

面肌抽搐是一侧面肌出现的阵发性、不规则的抽动。其病因尚无定论。分原发性和继发性两种,多见于成人。开始仅有眼轮匝肌或口轮匝肌间歇性轻微抽搐,之后逐渐发展至面部其他肌肉,抽搐次数增多,一般无痛感。

二、治疗

(一)方一

1.取穴

阿是穴、合谷。

2.操作方法

在局部沿皮刺 1～2 针,进针深度视抽搐部位具体情况而定,一般针 0.3～1 寸。病程短,症状轻者可不留针,反之则间歇行针 1～2 小时,15～30 分钟行针一次或皮下埋针 2～3 天,合谷直刺 0.5～1 寸,捻转手法,短促行针,每日 1 次,6 次为一个疗程,疗程间隔 2～3 天。

(二)方二

1.取穴

阿是穴、曲池、合谷。

2.操作方法

根据患病部位面积大小,每次在局部选 1～2 个治疗点,曲池、合谷两穴交替使用。取维生素 B_{12}1mg(1 支)、维生素 $B_1$2mL(1 支)配成 1 次注射液。分 3～4 个点注射,面部每个点 1 次注入 0.2～0.5mL,合谷、曲池 1 次注入 0.5～1mL,用 5 号半消毒注射针头,面部注入肌层与皮层之间,曲池、合谷注入肌层,中速推注,间日 1 次。

治疗时应注意:①无菌操作;②避开血管;③同一点不宜重复注射;④注射部位可有剧痛感,预防患者晕针。

三、按语

面肌抽搐症,临床并不罕见,但尚无特效药物治疗。针灸治疗有一定效果,但经验尚不成熟,有人认为局部不宜用强刺激手法,有人则主张与此相反。然而这两种不同的针刺手法,都有治愈的病例。认为手法的轻重应根据病之虚实等具体情况灵活应用,并体会到,其疗效与病程成反比,病程越长,疗效越差,所以早期治疗是非常必要的。

第四节 偏头痛

一、定义

偏头痛是临床上最常见的一种头痛类型,因头部血管收缩功能紊乱而导致的周期性、反复性发作的偏侧头痛。主要发生在青年期,可以有家族史。反复发作,数周或数日发作 1 次,每次持续 4～72h。部分患者发作前可有先兆症状,诱发因素有疲劳、情绪紧张、月经来潮等。

二、治疗

(一)穴位注射

取穴:风池穴。

操作:取维生素 B_{12} 注射液 1mL,20％利多卡因 5mL,当归注射液 1mL,地塞米松 5mL,混合共计 12mL,常规消毒,选 7 号针头,进针斜上对侧眼方向,深度一般达 1.5 寸,每侧注入药液 6mL。隔日 1 次,3 次为 1 个疗程。

(二)电针加耳穴磁疗

1.取穴

电针取百会、印堂、风池(患侧)、头维透太阳穴(患侧);其压取神门、脑、枕、肝、内分泌。

2.操作

(1)穴位电针疗法。常规消毒,平刺百会和斜刺印堂、风池穴,从头维穴透刺太阳穴,针向鼻尖刺 2.4～3.6cm。得气后,针柄接电针治疗仪,采用疏密波,留针 30～40min。在用电针治疗的同时,可取患侧外关、太冲、阳陵泉,得气后留针,每 5min 行针 1 次,留针 20min。每日 1 次,10 次为 1 个疗程。

(2)耳穴磁疗法。常规消毒,用磁珠粒置于胶布中央,左右交替贴压耳穴,隔日 1 换。嘱患者每日自行按压耳穴 2 次,每次按压 2min,5 次为 1 个疗程。

(三)穴位埋线

取穴:太阳、头维、风池、合谷、足三里。

操作:将 4 号羊肠线剪成若干 0.5～2cm 长,腧穴埋线法常规操作,每 20 日治疗 1 次,3～5 次为 1 个疗程。

(四)刺络拔罐

取穴:太阳穴。

操作:将太阳穴周围明显静脉部位进行常规消毒,用小号三棱针刺入血管放血(其血呈暗紫色),每次出血总量为 30～50mL,血止后拔罐 5～10min,用 2%的碘酒棉球涂抹针孔。7～10 日 1 次,3 次为 1 个疗程。

三、按语

针灸治疗头痛疗效显著,对某些功能性头痛能够达到治愈的效果。对器质性病变引起的头痛也能改善症状,但应同时注意原发病的治疗,以免耽误病情。

部分患者由于头痛反复发作,迁延不愈,故易产生消极、焦虑恐惧情绪。在治疗的同时,应给予患者精神上的安慰和鼓励。

第五节 肝风

一、定义

中医学上一般称"眩晕""肝阳上亢""肝风""头痛"等为高血压的范畴。高血压是指在静息状态下动脉收缩压和(或)舒张压增高。收缩压在 18.8～21.2kPa(141～159mmHg)和舒张压在 12.1～12.5kPa(91～95mmHg)之间者为临界高血压;收缩压达到或超过 21.3kPa(160mmHg)和舒张压达到或超过 12.7kPa(95mmHg)者为确诊高血压。

二、治疗

(一)穴位埋线

1.取穴

心俞、肝俞、肾俞、血压点(在第 6、第 7 颈椎棘突之间,旁开 2cm)。

2.操作

将 3 号羊肠线剪成若干 0.5～2cm 长,穿刺针埋线法常规操作。每次选取 1 个腧穴,可左右交替使用,也可各穴轮流埋线。每周治疗 1 次,4 周为 1 个疗程。

(二)穴位磁疗

1.取穴

曲池、百会、太冲、肾俞、内关、足三里、三阴交、行间、人迎。

2.操作

常规操作,用 600～2000Gs 磁片,以胶布或磁带(将磁片用纱布包裹,缝于松紧带上)固定在所需治疗腧穴上。15 日为 1 个疗程,连续 1～4 个疗程,每疗程间隔 7 日。

(三)穴位敷贴

1.方一

取穴:神阙。

操作:取附子 10g,川芎 10g 和三棱 6g,研末,用水调成糊状。治疗时将神阙穴常规消毒,取药糊敷上,以桑皮纸和橡皮胶固定。每周贴药 3 次,5 周为 1 个疗程。

2.方二

取穴:涌泉。

操作:取吴茱萸 10g,研细末,用醋调糊做成直径 1cm 的药饼,每晚睡前贴敷双侧涌泉穴,用防过敏胶布固定,次日 8 点取下。每日 1 次,10 日为 1 个疗程。

(四)穴位激光照射

取穴:人迎。

操作:采用 He－Ne 激光腧穴治疗仪,常规操作,每次照射 5～10m 分钟,每日 1 次。

(五)刺络拔罐

取穴:大椎。

操作:常规消毒,三棱针迅速点刺出血,用大号罐拔大椎穴,以力大抽紧为度,出血量 10～20mL。可加用三棱针点刺耳尖、耳背降压沟,出血数滴。隔日 1 次,3 次为 1 个疗程。

三、按语

本病患者宜保持乐观开朗情绪,避免精神刺激、情绪波动,注意起居有常,劳逸适度,饮食清淡,尽量戒绝烟酒。

用药期间应观察局部及全身情况,敷药后若局部出现红疹、瘙痒或水疱等过敏现象时,及时停用并给予相应处理。

第六节 脑外伤后遗症

一、定义

中医上把脑震荡与脑挫伤以及创伤后留下的综合征称为脑外伤后遗症。头部受到撞击或跌倒后所引起的大脑过度震荡,称为脑震荡。受伤的脑组织有破裂、出血和水肿时称为脑挫伤,脑挫伤损伤的程度比脑震荡严重,意识丧失的时间长,其恢复也较慢。较轻的脑震荡患者在受伤后,常有短时间的意识丧失,清醒后可有头晕、头痛等症状。严重的脑震荡,意识丧失的时间较长,瞳孔放大,对光反射不灵敏,呼吸深而慢,并常有呕吐或排尿困难,意识恢复后,头晕、头痛的症状较严重。脑挫伤的临床表现和较严重的脑震荡相似。较严重的脑震荡和脑挫伤都可留有头晕、头痛等后遗症。由于脑挫伤的患者脑组织破裂而形成的瘢痕,常可留有对侧上肢或下肢麻木和瘫痪。

二、治疗

(一)取穴

主穴为人中、百会、太阳、风池。呕吐配内关、中脘;排尿困难配关元、三阴交;上下肢麻木或瘫痪配头针运动区、足运感区及患侧曲池、足三里。

(二)操作方法

太阳穴 30°角向下斜刺 0.5～1 寸,风池向对侧眼部针刺 0.5～1 寸,百会约 5°角向前斜刺 0.5～1 寸,均为提插捻转手法。头针运动区和足运感区向下沿皮刺 1～1.5 寸,捻转刮针手法,余穴按常规针刺。间歇行针 30～60 分钟,10～15 分钟行针一次,每日针 1 次,7～10 天为一个疗程,疗程间隔 2～3 天。

三、按语

大量资料表明,针灸对脑损伤有独特的疗效。有关研究发现,针刺能缓解创伤性脑血管痉挛,改善大脑皮质的血液循环和脑组织的摄氧能力,加速损伤脑组织的修复,促进新的功能联系的形成,防治颅脑损伤后脑组织缺血缺氧导致的继发性脑损伤。针灸疗法被认为是颅脑损伤后长期昏迷等有后遗症患者的催醒手段之一。

第七节　颤证

一、手颤

(一)定义

手颤是临床常见的症状,有原发的也有继发的(如帕金森病),其病因不一,本节仅指原发性的手颤。多因情绪波动而诱发,类似于现代医学所称的癔症。一侧或双侧手不自主的颤动,重者不能持物。

(二)治疗

1.取穴

曲池透尺泽、外关透内关、合谷透后溪。

2.操作方法

捻转刮针手法,间歇行针 30～60 分钟,10～15 分钟行针一次,每日 1 次,7～10 天为一个疗程。

(三)按语

手颤症,认为是心气虚、肝风内动所致。四肢为诸阳之本,阴阳互根,阴不足而阳有余,阳动而阴静,故能出现手颤的现象。上方诸穴可养血安神、补益心气及平肝息风,又有调节阴阳的作用,故治疗情绪波动而引起的手颤有良好的效果。

二、舞蹈症

(一)定义

舞蹈症通常由局部颤证逐步发展为全身颤证,在西医上称为舞蹈症,常为风湿病之并发症,不少病例伴风湿热、风湿性心脏病和扁桃体炎。

本病起病缓慢,但也有受惊而急起者。主要症状为舞蹈样动作,系一种极快的、不规则的、无意义的不自主运动。初期常限于,上肢,逐渐扩展到下肢,再蔓延至对侧。若仅限于一侧者,称半身舞蹈症。颜面表情举凡耸额、皱眉、努嘴、吐舌、眨眼等变化不已。上肢各关节屈曲、伸展、扭转等动作交替而出,颇似一有目的动作,分成若干节。下肢以足部为最严重,躯体也可绕脊椎而卷曲与扭转。呼吸可因肌肤之不随意运动而不规则。此种现象可随情绪兴奋或自主动作而加剧,睡眠时完全消失,自主动作轻性病例影响不大,但协调动作十分明显,且冲动而出,非常不自然。重性病例则四肢运动发生障碍且有语言、咀嚼及吞咽困难。肌力大多屡弱,肌张力降低,各关节可过度伸直,情绪大多不稳,易兴奋而致失眠,体温可升高,一般为低热。

(二)治疗

1.取穴

主穴分两组。百会、大椎、筋缩、命门为一组;曲池、足三里、太冲、阳陵泉为一组。颜面部症状明显者配迎香、合谷;头颈部配风池、天柱;上肢配肩髃、肩髎、外关;下肢配环跳、委中。

2.操作方法

取1组穴时,患者取俯卧位,大椎、筋缩、命门均直刺0.5～1寸,徐徐提插刮针手法,百会向前约5°角斜刺0.5～0.8寸,捻转刮针手法。取2组穴时,取仰卧位,曲池向尺泽穴透刺,合谷向后溪透刺,阳陵泉向阴陵泉透刺,足三里直刺1.5～3寸;太冲直刺0.5～1寸,外关向内关透刺,迎香向承泣透刺,肩髃、肩髎向下刺1～3寸。均用捻转或提插手法。间歇行针30～60分钟,10～15分钟行针一次,每日针1次,7～10天为一个疗程,疗程间隔2～3天,两组主穴隔日交替使用。

(三)按语

针灸治疗舞蹈症,现代文献不乏报道,疗效可靠。在取穴方面,多以督脉经穴为主,因督脉统督诸阳又与统督诸阴的任脉相通,故针刺该经经穴可平衡阴阳,调和气血,阴平阳秘,精神乃至,百病可祛。认为该病病位在肝,因肝统血,肝主筋,临床所见本病发生多与情志及心理因素有关,怒气伤肝,惊恐伤肾,肝、肾又同源,故怒气、惊恐皆可引起肝疏泄失常,失去统血的功能,肝血不足,血虚生风,风动肢摇,出现肢体不自主运动等异常病理表现。曲池、合谷、足三里均为阳明经经穴,阳明经多气多血,此三穴均有益气养血的功能,治风先治血,血行风自灭。太冲为肝经原穴,可镇肝息风而止痉;阳陵泉为筋之会穴,可疏肝养筋而控拘挛。以上诸穴配伍,相得益彰,故可收到良好效果。

第八节 考前综合征

一、定义

考前综合征又称竞技综合征,包括了考场综合征和运动综合征,在运动员和学生中较为常见。在考场和比赛之前及过程中,出现头晕、头痛、心悸、烦躁、多汗、口干、恶心、呕吐、腹痛、腹泻、记忆力下降、视物模糊等症状,血压可升高,有的甚至昏厥。

二、治疗

(一)方一

1.取穴

耳穴脑干、神门、交感。

2.操作方法

局部清洁并消毒后,用胶布将王不留行籽贴在上述耳穴上,用手指轻轻按摩,有酸麻、沉胀感为度,每天按摩 2～3 次,每 3～5 天换贴 1 次,于考试或比赛前 5～7 天开始治疗至考试或比赛结束为止,每次贴压一侧,两侧交替使用。

(二)方二

1.取穴

百会。

2.操作方法

沿皮向前顶穴透刺,考试或比赛前针刺,留针至考试或比赛结束,在考试和比赛期间,当出现症状时,患者可自行用刮针手法行针,症状可立即消失。

(三)按语

实践证明,耳穴贴压治疗本病,简单易行,安全可靠,无不良反应,且疗效迅速,是治疗本病较为理想的方法之一,在学校和运动员中可大量推广应用。

第九节 落枕

一、定义

落枕是指患者颈项部强痛、活动受限的一种病证。又称"失枕""失颈"。主要由颈部肌肉感受寒邪或长时间过分牵拉而发生痉挛所致。中、老年患者反复落枕往往是颈椎病变的反应。

西医学的颈肌劳损、颈肌风湿病、颈部扭挫伤、颈椎退行性变以及颈椎小关节滑膜嵌顿或肌肉筋膜的炎症等疾病所引起的颈项强痛、活动障碍,可参考本节治疗。

二、辨证

一般多在早晨起床后,突感一侧颈项强痛,不能俯仰转侧。疼痛可向同侧肩背及上肢扩散。检查时,局部肌肉痉挛,压痛明显,但无红肿。

(一)太阳经证

痛在项背,头部俯仰受限,项背部压痛明显。

(二)少阳经证

痛在颈、臂,颈部不能左右回顾和向两侧偏斜,侧颈部压痛明显。

三、治疗

(一)针灸

治则:舒筋活络,行气止痛。

主穴:阿是穴 外劳宫 后溪 悬钟

配穴:太阳经证配天柱、肩外俞;少阳经证配风池、肩井;向肩胛区放射痛加天宗秉风等。

操作:首先针刺远部穴,在行针同时嘱患者向前、后、左、右活动颈项部,因风寒所致者局部加灸。

(二)皮肤针

叩刺颈项强痛部位及肩背部压痛点,使局部皮肤潮红。

(三)拔罐

取大椎、肩井、天宗、阿是穴。疼痛轻者直接拔罐;疼痛较重者可先在局部用皮肤针叩刺出血,然后再拔火罐或用走罐法。

(四)耳针

取颈、颈椎、神门。毫针浅刺,捻转泻法,同时嘱患者活动颈项部。

四、按语

针灸治疗落枕的关键在于远端穴位要用强刺激,并令患者配合颈项部运动,局部取穴,强调"以痛为腧"。

注意保持正确的睡眠姿势;枕头高低适中,枕于颈项部;避免风寒等外邪的侵袭。

第十节　漏肩风

一、定义

漏肩风西医称肩关节周围炎,简称"肩周炎",是指肩部酸重疼痛及肩关节强直、活动受限的临床综合征。属于中医学的"肩痹"范畴。中医学根据其发病原因、临床表现和发病年龄等特点而有"漏肩风"、"肩凝症"之称。女性发病率高于男性。

二、辨证

本病早期以剧烈疼痛为主,功能活动尚可;后期则以肩部功能障碍为主,疼痛反而减轻。

初病时单侧或双侧肩部酸痛,并可向颈部和整个上臂放射,日轻夜重,患肢畏风寒。肩关节呈不同程度僵直,手臂上举、前伸外旋、后伸等动作均受限制。病情迁延日久,肩部肌肉萎缩,疼痛反而减轻。

（一）太阴经证

肩前疼痛为主、后伸疼加剧者。

（二）阳明、少阳经证

肩外侧疼痛为主、三角肌压痛、外展疼痛加剧者。

（三）太阳经证

肩后侧疼痛为主、肩内收时疼痛加剧者。

三、治疗

（一）针灸

治则：舒筋通络，行气活血。

主穴：阿是穴、肩髃、肩前、肩贞、阳陵泉、中平穴（足三里下1寸）。

配穴：太阴经证加尺泽、阴陵泉；阳明、少阳经证加手三里、外关；太阳经证加后溪、昆仑。

操作：先刺远端穴位，行针时令患者活动肩部。肩前、肩贞要把握好针刺角度和方向，切忌向内斜刺、深刺。阳陵泉深刺或透向阴陵泉，局部畏寒发凉可加灸；余穴常规针刺。

（二）芒针

取肩髃透极泉、肩贞透极泉、条口透承山等。肩不能抬举者可局部多向透刺。条口透承山时边行针边令患者活动患肢，动作由慢到快，用力不宜过猛，以免引起疼痛。

（三）刺络拔罐

对肩部肿胀疼痛明显者可用皮肤针中度叩刺患部，使局部皮肤微微渗血，再加拔火罐。

（四）耳针

取肩、肩关节、锁骨、神门等。每次选3～4穴，毫针强刺激，也可用王不留行籽贴压。

（五）电针

取肩髃、肩髎、肩前、天宗、曲池、外关等。每次选3～5穴，接通电针仪，早期用密波、后期用断续波强刺激10～15分钟。

（六）穴位注射

在肩部穴位注射当归、川芎、延胡索、红花等注射液或10％葡萄糖注射液、维生素B_1注射液，每穴0.5mL。如压痛点广泛，可选择2～3个压痛最明显处注射。

四、按语

针灸治疗漏肩风有较好的疗效，把握针灸治疗时机，病程越短效果越好。对组织产生粘连、肌肉萎缩者，应结合推拿治疗，以提高疗效。

必须强调适当进行肩部功能练习，自主锻炼和被动锻炼是配合针灸治疗、早日恢复肩关节功能不可缺少的环节。

注意肩部保暖，避免风寒侵袭。

第十一节 肘劳(网球肘)

一、定义

肘劳是以肘部疼痛、关节活动障碍为主症的疾病,俗称"网球肘"。属于中医学"伤筋""痹证"的范畴。

相当于西医学的肱骨外上髁炎(或称"肱骨外上髁综合征")。多见于从事旋转前臂、屈伸肘关节和肘部长期受震荡的劳动者,如网球运动员、打字员、木工、钳工、矿工等。

二、辨证

起病缓慢,肘关节外侧逐渐出现疼痛,握物无力,用力握拳及做前臂旋转动作如拧毛巾时疼痛加剧,严重时疼痛可向前臂或肩臂部放射。肘关节局部红肿不明显,活动度正常。在肘关节外侧、肱骨外上髁等处可找到一个局限而敏感的压痛点,在腕关节背伸时于手背加压可引起疼痛。

三、治疗

(一)针灸

治则:舒筋活血,通络止痛。

主穴:阿是穴、曲池、肘髎、手三里、手五里。

配穴:肘尖疼痛加天井;肘内侧疼痛加少海。

操作:阿是穴可多向透刺或多针齐刺,并可同时施灸。

(二)火针

取阿是穴(可取1~2个痛点),常规消毒后将火针置酒精灯上烧红,迅速点刺。如仍有疼痛,则3~5日后再治疗1次。

(三)刺络拔罐

先用皮肤针在局部叩刺至局部皮肤渗血,再用小火罐拔5分钟左右,使之出血少许。

(四)耳针

取相应部位敏感点、神门、皮质下、肾上腺等。留针15~30分钟或埋针24小时;疼痛剧烈者,也可用粗毫针或三棱针点刺耳尖和相应部位敏感点出血。

(五)电针

针刺后用密波或疏密波强刺激10~15分钟。

(六)穴位注射

取阿是穴。用泼尼松25mg加1%普鲁卡因注射液2mL注入。如仍有疼痛,7日后再注射1次。

四、按语

治疗期间应避免肘部过度用力,急性发作者应绝对避免肘关节运动。

病程较长、局部肌腱或组织发生粘连者可配合推拿,并做适当的活动,有利于康复。

注意局部保暖,免受风寒。

第十二节 脉痹

一、定义

无脉症中医称为"脉痹",是指动脉血管有闭塞性改变,多发生在一侧,因风寒痰湿邪侵袭,血行瘀阻,或脉气不足所致。主要表现为寸口或足背动脉搏动减弱或消失,伴肢体麻木酸痛或患肢冷感。

二、治疗

(一)方一

1.取穴

大陵、内关、太渊、尺泽、合谷、肩髃、心俞、肝俞、厥阴俞、足三里、环跳、阳陵泉、太冲、三阴交等穴。根据病情和患病部位灵活选用,每次2～3穴。

2.操作方法

提插捻转手法,间歇行针30～60分钟,10分钟行针一次,每日针1次,10次1个疗程。针后再灸可提高疗效。一般用的灸穴是心俞、厥阴俞、曲池、内关、足三里、太冲等穴。用艾柱(如枣核大)隔姜片灸,每穴灸5～10壮,一次,灸2～3个穴,每日灸1次。

(二)方二

1.取穴

耳穴交感、肾、肾上腺、皮质下、左心、右肝。

2.操作方法

以26或28号针进针0.05～0.1寸深,捻转手法,每次持续行针1分钟左右,两侧耳穴隔日交替使用,5～7天为一个疗程,疗程间隔2～3天。

三、按语

本病在中医学中似属于"中风""痛痹"等病的范畴。实践证明,针灸治疗本病或用体针或用耳针都能收到良好的效果。

第十三节 腰痛

一、定义

腰痛又称"腰脊痛",是以自觉腰部疼痛为主证的病证,可表现在腰部的一侧或两侧疼痛。

腰为肾之府,肾经经脉循行"贯脊属肾"。腰痛之因,不外外感、内伤。寒湿腰痛,多由感受风寒或久居寒冷湿地,涉水冒寒,风寒水湿之邪浸渍经络,经络阻滞,气血运行不畅,发为腰痛;腰肌劳损,多因劳累过度,闪挫跌仆,经筋络脉受损,或因各种原因引起体位不正,都可致气滞血瘀,脉络受阻,发生腰痛;亦有素体禀赋不足,或年老精血亏衰,或房劳伤肾,精气耗损,肾气虚怠,发为腰痛。

西医学认为腰痛是一种由多种疾病引起的证候,诸如腰部的肌肉、韧带和关节发生损伤或病变,任何原因导致的姿势失衡和某些内脏疾病都可引起腰痛,如风湿病、肾脏疾患,腰部肌肉、骨骼的劳损,以及外伤、腰椎增生乃至盆腔疾患等。

二、辩证

本病以腰部疼痛为主要表现。疼痛在腰脊正中部,为督脉病证;疼痛部位在腰脊两侧,为足太阳经病证。腰椎X线片及CT、妇科相关检查有助于本病的诊断。

(一)寒湿腰痛

腰部有受寒史,天气变化或阴雨风冷时加重,腰部冷痛重着、酸麻,或拘挛不可俯仰,或疼痛连及下肢。

(二)瘀血腰痛

晨起、劳累、久坐时腰痛加重,腰部两侧肌肉触之有僵硬感,痛处固定不移,有劳损或陈伤史。

(三)肾虚腰痛

腰部隐隐作痛(以酸痛为主),起病缓慢,乏力易倦,脉细。

三、治疗

(一)针灸

治则:温经散寒,活血化瘀,益肾壮腰。

处方:委中、肾俞、大肠俞。

方义:以足太阳膀胱经腧穴为主。委中是腰背足太阳经两分支在腘窝的汇合点,"腰背委中求",可疏调腰背部经脉之气血;腰为肾之府,肾俞可壮腰益肾;大肠俞可疏通局部经脉、络脉及经筋之气血,通经止痛。

加减:寒湿腰痛加灸大椎,温阳散寒;瘀血腰痛加膈俞,活血化瘀;肾虚腰痛加灸命门,益肾壮腰。

操作:诸穴均按常规操作,肾虚腰痛者,命门穴以隔附子灸法为佳。

(二)皮肤针法

在腰痛局部用皮肤针叩刺出血,并加拔火罐。适用于寒湿腰痛和瘀血腰痛。

(三)耳针疗法

取患侧腰骶椎、肾、神门。毫针刺,并嘱患者活动腰部;或用揿针埋藏;或用王不留行籽贴压。

(四)穴位注射

取地塞米松5mg和普鲁卡因2mL混合液于痛点注射,每穴0.5～1mL。每天1次。

四、按语

针灸对临床多数腰痛效果较好,对急性腰扭伤可立即见效,治疗1～2次可痊愈。对寒湿、劳损腰痛疗程较长,配合拔火罐、温针等方法可提高疗效,对脊椎退化病变,通过针灸治疗可控制和缓解症状。

虽然临床上不少腰痛可单独用针灸处理,或配合使用针灸,但应注意某些原因导致的腰痛并非针灸的适应证,如脊椎结核,可发生于任何年龄,可伴午后潮热、盗汗、疲劳、食欲缺乏、消瘦等,腰痛持续,并逐渐加重,治疗不当可致截瘫。腰椎肿瘤,无论是原发还是继发者,可引起腰痛持续加重,逐渐出现进行性下肢感觉和运动障碍,大小便失禁等。对于内脏病引起的腰痛者,虽针灸可改善症状,但也应明确诊断,使治疗更有针对性。

腰痛患者科学地安排好休息、起居,及采取某些简便自我保健方法配合治疗,可提高针灸疗效。如在医生指导下进行自我揉擦患部,开展家庭牵引法,使用某些普及型理疗器械等。

五、现代研究

腰痛包括现代医学的诸多疾患,如急性腰扭伤、腰肌劳损、腰椎骨关节病、腰部神经受损,以及相关内脏病变(如肾炎、泌尿系统结石、妇科病)等。针刺对腰痛有独特的显著疗效。其作用机制为:针刺产生针刺信号,通过神经传导,在神经系统内与疼痛信号产生整合,提高了患处的痛阈;针刺对神经体液调节的作用,激活了体内的内源性镇痛调制系统,产生了止痛作用;针刺调节了患处的肌肉紧张状态,缓解了神经受压的程度,扩张了局部毛细血管,改善了局部微循环,促进了患处的新陈代谢,减少了患处产生疼痛的物质基础,达到了止痛效果。

第十四节　痹证

一、定义

痹证是由风、寒、湿、热等病邪侵袭人体,闭阻经络,气血不能畅行,引起肌肉、筋骨、关节等酸痛、麻木、重着、屈伸不利或关节灼热、肿大等主要临床表现的病证。古代痹证的概念比较泛,包括肢体痹和内脏痹,本节主要讨论肢体的痹证。

本病发生多与外感风、寒、湿、热之邪及人体正气不足有关。如素体虚弱,腠理疏松,营卫不固,外邪乘虚而入;或居处潮湿,涉水冒寒;或劳累之后,汗出当风,以致风寒湿邪侵袭人体,注于经络,留于关节,导致气血痹阻不通,产生本病。正如《素问·痹论》所说:"风寒湿三气杂至,合而为痹也"。根据感受邪气的相对轻重,常分为行痹(风痹)、痛痹(寒痹)、着痹(湿痹);若感受热邪,留注关节,或素体阳盛、阴虚火旺,复感风寒湿邪,邪从热化,可见关节红肿热痛兼发热者,为热痹。

本病常见于西医学的风湿性关节炎、风湿热、类风湿性关节炎、骨性关节炎、纤维织炎和神经痛等病。

二、辩证

本病以关节肌肉疼痛、屈伸不利等为主证。风湿性关节炎急性期常有发热及游走性、不对称性关节红、肿、疼痛,特别是膝、肘、腕及踝关节,一般1~4周症状消失,不留后遗症,但常反复发作。实验室检查可有血沉加快、抗链球菌溶血素"O"阳性。

类风湿性关节炎常累及手足小关节,以关节肿痛、活动受限、"晨僵"为特点。大多数呈对称性、游走性多关节炎,伴关节腔内渗液,近端指关节常呈梭形肿胀,最终导致关节僵硬、畸形,反复发作,本病可破坏骨质。实验室检查类风湿因子阳性占80％。

骨性关节炎以关节软骨退行性变及关节韧带附着处骨质增生为特点。X线检查可见关节边缘尖锐,有唇样骨刺或骨桥形成,关节间隙不匀称、狭窄等。

(一)行痹(风痹)

疼痛游走,痛无定处,时见恶风发热,舌淡、苔薄白,脉浮。

(二)痛痹(寒痹)

疼痛较剧,痛有定处,遇寒痛增,得热痛减,局部皮色不红,触之不热,舌苔薄白,脉弦紧。

(三)着痹(湿痹)

肢体关节酸痛,重着不移,或有肿胀,肌肤麻木不仁,阴雨天加重或发作,舌苔白腻,脉濡缓。

(四)热痹

关节疼痛,局部灼热红肿,痛不可触,关节活动不利,可累及多个关节。伴有发热、恶风、口渴烦闷。舌苔黄燥,脉滑数。

三、治疗

(一)针灸

治则:祛风除湿,通经活络,活血止痛。

处方:

肩部:肩髃肩髎臑俞。

肘部:曲池、天井、少海。

腕部:阳池、外关、阳溪、腕骨。

脊背:大椎、身柱、腰阳关、夹脊。

髀部:环跳、秩边。

股部:伏兔、殷门、承扶、风市、阳陵泉。

膝部:膝眼、梁丘、阳陵泉、膝阳关。

踝部:申脉、照海、昆仑、丘墟。

方义:局部取穴并根据部位循经选穴。病痛局部取穴及循经选穴可疏通经络气血,使营卫调和,而风、寒、湿、热等邪无所依附,"通则不痛",痹痛遂解。

加减:行痹加血海活血调血,遵"治风先治血,血行风自灭"之义;痛痹加肾俞、关元温补阳气,祛寒外出;着痹加阴陵泉健脾除湿;热痹加大椎清泄热毒;各部位均可加阿是穴。

操作:各部腧穴常规针刺。大椎、曲池可点刺出血;肾俞、关元用灸法或温针灸法。

(二)皮肤针法

用皮肤针重叩脊背两侧和关节疼痛部位,使出血少许并加拔火罐。

(三)电针疗法

针刺得气后,接通电针仪,用连续波刺激10～20分钟,每天或隔天1次。

(四)穴位注射

选用当归、防风、威灵仙等注射液,在疼痛部位选穴,每穴注入0.5～1mL。注意勿注入关节腔内。每隔1～3天注射一次。

四、按语

由于痹证包括了现代医学的多种疾病,故针灸的疗效各不相同。一般说针灸对风湿性关节炎有较好的疗效,一般有效率可达 85%～95%,治愈率达 20%～50%。但对某些病如类风湿性关节炎,若早期症状通过治疗被控制的话,以后长期缓解的机会还较多,如早期未能有效控制,继续多次发作,可致关节畸形、运动功能障碍,单纯用针灸则难控制。对某些疾病针灸能明显改善症状,如对增生性骨关节炎,虽不能消除增生,但对控制增生引起的症状效果是肯定的。对骨结核、骨肿瘤,针灸可临时止痛,须明确诊断,综合治疗。

患者平时应加强体育锻炼,增强体质调护正气,减少感邪机会;改善生活与工作环境,避免久居湿地感受风寒。发病后若疼痛剧烈,应注意休息、保健,久痹病情稳定者应加强肢体功能锻炼。

五、现代研究

痹证是指经脉气血痹阻不通,肢体、关节疼痛、麻木、酸重不适等,包括现代医学的风湿性关节炎、类风湿性关节炎,风湿热,骨质增生,坐骨神经痛,多发性肌炎等多种疾病。针灸治疗本病的作用在于:针刺产生的信号,可抑制各种疼痛信号的传入,并通过针刺信号在神经各阶段的整合,提高了痛阈,使疼痛等不适症状得到了缓解;针灸通过对引发本病的原发病的有效治疗,有助于痹证的恢复。可抑制类风湿性关节炎患者的体液免疫水平;针灸可抑制对免疫功能的调节,针灸对血液循环和血管舒缩功能的调节,可改善患处的炎性渗出,促使有害物质的清除及排泄,达到了治疗本证的作用。

第十五节　截瘫

一、定义

截瘫患者病因不同,症状不一,但肢体(下肢多见)功能失用,不能站立行走是共有的主要临床表现。脊髓压迫引起的截瘫,是常见的器质性截瘫之一,产生脊髓压迫的患者可分为脊椎性、脊膜性和脊髓性 3 类。脊椎疾病中当以外伤和脊椎结核为最常见的病因,其次为肿瘤、颈椎病、腰椎病、强直性脊柱炎、急性脊髓炎的水肿等造成。当脊髓受压时就逐渐出现运动与感觉功能的障碍,下肢软弱,继则下肢伸直、肌张力增加、腱反射亢进及阳性锥体系征(伸直性截瘫),当压迫继续加重时,下肢呈屈曲性截瘫,受损部位以下的感觉障碍以深感觉及触觉的受损较早,感觉丧失常自下肢远端逐渐上升,延至受压的节段,在病灶部位常有一感觉过敏带,可出现大小便失禁及压疮等。精神障碍、手术(如绝育术)、躯体疾病、药物注射或中毒及劳累受凉等原因所致的截瘫,为功能性截瘫。功能性截瘫,其伴随症状主要表现为肢体浅感觉减退或消失、视听语言障碍、癔症性精神障碍,及头痛、头晕、失眠等。

癔症性和周期性瘫痪是临床上较为常见的功能性弛缓性瘫痪,均可突然发病。但癔症性瘫痪可与精神创伤有关,腱反射仍然存在;而周期性瘫痪可无明显原因的突然发病,发作呈短暂性和周期性,其腱反射及瘫痪肌电刺激反应均完全消失。

二、治疗

(一)方一

1.取穴

病灶在颈椎段取穴,主穴同"颈椎病"方一;病灶在腰椎段取穴,主穴同"腰椎病"方一。上肢瘫配环跳、足三里、太溪。

2.操作方法

主穴针刺方法同"颈椎病"方一和"腰椎病"方一。肾俞穴向大肠俞透刺,捻转刮针手法;环跳直刺 3 寸,提插捻转手法;足三里直刺 1.5～3 寸,捻转刮针手法;太溪向昆仑穴透刺,捻转刮针手法。出针后可在局部拔火罐 15～30 分钟。

(二)方二

1.取穴

脊椎病灶部位受损脊髓平面之上下棘突(两侧)夹脊穴。

2.操作方法

直刺 1～1.5 寸,用 G6805 电疗机高频连续波通电 30 分钟,痉挛性瘫痪用断续波,弛缓性瘫痪用连续波。电流强度以引起肌肉明显收缩、患者能耐受为度。弛缓性瘫痪通电后引不出肌肉收缩,则以患者感觉为主,每日针 1 次,10 次为一个疗程,疗程间隔 3 天。

(三)方三

1.取穴

主穴为肾俞、涌泉。上肢配曲池;下肢配环跳、足三里。

2.操作方法

肾俞向大肠俞透刺,捻转刮针手法;涌泉直刺 0.5～1 寸,捻转刮针手法;曲池直刺 1～1.5 寸,提插捻转手法;环跳、足三里针法同方一。每日针 1 次,7 天为一个疗程,疗程间隔 2 天。

三、按语

针灸治疗截瘫已有大量报道,实践证明,针灸治疗部分截瘫安全有效。

认为对外伤性截瘫患者应尽早做临床检查,及时果断、迅速地采取针刺治疗,最好开始于脊髓休克期。因为挽救脊髓是治疗外伤性截瘫的重要环节,而早期针刺治疗,可有效保护脊髓,有利于脊髓损伤功能的恢复。实践证明,脊髓损伤后,倘若积极采取有效的治疗,为断裂的脊髓创造良好的条件,脊髓的再生是可能的,并且能恢复神经系统的功能。

明确诊断和适当而正确的治疗,提高了脊髓再生的可能性。采用方一和方二治疗某些截瘫收到了较好的疗效。其机制可能是:①方一和方二的主穴在解剖上都接近于受伤的脊髓,通电时电流可直接通过病灶,刺激神经细胞和神经纤维,使残留的处于抑制状态的神经组织解除抑制,恢复正常功能,使受到一定损害但不完全损害的神经元得到恢复,进而达到中枢内部取得联系,使恢复的神经进行代偿,取代或弥补损伤死亡的神经功能。②上方针刺后,可能还有调节脊髓神经的功能,改善局部组织血循环和营养状况,促进脑脊液的流动,减轻脊髓损伤部位粘连、水肿和血肿的压迫,有利于损伤脊髓的修复和再生。

坚持顽强的功能锻炼对截瘫患者的治疗甚为重要。锻炼不仅能提高患者机体抵抗力和耐受性,还可以促进患肢肌力的增强,促进肢体肌群的血液循环,增强肌肉血液回流量,防止水肿,促进肌肉代谢产物排出,保证肌肉正常代谢活动,以使部分功能得到重建。

第十六节　抽出并

一、定义

抽出并在西医上认为是扭转痉挛又称畸形性肌张力不全,是一种较少见而难治的锥体外系统疾病,其病因比较复杂,一般认为与脑部感染、一氧化碳中毒、脑血液循环障碍、脑外伤等有关。以肢体及躯干出现特殊的扭转运动为特征。有些原因不明而逐渐发展者,称为特发性扭转痉挛,亦有些扭转痉挛其扭转动作仅呈现于局部肌肉如颈部,称为局限性扭转痉挛,痉挛性斜颈即为其中之一。

二、治疗

(一)方一

1.取穴

主穴为人中、大椎、后溪。头颈配天柱、大杼、百会;上肢配肩髃、外关;下肢配环跳、阳陵泉;躯干配委中、命门;面口配合谷、下关。

2.操作方法

人中成15°角向上刺0.3～0.5寸,后溪向内劳宫透刺,外关向内关透刺,合谷向内劳宫透刺,均用捻转手法,大椎刺0.5～1寸,肩髃向腋窝方向深刺1.5～3寸(上臂抬高与肩平),阳陵泉向阴陵泉方向透刺,命门直刺0.5～1寸,此4穴均用提插刮针手法;天柱直刺1～1.5寸,委中直刺0.5～1寸,该2穴用提插捻转手法;百会向前沿皮刺0.5～1寸,刮针手法;大杼向风门透刺,分段提插捻转手法。以上各穴,均间歇行针30～60分钟,10～20分钟行针一次,每日针1次,6次为一个疗程,疗程间隔2～3天。

(二)方二

1.取穴

主穴分两组,即舞蹈震颤控制区、运动区为一组;足运感区、平衡区为一组。上肢配颈椎区(颈椎两侧体表部位,沿皮刺1.5～2寸);下肢配腰椎区(腰椎两侧体表部位,沿皮刺1.5～2寸)。

2.操作方法

两组间日交替使用,均刺双侧,进针0.5～2寸,留针2小时,进针及留针时不用其他手法,每日针1次,6次为一个疗程,疗程间隔2～3天。

三、按语

本病缠绵难愈,药物治疗殊难获效。而现代有不少用针灸治疗收到一定效果的报道,唯须坚持较长时期的针治,方能达到治疗目的。

第三章　内科病症临床诊治

第一节　感冒

一、定义

感冒是以头痛,鼻塞,恶风,发热为主症的一种外感疾病。多因腠理不固,外邪侵犯人体而发病,四时均可发生。感冒可分为普通感冒和流行性感冒(以下简称流感)两类。普通感冒多由病毒引起,常在家庭中传播,约40%成人的急性呼吸道感染属于普通感冒。流行性感冒的特征是发病急骤,蔓延迅速,流行期短,冬季多见。

本病主要因为风邪病毒而发。多发于气候改变、冷热失常之时。正气不足,卫外不固,邪犯人体而致病。风邪为六淫之首,在不同的季节往往夹杂时气或疠气,病邪自口鼻、皮毛侵入人体,伤及肺卫,出现一系列的肺卫症状,若起居失调,或过度疲劳,或值素质偏弱之时,内外因相引而发病。

二、辨证

(一)风寒证

恶寒重,发热轻,无汗,头痛,鼻塞,流清涕,咳嗽,痰液清稀,咽喉微痒,打喷嚏,肢体酸重,口不渴或虽渴但喜热饮,舌苔薄白,脉浮或浮紧。

(二)风热证

恶寒轻,发热重,有汗热不解,头痛或昏胀,鼻塞而干,少涕或流脓涕,咳嗽声重,咳痰色黄而黏,咽喉肿痛,面红目赤,口干渴欲冷饮,舌苔薄黄,脉多浮数。

(三)暑湿证

身热不扬,汗出不畅,肢体酸重,头昏重而胀,咳声重浊不扬,咯吐白色黏痰,胸脘痞闷,纳呆,腹胀,大便溏泄,尿少色黄,舌苔白腻或淡黄腻,脉濡。

三、治疗

(一)针灸

治则:风寒证祛风散寒,宣肺解表,针灸并用,泻法;风热证疏散风热,清利肺气;暑湿证清暑化湿,疏表和里,均只针不灸,泻法。

处方:风池　大椎　列缺　合谷　外关

方义:风邪与寒、热、暑湿之邪夹杂伤表,故取风池、大椎、外关疏风祛邪解表;合谷祛风清暑,解表清热,列缺宣肺止咳,二穴相配乃原络配穴之法,加强宣肺解表作用。

加减:风寒证加风门、肺俞祛风散寒;风热证加曲池、尺泽疏散风热;暑湿证加中脘、足三里和中化湿;邪盛体虚加肺俞、足三里扶正祛邪;鼻塞流涕加迎香宣肺通窍;头痛加印堂、太阳祛风止痛;咽喉肿痛加少商清热利咽。

操作：风寒者大椎、风门、肺俞、足三里针灸并用；风热者大椎、少商用三棱针点刺出血；其他穴位常规针刺。伤风每天 1 次，重伤风和时行感冒每天 1～2 次。

（二）皮肤针法

对于发热而汗不出者，沿背部膀胱经进行叩打。

（三）耳针疗法

取神门、内鼻、肾上腺、额，发热时配屏尖、耳尖放血。

（四）鼻针疗法

取肺、胸、大肠及敏感点。

（五）拔罐疗法

对于发热而汗不出者，刺大椎穴出血后再拔罐，或于背部风门、大杼拔罐，头两侧剧痛者，太阳穴刺络拔罐。

四、按语

针灸治疗感冒有一定的疗效，治病期间宜多饮开水，或菜汤、果汁、豆浆、牛奶等饮料，可进稀粥、烂面、蛋羹等食物，并忌食酸涩食品，如乌梅、杏、柠檬、橙子、柿子、石榴、橄榄等，以免留恋病邪。

经常感冒的人，大多由于气虚，卫外不固，抵抗力不足所致，平素可选用一些补气药膳食用，并进行适当的体育锻炼。在本病流行的季节，可每天灸风门或足三里，连续 5～7 天，有较好的预防作用。

感冒流行季节，室内可用米醋熏蒸。进行空气消毒，有一定的预防和治疗作用。

五、现代研究

当人体遇到受凉、淋雨、过度疲劳等诱发因素，使全身或呼吸道局部防御功能降低时，原存在于呼吸道，或从外界侵入的病毒、细菌迅速繁殖，引起本病。针灸可以通过提高机体的免疫功能，有效地抑制病毒的繁殖；针刺可以增强吞噬细胞的吞噬能力，达到抗病毒、杀菌消炎的作用；针灸通过神经体液调节等方面的作用，对体温中枢产生影响，达到退热功效。

第二节　咳嗽

一、定义

咳嗽是因邪客肺系，肺失宣肃，肺气不宣所致，以咳嗽、咳痰为主要症状的病证。多见于急、慢性支气管炎。

根据发病原因可分为外感和内伤两大类型，外感多因风寒、风热、燥热等邪所致；内伤多因病情日久，迁延难愈，多与肺、脾、肾三脏功能失调有关。

二、辨证

本证有外感内伤之分，外感多发病较急，除咳嗽主症外，常兼见表证，但若调治失当，可转为慢性咳嗽。内伤咳嗽则发病较缓，兼见胸闷脘痞、食少倦怠胸胁引痛、面红口干等症。内伤咳嗽迁延失治可并发喘息而成"咳喘",较难根治。

(一)风寒袭肺

咳嗽声重,咳痰稀薄色白,恶寒,或有发热,无汗,舌营薄白,脉浮紧。

(二)风热犯肺

咳嗽气粗,咳痰黏白或黄,咽痛或咳声嘶哑,或有发热,微恶风寒,口微渴,舌尖红,苔薄白或黄,脉浮数。

(三)燥邪伤肺

干咳少痰,咳痰不爽,鼻咽干燥,口干,舌尖红、苔薄黄少津,脉细数。

(四)痰湿阻肺

咳嗽痰多,色白,呈泡沫状,易于咯出,咳声重浊,胸部满闷或喘促短气,纳呆腹胀,舌淡、苔白腻,脉濡滑。

(五)肺肾阴虚

干咳无痰或少痰,痰黏带血,口干咽燥,五心烦热,潮热盗汗,形体消瘦,舌红、少苔,脉细数。

(六)脾肾阳虚

咳嗽气喘,动则尤甚,痰液清稀,面色淡白,形寒肢冷,或肢体水肿,小便不利,舌淡、苔薄白微腻,脉沉细。

(七)肝火灼肺

咳嗽气逆,阵阵而作,痰少而黏,咯吐不易甚者痰中带血,胁肋胀痛,咽喉干痒,目赤口苦,便秘、尿赤,舌边尖红、苔薄黄,脉弦数。

三、治疗

(一)针灸

治则:外感咳嗽宣通肺气,祛邪止咳,以针刺为主(风寒加灸),泻法;内伤咳嗽调理脏腑功能,补肺、健脾、益肾、清肝、化痰止咳,痰湿阻肺者针灸并用,泻法;脾肾阳虚者针灸并用,补法;肺肾阴虚者只针不灸,平补平泻;肝火灼肺者只针不灸,泻法。

处方:肺俞中府列缺太渊

方义:以手太阴肺经穴位和肺的俞、募穴为主。咳嗽病变在肺,按俞募配穴法取肺俞、中府调理肺脏功能,宣肺化痰;列缺为手太阴肺经络穴,可宣通肺气;太渊为肺经原穴,可宣肺止咳。诸穴合用可收祛邪化痰,宣肺止咳之功。

加减:风寒束肺加风门、合谷祛风宣肺;风热犯肺加大椎、曲池、尺泽祛风清热;燥热伤肺加太溪、照海润燥止咳;痰湿阻肺加足三里、丰隆化痰止咳;肝火灼肺加行间、鱼际泻肝清肺;肺肾阴虚加肾俞、膏肓、太溪滋阴降火;脾肾阳虚加脾俞、肾俞、关元、足三里培补脾肾;胸痛加膻中宽胸理气;胁痛加阳陵泉疏利少阳;咽喉干痒加照海滋阴利咽;痰中带血加孔最清肺止血;盗汗加阴郄滋阴敛汗;肢体水肿、小便不利加阴陵泉、三阴交健脾利湿。

操作:针刺太渊注意避开桡动脉;中府、风门、肺俞、脾俞、肾俞等穴不可直刺、深刺,以免伤及内脏;其他穴位常规操作。每天1次。

（二）拔罐疗法

风门、肺俞。

（三）皮肤针法

叩刺督脉经、膀胱经的上背部,以皮肤潮红为度。

四、按语

本病平时要注意保暖,谨防风寒。

调适饮食,忌生、冷刺激之品。

适当参加体力劳动和体育锻炼,增强体质,提高抗病能力。

五、现代研究

咳嗽多在受寒或过度疲劳的基础上,遭受病毒或细菌感染而引起,其次为物理、化学性刺激,以及老年性防御功能退化、自主神经功能失调所致。针灸可调整机体免疫功能,增强机体的防御能力,提高巨噬细胞的吞噬、杀菌作用,并对单核吞噬细胞的功能有良性双向调节作用;针灸可以改善局部的血液循环状况,增强患处的新陈代谢,对炎症弓发的渗出、变性、水肿等起到促进吸收及清除的作用,以减少各种毒素对病灶的刺激,利于组织修复,症状缓解;针灸可以改善肺通气功能,降低气道阻力、缓解支气管痉挛和支气管黏膜水肿;针灸还可通过神经系统的作用,调节和抑制因炎性刺激和黏膜水肿、渗出导致的咳喘等。

第三节 中风

一、定义

中风是以猝然昏仆,不省人事,伴口角斜,语言不利,半身不遂,或不经昏仆仅以口、半身不遂为主症的一种疾病。因其起病急骤,症见多端,变化迅速,与自然界之风性善行数变特性相似而名中风,又因其发病突然亦称"卒中"。本病发病率和病死率均较高,常留有后遗症,是威胁人类生命的一大疾患。本病相当于西医学的急性脑血管病,如脑梗死、脑出血、脑栓塞、蛛网膜下隙出血等。

中风发生,风、火、痰是其主因,病及心、肝、脾、肾等脏。本病形成,或因正气不足,卫外不固,外邪入中经络,气血痹阻,或因劳累过度,肝肾阴虚,肝阳鸥张,气血上逆,或因饮食不节,恣食厚味,脾虚痰热内盛,风阳挟痰上升,蒙蔽清窍,或因五志过极,暴怒伤肝,引动心火,风火相煽,气血上冲发为中风。若风、火、痰流窜经络,气血阻滞,则见经络失常症状;若阴阳之气逆乱,常发为闭证;若正气衰微,阴阳之气离决,可发生脱证。

二、辩证

（一）中经络

半身不遂,肌肤不仁,舌强语謇,口角㖞斜。

1.风痰阻络

兼见肢体麻木或手足拘急,头晕目眩,苔白腻或黄腻,脉弦滑。

2.肝阳暴亢

兼见面红目赤,眩晕头痛,心烦易怒,口苦咽干,便秘尿黄,舌红或绛,苔黄或燥,脉弦有力。

3.气虚血瘀

兼见口黏痰多,腹胀便秘,舌红苔黄腻,脉弦滑,为痰热腑实;肢体软弱,偏身麻木,手足肿胀,面色淡白,气短乏力,心悸自汗,舌黯苔白,脉细涩。

4.阴虚风动

兼见肢体麻木,眩晕耳鸣,手足拘挛或蠕动,舌红少苔,脉细数。

(二)中脏腑

突然昏仆、神志恍惚、嗜睡,并见半身不遂、舌强语謇、口角㖞斜等。

1.闭证

兼见神志迷蒙,牙关紧闭,两手握固,面赤气粗,喉中痰鸣,二便不通,脉弦滑而数。

2.脱证

目合口张,手撒遗溺,鼻鼾息微,大小便失禁,四肢逆冷,脉象细弱等。

三、治疗

(一)针灸治疗

1.中经络

治则:疏通经络,调和气血。

主穴:内关 水沟 三阴交 极泉 尺泽 委中

配穴:风痰阻络配合谷、丰隆;肝阳暴亢配太冲、太溪;痰热腑实配曲池、丰隆、内庭;气虚血瘀配气海、血海、足三里;阴虚风动配太溪、风池。口角㖞斜配颊车、地仓;上肢不遂配肩髃、手三里、合谷;下肢不遂配环跳、阳陵泉、悬钟、太冲;头晕配风池完谷、天柱;足内翻配丘墟透照海;便秘配水道、归来、丰隆、支沟;复视配风池、天柱、睛明球后;尿失禁尿潴留配中极曲骨、关元。

操作:先针双侧内关,直刺0.5~1寸,提插捻转泻法1分钟,针水沟,从鼻中隔向下斜刺0.5寸,用重雀啄手法至眼球湿润为度。三阴交向后斜刺1~1.5寸,提插补法,使下肢抽动3次。极泉直刺1~1.5寸,提插泻法,使上肢有麻胀感和抽动感。风池、翳风、完骨向喉结进针2~2.5寸,采用小幅度高频率的捻转补法1分钟。合谷针向三间,提插泻法,使第二指抽动为度。其余穴位运用虚补实泻法操作。

2.中脏腑

治则:醒脑开窍,启闭固脱。

主穴:内关 水沟

配穴:闭证配十二井穴、合谷、太冲。脱证配关元、气海神阙。

操作:内关用泻法,水沟用强刺激,以眼球湿润为度。十二井穴用三棱针点刺出血,合谷、太冲用泻法。关元、气海用大艾炷灸,神阙用隔盐灸,不计壮数,以汗止、脉起、肢温为度。

(二)其他治疗

1.头针

选顶颞前斜线、顶旁1线及顶旁2线,选1.5~2寸毫针平刺入头皮下,快速捻转2~3分钟,每次留针 30 分钟,留针期间反复,捻转 2～3 次。行针时和留针后嘱患者活动患侧肢体,此法在半身不遂早期应用疗效更好,留针时间可延长至数小时。

2.电针

在患侧上、下肢各选两个穴位或面部取一对穴位,针刺得气后留针,接通电针仪,采用断续波或疏波,以局部肌肉微颤为度,每次通电 20～30 分钟。本法适用于半身不遂和面瘫。

3.穴位注射

选取上述四肢穴位 2～4 穴,采用灯盏细辛注射液或复方当归注射液 2～4mL,每穴注射 1mL,隔日 1 次,10 次为 1 疗程,疗程结束,停 7～10 天,继续第二个疗程。本法适用于半身不遂。

四、按语

针灸治疗中风疗效较满意,尤其对于神经功能的康复如肢体运动、语言、吞咽功能等有促进作用,针灸越早效果越好。针灸治疗时配合功能锻炼,经常按摩患肢,防止肌肉萎缩,并通过自主活动来恢复肢体功能。

对于长期卧床的患者,要防止发生压疮,应该经常给患者翻身拍背。在身体受压或骨骼隆突的部位垫上气垫或海绵垫。

对于大小便失禁者要经常清洗,在局部涂油,保护皮肤。在中风的急性期应保持大便通畅,便秘可能诱发再次中风。

中风急性期,出现高热、神昏、心力衰竭、颅内压增高、上消化道出血等情况时,应采取综合治疗措施。

要积极预防中风,控制高血压,注意低盐低脂饮食。如果年逾 40 岁,经常出现头晕头痛、肢体麻木,偶有发作性语言不利、肢体痿软无力者,多为中风先兆,应加强防治。

五、现代研究

中风包括现代医学的脑出血、脑栓塞、脑血栓、血管痉挛等脑血管病变。针刺治疗本病的作用机制是多方面的。因所患病种不同,其作用机制也不相同。脑出血急性期,针刺治疗作用则偏重于醒脑开窍,改善皮质功能,使处于抑制状态的皮质功能得以唤醒,有利于急性期的救治;对于脑梗死的治疗作用,侧重于改善脑组织的血液供应,解除脑动脉的紧张痉挛,使血管扩张,血流量增加,血氧供应充足,有利于侧支循环,恢复对损伤处脑组织的供血,以减少对脑组织的伤害;对于本病的恢复期及后遗症期的治疗,针刺主要是改善脑组织的代谢紊乱状态,减少脑细胞膜及细胞膜脂质过氧化物产生的自由基对脑神经的损伤,加快自由基的清除,对脑组织产生保护作用。

实验研究表明:针刺能降低体内的总胆固醇,增加高密度脂蛋白,改善动脉硬化状况,降低血黏稠度,促进脑动脉血液循环,使脑组织的灌注量增加,有利于脑组织功能的恢复及代偿功能的建立;针刺能改善患肢的肌电活动,进而改善了患肢低下的运动功能。针刺的信号经神经末梢上行传递到初级中枢、高级中枢,以利于恢复中枢与周围神经中断的联系,产生代偿功能,进一步促使瘫痪肢体功能的恢复;针刺对心脏疾患及高血压等的治疗,有利于缓解脑动脉痉挛状态,改善脑部血循环,增加脑组织的血氧供应量,进而对脑的能量代谢产生良性的调整作用。

第四节 血虚

一、定义

血虚顾名思义就是临床上所述的贫血,贫血是一种常见的病理现象,当血液内红细胞数目或血红蛋白的含量低于正常时即为贫血。临床上常见的贫血有缺铁性贫血、再生障碍性贫血和溶血性贫血。以缺铁性贫血最为常见,多因食物中内含铁过少及慢性出血(如胃肠道出血,月经过多或痔疮出血等)引起。一般症状为甲床、手掌、口唇和面色苍白,自觉头晕、乏力、耳鸣、目花,可见头发稀疏、皮肤干燥和指甲凹陷等。心悸、气促、恶心、呕吐、腹泻、腹胀、食欲缺乏等也较为常见,其他还有低热、妇女月经不调等。可有舌面光滑、舌乳头萎缩、舌质淡、脉濡细或细数。

二、治疗

(一)方一

1.取穴

主穴分为两组,膏肓、肝俞、四花穴、三阴交为一组,脾俞、胃俞、肾俞、气海、足三里、阴陵泉为一组。心悸、气短配内关、膻中;纳减、腹胀、嗳气、呕恶配中脘;腹泻配天枢、大肠俞;头晕、耳鸣配百会、风池;发热配大椎、曲池;月经不调配天枢、关元。

2.操作方法

背俞穴约30°角向下斜刺1～1.5寸,余穴按常规针刺,均用捻转刮针手法,间歇行针30分钟,10分钟行针一次;背俞穴、气海、足三里针加艾条灸30分钟,每日针1次,10次为一个疗程,疗程间隔2天。两组主穴按疗程轮换交替使用。

(二)方二

1.取穴

膏肓、四花穴、脾俞、肾俞、命门、关元、足三里。

2.操作方法

用圆锥形艾炷隔姜片(约2mm厚)放在穴位上,点燃施灸,燃尽后再换一壮,每穴每次灸3～5壮,每次灸1～2穴,上述穴位轮转施灸,灸之局部起疱为佳,愈后可结一黑瘢,故名瘢痕灸。艾炷不宜太大,一般如大花生米大即可。注意:①小孩禁用;②血小板减少,皮肤出血者禁用;③患者极度虚弱,骨瘦如柴慎用。

三、按语

针灸治疗血虚,现代不乏报道。实践证明针灸治疗本病有一定的效果,特别是用于治疗缺铁性、失血性和维生素 B_{12} 缺乏所致的单纯营养不良贫血效果更明显。在治疗贫血的过程中,应尽可能地去除导致其致病的原因。

第五节　脂浊

一、定义

高脂血症便是中医所说的"脂浊",分为原发性(与遗传有关)和继发性 2 种。按照世界卫生组织(WHO)标准,可将两者分为 5 型。各型的临床表现不一。其中的 Ⅳ 型是我国最常见的一种高脂血症。可无症状,但此型 45 岁以上者易患冠心病,可偶见周围血管病、黄瘤及黄斑病。其他型可见上腹痛、肝脾大、脂性视网膜,臀、腰、膝、肘部皮肤出现发疹性黄瘤,或患者肥胖、高尿酸血症、糖耐量异常等。

二、治疗

(一)取穴

主穴为足三里、阴陵泉;高血压配曲池、太冲;冠心病配内关;糖尿病配脾俞、胃俞、肾俞;脘腹痛配公孙。

(二)操作方法

足三里直刺 1.5～3 寸,徐徐提插刮针手法,有针感即止;阴陵泉向阳陵泉方向透刺 1.5～3 寸,手法同足三里;公孙穴向足外侧针刺 1～1.5 寸,余穴按常规针刺。每日针 1 次,7～10 天为一个疗程,疗程间隔 2～3 天。

三、按语

中医对"痰浊""脂浊""浊阻"和"瘀血"的治疗,应以健脾化痰、通经活络为治则。足三里为足阳明胃经合穴,能健脾和胃,除湿消滞,补中益气,扶正培元。现代研究证实,足三里不仅能调整胃肠功能,而且还有降压、扩冠等治疗作用;阴陵泉为脾经合穴,"合治内腑",实践证明,有健脾除湿的作用,为健脾之要穴。实践证明针灸有降脂的作用,但要较长时间的治疗。

第六节　噎膈

一、定义

噎膈是指食物吞咽受阻,或食入即吐的一种疾病。多见于高龄男性。噎与膈有轻重之分,噎是吞咽之时感觉不顺,食物哽噎而下;膈是胸膈阻塞,食物下咽即吐。噎可单独出现,是膈的前驱症状,而膈常由噎发展而成,临床常噎膈并称。现代医学中的食管炎、食管狭窄、食管溃疡、食管癌及贲门痉挛等均属本病范畴。本节主要介绍针灸对于食管癌及其临床症状的缓解。食管癌是消化道中常见的癌肿,逐渐加重的吞咽困难为其主要表现,患者最初只能吃软食如面条等,继则只能吃流质食物,最后饮水也很困难。另有的患者,吞咽并不感觉十分困难,但有胸痛或背痛,可有呕吐,呕吐物为食物、唾液和癌的恶臭分泌物。有时由于癌侵犯到喉返神经,而发音嘶哑,此时患者消瘦、衰弱,全身情况很快恶化。

二、治疗

(一)取穴

主穴分两组。1组为病变相应部位的夹脊部位。上段癌肿取颈6至胸2夹脊;中段癌肿取胸3至胸6夹脊;下段癌肿取胸7至胸10夹脊。两组为病变相应部位的胸部穴位。上段癌肿取天突、璇玑、华盖;中段癌肿取紫宫、玉堂、膻中;下段癌肿取中庭、鸠尾、巨阙。发热配大椎、曲池、合谷;呕吐配中脘、内关;胸胁痛配阳陵泉、公孙、阿是穴;食欲缺乏、消瘦配足三里、阴陵泉;背痛配阿是穴、委中。

(二)操作方法

夹脊穴直刺1～1.2寸,捻转刮针手法,胸部任脉经穴向下沿皮斜刺,余穴按常规针刺,均用刮针或捻转手法,间歇行针30～60分钟,10～20分钟行针一次,每日针1次,7～10天为一个疗程,疗程间隔2～3天,前后主穴隔日轮流针刺。两组主穴在针刺留针期间均用艾条灸30～60分钟,阿是穴出针后拔火罐20～30分钟。

三、按语

针灸治疗癌症的疗效已经引起医学界的广泛关注和重视,并进行了大量的有关实验研究。机体对肿瘤的免疫,主要是由T淋巴细胞完成的,功能免疫反应能力的降低,对肿瘤的发生、发展有很大的影响。当人患恶性肿瘤时,可见到T淋巴细胞功能和数量都下降,其下降程度与病情的轻重有相应的关系。因此,测定肿瘤患者T淋巴细胞的数量及其功能状态,对于了解病情和患者免疫状态是很重要的客观指标。中国中医科学院和北京市肿瘤研究所等单位对59例肿瘤患者同时进行了细胞免疫学(ERFC)和体液免疫的测定,以便观察针刺对人体功能的作用。实验结果表明,肿瘤患者的ERFC值普遍低于正常值,经放射治疗后,甚至有所下降。而针刺治疗后,ERFC值明显提高,几乎达到正常人水平。中医科学院针灸研究所又对针刺提高免疫功能的途径进一步进行了研究。迄今已知淋巴细胞表面含有脑啡肽和内啡肽的受体,通过这些受体可以调控细胞的免疫功能,诸如抗体的形成、淋巴细胞的转化、NK细胞的细胞毒活性等。这些受体又与CAMP有联系。因此当受体功能缺陷,可以表现出免疫功能的失常和病变。内源性阿片样肽分布在中枢或外周,针灸刺激后可释放。从而进一步作用于免疫系统,通过免疫系统进一步又可引起免疫反应释放ACTH、内啡肽、TSH或淋巴细胞素等。如此继续作用于神经内分泌系统,这样的连锁反应式的作用,加强了机体的免疫功能。这就是针灸治疗肿瘤有一定疗效的原因,其机制很可能就是通过针刺调整了机体的免疫功能,达到了"扶正祛邪"的目的。

第七节　胃缓

一、定义

胃缓为中医名称,西医称胃下垂,胃下垂是临床比较常见的上消化道疾病,常表现为厌食,胃脘部多有闷痛、隐痛,顽固性腹胀,以食后症状突出,经常嗳气不止,或恶心、呕吐,左腹有下坠感和压迫感,且于食后或行走时加重,平卧时减轻。时有便秘或腹泻,或腹泻便秘交替出现。病程日久逐渐消瘦,可伴有眩晕、乏力、心悸、失眠、多梦等症状。

二、治疗

(一)方一

1.取穴

主穴分两组,肝俞、胃俞、脾俞为一组;中脘、内关、足三里为一组。中气不足配百会、气海或关元;胃中虚寒中脘加艾条灸 30～60 分钟。

2.操作方法

治疗时间于饭后 2～3 小时。取第一组穴位时,患者取俯卧位。用 30 号 1.5 寸毫针,针尖斜向椎间孔方向进针 1～1.5 寸,双侧同时行捻转手法,以患者感觉胃脘部有紧缩感效果为佳,间歇行针 30～60 分钟,10～15 分钟行针一次。取第二组穴时,患者取仰卧位,中脘、气海向下斜刺 1.5～3 寸,徐徐提插刮针手法,行针时患者有胃脘部紧缩感为佳;百会向前或向后平刺 0.5～1 寸,捻转手法;内关针 0.5～1 寸,足三里针 1～1.5 寸,均用捻转刮针手法,间歇行针 30～60 分钟,10～15 分钟行针一次。中脘穴出针后拔火罐 10～15 分钟,两组主穴间日交替使用,每日针 1 次,10 次 1 个疗程。疗程期间休 5～7 天。治疗期间少食多餐,饭后休息 30 分钟,平时练习仰卧起坐以加强腹肌锻炼。

(二)方二

1.取穴

百会、中脘。

2.药物

蓖麻子仁 9.8g,五倍子末 2g。

3.操作方法

把五倍子壳内外杂屑刷干净,研成细末过筛,同时选用饱满洁白的蓖麻仁,按上述比例混合捣烂成糊状,制成直径约 3cm、厚 1cm 薄饼。将百会穴处头发剃除药饼大小,放置药饼,上方覆盖薄膜,周边用硬纸折叠缠绕,后用绷带固定,以防止药饼散落移动。贴后每日早、中、晚用热水袋置药饼上热敷 15 分钟,以温热不烫为度。每 2～3 天换 1 次药饼,连续贴 6 天为一个疗程。疗程间隔 2 天。治疗期间应放松衣带,热敷时取仰卧位,可同法热敷中脘穴。

三、按语

胃缓针灸治疗方法,有毫针常规针刺法、长针透穴刺法、穴位注射法、穴位敷贴法、电针法、耳针法、埋线法、灸法、拔罐法等,临床常相机选择综合应用。毫针治疗取穴多用胃俞、脾俞、中脘、足三里、天枢、气海等,胃俞、脾俞为背俞穴,中脘是胃募穴,功能调节胃腑之气机;足三里是胃经下合穴,能补中益气,温中散寒;天枢是大肠募穴,能通调大肠传导功能,大肠不通则胃满,大肠畅通有利于脾胃功能的恢复;气海能益气培元,补肾固本;百会为督脉经穴位于巅顶,有升提举陷之功,治疗胃缓有良好效果。长针刺法有一针多经、多穴、多补的作用,动物实验证明,长针刺法可提高胃肠平滑肌张力,使胃体收缩,增强蠕动和消化功能。百会穴位蓖麻仁贴敷法是古籍记载和临床证实的有效验方,配合五倍子增强收敛之功,对内脏下垂性疾病有较好疗效。其疗效与年龄大小、病情轻重及病程长短关系不大,但与贴敷次数及治疗时机有关。

第八节　胃癌

一、定义

胃癌是临床常见癌肿之一,早期症状常不明显,可出现上腹部不适、隐痛、嗳气、泛酸、食欲减退、轻度贫血等,部分类似胃十二指肠溃疡或慢性胃炎症状。进展期可出现持续疼痛,或伴有其他部位转移表现、伴癌综合征等。

二、治疗

(一)取穴

主穴分两组。肝俞、胆俞、脾俞、胃俞、脊柱或椎旁压痛点为一组;中脘、足三里为一组。脾虚湿聚加章门、梁门、公孙;肝胃不和加期门、太冲;气滞血瘀加膈俞、血海;气血虚衰加三阴交、气海;发热加曲池、外关;吐血加内关或郄门。

(二)操作方法

压痛点的寻找方法及针刺方法,见"慢性萎缩性胃炎"和"胃神经官能症"。肝俞、胆俞、脾俞、胃俞向下或向脊柱方向斜刺 0.5～1 寸,捻转刮针手法,中脘、气海直刺 1～1.5 寸,刮针手法;余穴常规针刺。间歇行针 30 分钟,10 分钟行针一次,每日针 1 次,10 次为一个疗程,疗程间隔 3～5 天。中脘、气海、足三里,针后加灸 30～60 分钟。

三、按语

针灸治疗胃癌,国内不乏报道,临床实践证明,针灸有减轻症状和延长患者生命的作用,在治疗过程中,应注意病情轻重、病期早晚及患者的体质强弱等。据此辨证取穴、施术,采取相应治疗措施。初期患者全身情况良好,应以祛邪为主,扶正为辅。以针刺治疗为主,少灸或不灸,治宜疏肝健脾、调理脾胃。中期患者病情加重,肿瘤较大,脾气已虚。治宜攻补兼施,扶正祛邪并举,针法、灸法并用;晚期患者因身体虚衰,肿瘤广泛转移,多有气血双亏,治宜扶正为主,祛邪为辅,并需随时注意调理脾胃,以增进食欲,增强体质。治疗应以灸法为主,针刺手法宜轻,取穴宜少。

针灸治疗胃癌的作用亦被有关实验证实。实验结果表明,胃癌患者的特异性和非特异性免疫均受到损害,表现为 E 玫瑰花环形成率和血清补体 C3 含量低下,并且免疫功能的异常与病情变化有密切关系。恶化期患者的 E 玫瑰花环形成率和血清补体 C3 含量较稳定期及正常组明显降低,而稳定期患者血清补体 C3 含量恢复到正常,E 玫瑰花环形成率也逐渐上升。所以从实验结果表明,针灸治疗胃癌是有效的。随着症状好转,免疫指标也改善,二者是一致的。大量的临床实践和实验研究资料均表明,针灸能提高胃癌患者的免疫功能,因此进一步探索针灸治疗胃癌这一方法,是有前途的一项重大研究课题。

第九节　食欲缺乏

一、定义

这里的食欲缺乏主要指的是化疗和放疗后产生的胃肠反应,化疗是治疗恶性肿瘤的重要手段。化疗药物对分裂增生旺盛的癌细胞有较强的杀灭作用,但人体亦存在分裂增生旺盛的正常组织。化疗药物缺乏特异性的选择作用,在杀灭肿瘤细胞的同时,也破坏了机体的一些正常组织,特别是对造血系统损伤严重,从而引起骨髓抑制,外周血白细胞降低,免疫功能低下,致使接受化疗的肿瘤患者,被迫停止化疗,造成治疗失败。因此,寻找一种安全、有效的方法,对抗化疗药物的不良反应,提升化疗后下降的白细胞及免疫功能,对提高肿瘤的化疗效果,延长患者的生存期,改善生存质量有非常重要的意义。

目前,临床上虽有提升白细胞疗效较好的基因重组药物,但因价格昂贵,使多数患者难以承受,且其作用单纯,不能协调人体各系统功能,且有一定不良反应,故应用受到限制。而其他一些药物作用较差。患者放化疗后常出现胃脘胀痛、恶心呕吐、口苦厌食、头晕乏力等症状。针灸对抗化疗的不良反应有较好的效果,全身状况有较好的调整。

二、辩证

患者在接受化疗时或化疗后经化验外周血白细胞低于 $4\times10^9/L$ 即可确定本证,患者同时还会伴有周身乏力,腰膝酸软,少气懒言,头晕,失眠,面色白或萎黄,口腔黏膜发炎或溃疡,食欲缺乏,恶心呕吐,腹泻或便秘,阳痿或月经不调舌淡或暗淡,脉沉或细弱。

化疗和放疗后产生的胃肠反应属本虚标实之证,化疗药物对癥瘕积聚作用峻猛,祛邪同时往往损伤正气。周身乏力,腰膝酸软,阳痿或月经不调,舌暗淡,脉沉属肾气虚损;少气懒言,头晕,食欲缺乏,恶心呕吐,腹泻或便秘,舌淡,脉细弱属脾气虚损。周身乏力,少气懒言,头晕,失眠,面色白或萎黄,为气血虚弱。总之,化疗所致白细胞减少症可辨证为脾肾两虚,气血双亏的虚劳病,并证属虚中夹实。

三、治疗

(一)方一

1.取穴

主穴为内关、足三里。胃脘胀满加中脘;眩晕加百会。

2.操作方法

捻转刮针手法,间歇行针 30 分钟,10 分钟行针一次,每日针 1～2 次。

(二)方二

1.取穴

胃耳穴、口、神门、肾上腺、脑、枕。

2.操作方法

局部清洁并消毒后,用胶布将王不留行籽贴在上述耳穴上,用手指轻轻按摩,有酸麻、沉胀感为度,每天按摩 2～3 次,每 3～5 天换贴 1 次,,每次贴压一侧,两侧交替使用。

四、按语

化疗中的胃肠反应是因化学药物损伤脾胃,导致脾胃虚弱,食欲缺乏,中焦运化传导功能失调。取足三里和胃健脾,升清降浊;配内关安胃降逆,宽胸理气,以止呕吐。胃耳穴、口能调和脾胃,理气降逆;肾上腺能益肾补气,提高机体免疫功能,拮抗药物的不良反应;脑、枕能安神定志,缓解焦虑;神门能镇静安神,有助缓解胃肠痉挛。上述诸穴伍用,无论对胃肠反应的症状,还是对患者的精神,均有良好的调整作用。在患者呕吐发作时,针刺或按压上穴,可有迅速降逆气、止呕恶的效果。临床实践证明,方一和方二不仅对胃肠道反应有良好的调节作用,对因使用化学药物引起的发热亦有治疗作用,且其疗效与化疗疗程及疾病的种类无关。此法痛苦小、见效快、简便无不良反应,有助于癌症化、放疗等综合治疗,适于推广。

五、现代研究

现代研究证实:①针灸可保护化疗时的骨髓,特别是减轻淋巴系统的伤害,艾灸主要促进化疗后骨髓造血细胞的分裂增生;②针灸促使白细胞向外周血释放;③针灸可保持化疗时造血干细胞的种群数量;④针灸可提高造血调控因子的含量和活性;⑤针灸可改善和修复化疗所致造血微环境的损伤(包括骨髓基质细胞、网架结构、神经分布等)。

第十节　腹痛

一、定义

腹痛指胃脘以下,耻骨联合以上部位发生以疼痛为主要表现的病证。临床常见,可见于内科、妇科、外科等多种疾病中。西医学的急慢性肠炎、胃肠痉挛、肠易激综合征等疾病引起的腹痛,可参照本节进行治疗。

因腹内有许多脏腑,且为手足三阴、足阳明、足少阳、冲、任、带、督等诸多经脉所过之处,所以不论何种原因,如外邪、饮食、情志等,凡导致有关脏腑气机不利或经脉气血不通时,均可引起腹痛。

二、辨证

胃脘以下、耻骨毛际以上部位疼痛。发病急骤,痛势剧烈,伴发症状明显,多为实证;病程较长,腹痛缠绵,多为虚证。

(一)寒邪内积

兼见腹痛暴急,喜温怕冷,腹胀肠鸣,大便自可或溏薄,四肢欠温,口不渴,小便清长,舌淡,苔白,脉沉紧。

(二)湿热壅滞

兼见腹痛拒按,胀满不舒,大便秘结或溏滞不爽,烦渴引饮,汗出,小便短赤,舌红,苔黄腻,脉濡数。

(三)气滞血瘀

兼见脘腹胀闷或痛,攻窜,痛引少腹,得嗳气或矢气则腹痛酌减,遇恼怒则加剧,或有瘀点,脉细涩。

(四)脾阳不振

兼见腹痛绵绵,时作时止,饥饿劳累后加剧,痛时喜按,大便溏薄,神疲怯冷,舌淡,苔薄白,脉沉细。

三、治疗

(一)针灸

治则:饮食停滞、气机郁滞者,调气化滞,只针不灸,泻法;寒邪内阻者,温中散寒,针灸并用,泻法;脾阳不振者,温补脾阳,针灸并用,补法。

处方:中脘天枢关元足三里

方义:中脘在脐上,天枢在脐旁,关元在脐下,故不论何种腹痛,均可在局部选用上穴;且中脘为胃之募穴,又为腑会穴,天枢为大肠募穴,关元为小肠募穴,故三穴对胃肠疾患所致腹痛,用之尤宜:"肚腹三里留",足三里与三穴合用,属远近配穴法。配穴:饮食停滞加内庭消食导滞;气机郁滞加太冲疏肝理气;寒邪内阻加公孙温中散寒;脾阳不振加脾俞健脾温中。

操作:常规针刺,寒邪内阻和脾阳不振者可用灸法,如温针灸或神阙隔盐灸。

(二)耳针疗法

选腹、大肠、小肠、神门、脾、肝、交感。每次取 3～5 穴,毫针强刺激;亦可用耳针埋藏或王不留行籽贴压。

(三)穴位注射

取异丙嗪和阿托品各 50mg 混合,在天枢、足三里穴常规注射,每穴注入 0.5mL。

(四)药熨疗法

取麦麸 50g,葱白(切碎)30g,生姜(切碎)30g,食盐 15g,白酒 30mL,食醋 15mL,混匀,放铁锅内炒热,布包,趁热熨疼痛处。药凉后炒热再熨。适用于虚寒腹痛。

四、按语

针灸治疗腹痛效果较好,但针刺止痛后应明确诊断,积极治疗原发病。如属急腹症者,在针灸治疗的同时应严密观察,必要时采取其他治疗措施。

平时宜饮食有节,避免暴饮暴食,忌食生冷不洁之物。

五、现代研究

从现代医学的观点来看:躯体感受的疼痛刺激从后根进入脊髓后角,更换神经元后上行,入内侧丘系到丘脑。针刺产生的冲动沿外周神经传导入脊髓后角,上行到延脑同侧楔束核,针刺与疼痛刺激传入通路上通过脊髓后角,在此,两种信号发生相互作用;而且躯体感受的疼痛刺激是由较细的神经纤维传导的,针刺的疼痛刺激是由较粗的Ⅱ类纤维传导的,粗纤维活动可抑制细纤维活动,从而阻止了痛觉的传递;与此同时,针刺冲动传入脑内,激发了镇痛系统,增加了脑内脑啡肽的释放,达到镇痛作用。所以,针刺是通过影响神经—内分泌系统,进而刺激机体产生自身广泛的调整与修复,促进内源性吗啡样物质的释放,提高痛阈,双向调节内脏自主神经功能活动,以及加强白细胞之趋向与吞噬等,因此一旦产生作用则较为持久。

第十一节　肝硬化

一、定义

西医上肝硬化不是一个独立的疾病,而是各种肝脏病的末期。引致肝硬化的原因很多,但以急性肝炎演变为慢性肝炎而成肝硬化者为常见。

本病多发生于男性,年龄以 30~50 岁为多,一般分为腹腔积液前期、腹腔积液期和恶病质期三期。

1.腹腔积液前期

症状多属于消化性的,如食欲缺乏、恶心、呕吐及腹泻等,主要体征是肝大。

2.腹腔积液期

此期主要症状为腹胀,食后更甚,食量减少。大量腹腔积液时、行动时有心悸气急之感。

3.恶病质期

肝硬化进入晚期,可发生肝性脑病,最后死亡。

二、治疗

(一)方一

1.取穴

大椎、筋缩、腰俞。

2.操作方法

取俯卧位。用大蒜 250~500g,捣烂与白面(30~60g)调匀如泥状。自大椎至腰俞铺敷蒜泥一层,约 3mm 厚,宽 2 同身寸,在大椎、筋缩及腰俞上各置艾炷 1 壮(如圆锥形,艾炷底面直径约 0.5~1 同身寸),同时点燃,灸至患者口鼻有蒜味时止,7~10 天灸 1 次。

(二)方二

1.取穴

神阙、中脘、关元、大横。

2.操作方法

取仰卧位,医者手持点燃之艾条,平行移动法,以神阙为中心,先上(中脘)下(关元),后左(左大横)右(右大横)各灸 30 分钟(可让患者自己操作)。每日 1 次,10 次为一个疗程,疗程间隔 3~5 天。

(三)方三

1.取穴

主穴分为一组,即肝俞、水分、足三里为一组;脾俞、章门、三阴交为一组。腹胀、食欲缺乏配中脘、梁门;腹泻配天枢、大肠俞;小便不利配中极;胁痛配阳陵泉;心悸气急配内关、膻中。

2.操作方法

两组主穴轮换使用,每组针 10 次,脘腹部穴用刮针手法,背部及四肢穴用捻转手法,均短促行针;配穴根据临床表现灵活选取。10 次为一个疗程,疗程间隔 3~5 天。

本病宜针、灸配合治疗,方一和方二两种灸法可交替应用。

三、按语

中医学认为,肝硬化的成因在于肝、脾、肾三脏功能失调。由肝郁脾虚而致气滞湿阻,水湿潴留,从而影响到肾,使命门火衰无以温养脾土,而表现出邪盛正虚之候。其邪盛(水实)实由正虚(肝肾阴虚)所致,故在治疗时应本着以补为主,补泻兼施的原则选穴施以手法。以上3方即为此而设,通过较长时期的针、灸治疗,能疏通经络,活血祛瘀,加强肝脏的藏血能力,旺盛肾脏的水液代谢功能及脾的运化作用,从而达到了补肾、健脾、调气柔肝、利水之目的。

第十二节 痫病

一、定义

痫病又称癫痫,俗称"羊痫疯",是一种发作性神志异常的疾病,具有突然性、短暂性、反复发作的特点。以突然昏仆,口吐涎沫,两目上视,四肢抽搐,或口有鸣声,醒后神志如常为特征。多与先天因素有关,或有家族遗传史。本病相当于西医学的癫痫。

二、辨证

突然昏仆,口吐涎沫,两目上视,四肢抽搐,或口有鸣声,醒后神志如常。

(一)发作期

1.大发作(典型发作)

发作前常有头晕头痛,胸闷不舒,神疲乏力等预兆,旋即突然昏仆,不省人事,面色苍白,两目上视,牙关紧闭,四肢抽搐,口吐涎沫,甚则尖叫,大小便失禁,脉弦滑。短暂发作即清醒,发作过后则觉头昏,精神恍惚,乏力欲寐。

2.小发作

动作突然中断,手中物件落地,或头突然向前倾下而后迅速抬起,或两目上吊,大多数秒至数分钟即可恢复,且对上述症状发作全然不知。

(二)间歇期

1.痰火扰神

兼见急躁易怒,心烦失眠,口苦咽干,目赤,舌红,苔黄腻,脉弦滑。

2.风痰闭阻

发病前多有眩晕,头昏,胸闷,痰多,舌红,苔白腻,脉弦滑有力。

3.心脾两虚

痫病日久,神疲乏力,面色苍白,体瘦纳呆,大便溏薄,舌淡,苔白腻,脉沉弱。

4.肝肾阴虚

痫病日久,神志恍惚,头晕目眩,健忘失眠,腰膝酸软,舌红,苔薄黄,脉细数。

5.瘀阻脑络

中风或脑外伤后出现痫病者,素见头晕头痛,舌质黯红或有瘀斑,舌苔薄白,脉涩或弦。

三、治疗

(一)针灸

1.发作期

治则:豁痰开窍,息风止痫。

主穴:水沟、百会、后溪、涌泉、合谷、太冲、丰隆。

操作:毫针泻法。水沟用雀啄手法,以眼球充泪为度。

2.间歇期

治则:固本扶正,化痰息风。

主穴:鸠尾 筋缩 间使 阳陵泉 太冲 丰隆

配穴:痰火扰神配曲池、神门、内庭;风痰闭阻配风池、中脘、合谷;心脾两虚配心俞、脾俞、足三里;肝肾阴虚配肝俞、肾俞、三阴交;瘀阻脑络配太阳、膈俞、内关;夜间发作配照海,白昼发作配申脉。

操作:毫针按虚补实泻法操作。

(二)穴位注射

取足三里、内关、大椎、风池。用维生素 B_1 注射液或维生素 B_{12} 注射液,每穴注射 $0.5\sim1.0$ mL,每次 $2\sim3$ 穴,每日 1 次。

(三)耳针

取心、肝、胃、神门、皮质下、脑点。发作时,取 $2\sim3$ 穴,毫针强刺激,留针 30 分钟,间歇行针。间歇期可用压丸法。

四、按语

针灸治疗癫痫能改善症状,减少发作次数。

对于继发性癫痫须详细询问病史,明确诊断,积极治疗原发病。

应避免精神刺激和过度劳累,注意饮食起居,以防复发。

突然发作时,要及时将用纱布包好的汤匙等物塞到患者口内,防止患者牙关紧闭,咬断舌头。

第十三节　癫狂

一、定义

癫狂是一种精神失常的疾病。多由精神刺激,情志内伤,忧思恼怒所引起。癫证沉默痴呆,语无伦次,静而少动;狂证喧扰不宁,躁妄打骂,动而多怒。癫多偏于痰气郁结,重在肝郁;狂多偏于痰火为患,重在肝火。但二者在病理上亦每相关联。癫病经久,痰郁化火,可以转化为狂;狂证经久,郁火渐得宣泄,亦可转化为癫。

中医学认为,癫狂与心、肝、脾三脏功能失调有关。思虑过度,心脾两伤,脾虚则气血生化不足,以致血不养心,出现失眠,注意力不集中,精神恍惚,心悸喜怒,悲伤欲哭,疲乏无力等症;忧郁伤肝,肝气郁结,损伤脾胃,致脾虚生痰。痰气上逆,迷蒙心窍,及致精神痴呆,言语无伦,喜怒无常,秽洁不知,成为癫证;恼怒悲愤,不得宣泄,郁而化火,煎熬津液,结为痰火,蒙闭心窍,出现躁扰不宁,毁物殴人,成为狂证。

癫和狂的临床表现,概括了现代医学各种原因所引起的精神分裂症。

二、辩证

(一)癫证

发病较缓,静而少动,表情淡漠,沉默痴呆,语无伦次,喃喃自语。

1.肝郁气滞

兼见善怒易哭,时时太息,胸胁胀满,舌淡,苔薄白,脉弦。

2.痰气郁结

兼见喜怒无常,秽洁不分,不思饮食,舌红,苔白腻,脉弦滑。

3.心脾两虚

兼见神思恍惚,心悸易惊,善悲欲哭,体倦、食欲缺乏,脉沉细无力。

(二)狂证

发病较急,喜动恶静,性情急躁,妄言责骂,狂乱奔走,登高而歌。

1.痰火扰神

兼见两目怒视,面红目赤,狂乱无知,不食不眠,舌红绛,苔黄腻或黄燥,脉弦大滑数。

2.火盛伤阴

兼见狂病日久,病势稍缓,时烦躁不宁,时多言善惊,心烦不寐,形瘦面红,舌红少苔,脉细数。

3.气血瘀滞

兼见躁扰不安;恼怒多言,或妄闻妄见,面色黯滞,头痛心悸,舌紫黯有瘀斑,脉弦或细涩。

三、治疗

(一)针灸

1.癫证

治则:疏肝理气,化痰安神。针刺用泻法或平补平泻。

处方:心俞 肝俞 脾俞 神门 丰隆

方义:以背俞穴为主,佐以原穴和络穴。取心前以清心开窍;肝俞以疏肝理气;脾俞以健运脾气;取神门以养心安神;取丰隆以和脾胃,化痰浊。

加减:痰气郁结加中脘、太冲调气解郁;气虚痰疑加足三里、中脘益气健脾;心脾两虚加足三里、三阴交健脾养心,益气安神;阴虚火旺加肾俞、太溪、大陵、三阴交滋阴降火。

操作:所用穴位均常规针刺;背俞穴注意针刺的方向、角度和深度,以防伤及内脏。

2.狂证

治则:清肝泻火,镇心豁痰。毫针刺用泻法。

处方:大椎、风府、水沟、内关、丰隆。

方义:以督脉穴为主,配以足阳明及手厥阴经穴。大椎、水沟二穴并用能清泄阳邪,醒脑开窍。风府内应髓海有醒脑的作用;内关配丰隆,理脾和胃,清心豁痰,使心神得宁而狂躁自止。

加减:痰火扰神加中脘、神门清心豁痰;火盛伤阴加神门、大钟、三阴交滋阴降火,安神定志;气血瘀滞加合谷、太冲、血海、膈俞活血化瘀,通窍醒神。

操作:所有穴位常规针刺。急性发作期每次留针30分钟至2小时,以症状消失或减缓为度,并可配合刺血治疗。

(二)耳针疗法

取心、皮质下、肾、枕、神门。每次选用3～5穴,癫证用轻刺激,狂证用强刺激,留针30分钟;也可用王不留行籽贴压。

(三)电针疗法

取百会、通里、丰隆。针后在四肢穴位通以脉冲电流15～30分钟。癫证用断续波进行时间较短的强刺激,每天1次。狂证用连续波进行时间较长的刺激,每天1次。

(四)穴位注射

取心前、膈俞、间使、足三里、三阴交。每次选1～2穴,用25～50mg氯丙嗪注入,每天注射1次。

四、按语

针灸治疗本病有较好的疗效。在治疗过程中,要加强护理,对患者进行严密监护,防止自杀及伤人毁物。

精神疗法是预防和治疗癫狂的有效方法。

本病易复发,尤其在精神刺激及春季时更易复发,因此,病情缓解后应连续治疗,以巩固疗效。

五、现代研究

针灸对癫狂的治疗作用,可能与针刺对大脑皮质的功能状态有双向良性调节,可起到镇静安神的作用有关。有研究发现,针灸治疗本病可能与神经-体液调节的参与有关系。此外,针灸对内分泌功能的良性调节,以及针灸产生的心理安慰,也是治疗本病的一个因素。

第十四节　心悸

一、定义

心悸,又名惊悸、怔忡,是指患者自觉心中动悸,惊慌不安,甚则不能自主的一种病证。西医学的心脏功能性(如部分心律失常、心神经官能症)或器质性(如慢性瓣膜病,或冠状动脉粥样硬化性心脏病,或各种心律失常)疾病,以及其他系统疾患(如甲状腺功能亢进、贫血等)导致心脏功能失调,而表现有心悸症状者均包括在内。

本病的发生多由心失所养或邪扰心神,致心跳异常,自觉心慌悸动不安。久病体虚或邪扰心神,或忧思惊恐等,均可导致气血亏耗,不能养心;或阴虚火旺,炼液成痰,痰火交炽,引起心神不宁;或心血瘀滞,而致心神不安。心中动悸,时发时止,病情较轻者称为惊悸;心中动悸,动无休止,惶惶不安,不能自主,病情较重者称为怔忡。

二、辨证

(一)心虚胆怯

心悸因惊恐而发,悸动不安,气短自汗,神倦乏力,少寐多梦,舌淡、苔薄白,脉细弦。

(二)心脾两虚

心悸不安,失眠健忘,面色白,头晕乏力,气短易汗,纳少胸闷,舌淡红、苔薄白,脉弱。

(三)阴虚火旺

心悸不宁,思虑劳心尤甚,心中烦热,少寐多梦,头晕目眩,耳鸣,口干,面颊烘热,舌红、苔薄黄,脉细弦数。

(四)心血瘀阻

心悸怔忡,胸闷心痛阵发,或面唇紫暗,舌紫色或有瘀斑,脉细涩或结代。

(五)水气凌心

心悸怔忡不已,胸闷气喘,咳吐大量泡沫痰涎,面浮足肿,不能平卧,目眩,尿少,苔白腻或白滑,脉弦滑数疾。

(六)心阳虚弱

心悸动则为甚,胸闷气短,畏寒肢冷,头晕,面色苍白,舌淡胖、苔白,脉沉细迟或结代。

三、治疗

(一)针灸

治则:养心安神,宁心定悸。

处方:神门 内关 心俞 巨阙

方义:本证取心经原穴神门及心俞为主,配心之募穴巨阙,心包经络穴内关,四穴并用能调理心脏气血,有宁心安神之效。

加减:心虚胆怯加通里、丘墟以宁心壮胆;心阳虚弱加关元、足三里以振奋心阳;阴虚火旺加厥阴俞、肾俞、太溪以益阴降火;水气凌心加水分、关元、神阙、阴陵泉以温阳化水;心血瘀阻加膈俞活血化瘀;心脾两虚加脾俞、胃俞、足三里,补益气血;兼有痰热加丰隆、胆俞化痰清热。

操作:取心的俞、募穴,手少阴、厥阴经穴为主,补虚泻实。

(二)耳针疗法

取心、皮质下、交感、神门。毫针轻刺激,每天 1 次,或贴压王不留行籽,两耳交替。

(三)温和灸法

取心俞、内关、神门、巨阙,每天 1~2 次,每次灸 10~15 分钟。

四、按语

调节情志,防止喜怒等七情过极。

适当注意休息,少房事,少进食含动物脂肪多的食物,少进咸、辣、炙博之味以及酒、烟、浓茶等。

参加体育锻炼,如散步、打太极拳、做体操、练气功。注意预防感冒。

五、现代研究

惊悸是患者自觉心中急剧跳动,不能自主的症状。可在多种疾病中出现,如冠心病、高血压、心肌炎及心律失常中的心动过速、期前收缩等。针刺治疗是通过改善内脏的自主神经功能,特别是心脏的迷走神经和交感神经,使其功能趋于正常,以达到调节心律,治疗因心律失常而产生的心悸症状的目的。对于临床上因各种病症引起的心悸,则主要是通过对各种疾病的治疗来纠正心悸的症状。

第十五节　胸痹

一、定义

中医称胸痹、心痛或者心痹,见于西医学的冠心病。冠心病是冠状动脉粥样硬化性心脏病的简称,是一种严重危害人类身体健康的多发病,由于心肌发生缺血的速度及程度不同,患者的症状也不同,临床上常见的有心绞痛和心肌梗死两种类型。

(一)心绞痛

心绞痛以胸部心前区发作性的压榨性或窒息性疼痛为特征,或心痛如绞,心痛彻背,每次发作持续 3~5 分钟,短于 1 分钟或超过 15 分钟者较少见。伴心悸,胸闷,气短,出汗,面色苍白,表情焦虑和恐惧感。疼痛一般持续 1~5 分钟,可放射至左肩背、左上肢。休息或含服硝酸甘油可缓解。

(二)心肌梗死

临床表现为突然剧烈的胸骨后或心前区疼痛。疼痛较心绞痛剧烈,持续时间长,甚至可长达数天,除疼痛外,患者往往伴有胸闷、气短、心悸、面色苍白、大汗淋漓、脉细无力、血压下降等心源性休克征象。

还有部分患者临床表现以胃肠道症状为主,如恶心、呕吐、腹泻等。无痛性心肌梗死病患者并不发生疼痛,仅有呼吸困难、口唇青紫、血压降低、烦躁不安等。心律不齐也是冠心病常见伴发表现。

二、辩证

(一)气滞血瘀

七情诱发,胸闷及心区压榨性疼痛,烦躁不宁,脉弦紧。

(二)寒邪凝滞

面色晦黯,唇甲青紫,心痛如刺,痛有定处,心痛彻背,舌质紫黯或有瘀斑,脉弦涩或结代。

(三)痰浊阻络

形盛体胖,心区窒息性疼痛,喘不得卧,口黏味臭呼气异味,舌胖苔腻,脉滑。

(四)心阳不足

面色苍白或表情淡漠,大汗淋漓,气促息微,心痛彻背,得热痛减,四肢厥冷,舌淡红有齿痕,脉沉细或沉微欲绝。

三、治疗

(一)针灸

治则:通阳行气,活血止痛。毫针刺,用平补平泻法。

处方:心俞 厥阴俞 内关 膻中

方义:本病为心脏之病,"阴病行阳",故可"从阳治阴",脏病多取背俞穴治疗,心俞、厥阴俞为心和心包之背俞穴,可调理心脏,通阳活血;内关为心包经之络穴,可镇痛、镇静,是治疗心绞痛的特效穴之一;膻中为心包之募穴,与厥阴俞相配,为俞募配穴,可宽胸理气,擅治心胸疾患。

加减:气滞血瘀加血海、膈俞理气活血;阳气欲脱加百会、神阙,回阳救逆。

操作:心俞、厥阴俞、膻中、内关、血海、膈俞毫针刺,平补平泻;百会、神阙大艾炷灸。

(二)耳针疗法

取心、神门、交感、内分泌。毫针刺,中等刺激强度,每次留针60分钟。

(三)穴位注射

内关、膻中、心俞、厥阴俞,用复方丹参注射液,每次选取1～2穴,每次注射0.5～1mL,隔天1次。

四、按语

大量有关临床实践和实验研究表明,针灸治疗冠心病、心肌缺血疗效肯定,针刺可以明显改善患者冠脉供血不足以及心肌急剧暂时性缺血缺氧所引起的心绞痛和心律不齐,可以改善心肌缺血引起的心电图 ST 段的改变。但由于冠心病发病凶险,病死率较高及其他诸多原因,在救治冠心病急性发作过程中,很少采用针灸治疗,使针灸在该病的治疗上难以发挥作用,实为可惜。

五、现代研究

针灸治疗心绞痛的作用机制与针刺治疗冠心病的作用机制基本相同。主要是通过针刺,可以改善冠脉血液循环,以及针刺激活了内源性镇痛系统,从而达到改善心肌细胞缺血缺氧状况,起到止痛的作用。

第十六节 哮喘

一、定义

哮喘是指突然发作的以呼吸急促、喉间哮鸣为主要临床表现的一种常见的反复发作性疾患。哮以呼吸急促,喉间有哮鸣声为主症;喘以呼吸急促,甚至张口抬肩为特征。但两者在临床上同时举发,往往难以严格划分,其病因病机也大致相似,故合并叙述。

本病的病因以肺、脾、肾三脏功能失常为内因,复感风寒湿热外邪,或七情所伤而引发。或为脾运失常,酿湿成痰,上储于肺;或为痰湿不化,蕴而化热,上蒸于肺;或肾虚水冷为痰,上犯于肺;或胸阳不振,脾失健运,水饮停于胸中,复感寒邪,引动伏饮,上凌心肺,均可引发本病。

二、辨证

多数患者在发作前可出现鼻咽发痒,咳嗽,打喷嚏,胸闷等先兆症状。典型发作时突感胸闷,呼吸困难,喉中哮鸣,呼气延长,不得平卧,烦躁,汗出,甚则发绀。发作可持续数分钟、数小时或更长时间。发作将停时,常咳出较多稀薄痰液,随之气促减轻,哮喘缓解。发作时胸部多较饱满,叩诊呈过度反响,听诊两肺布满哮鸣音。

(一)寒饮伏肺

遇寒触发,胸膈满闷,呼吸急促,喉中痰鸣,咳痰稀白,初起多兼恶寒发热,头痛无汗,鼻流清涕,舌淡、苔白滑,脉浮紧。

(二)痰热壅肺

喘急胸闷,喉中哮鸣,声高息涌,痰黄质稠,咯吐不爽,发热口渴,舌红、苔黄腻,脉滑数。

(三)肺脾气虚

咳喘气短,动则加剧,咳声低怯,痰液清稀,畏风自汗,神疲倦怠,食少便溏,舌淡、苔薄白,脉濡细。

(四)肺肾阴虚

短气而喘,咳嗽痰少,头晕耳鸣,腰膝酸软,潮热盗汗,舌红、少苔,脉细数。

(五)心肾阳虚

喘促短气,呼多吸少,气不得续,畏寒肢冷,尿少水肿,甚则喘急烦躁,心悸神昧,冷汗淋漓,唇甲青紫,舌紫暗或有瘀点、瘀斑、苔薄白,脉沉细或微弱的结代。

三、治疗

(一)针灸

治则:寒饮伏肺者温肺散寒,止哮平喘,针灸并用,泻法;痰热壅肺者清热润肺,化痰平喘,只针不灸,泻法;肺肾阴虚者滋阴润肺,平降喘逆,多针少灸,补法或平补平泻;肺脾气虚者培土生金,扶正固本,心肾阳虚者补益心肾,温阳平喘,均针灸并用,补法。

处方:肺俞、中府、天突、膻中、孔最、定喘、丰隆。

方义:以手太阴肺经穴位和肺的俞、募穴为主。痰饮伏肺,壅塞气道,肺气上逆,发为哮喘。取肺之俞、募穴肺俞、中府调理肺脏,止哮平喘;天突降逆顺气,祛痰利肺;膻中为气之会穴,宽胸理气,舒展气机;孔最为肺经郄穴,主急性发作性病证,肃肺化痰,降逆平喘;定喘为止哮平喘之经验效穴;丰隆为祛痰要穴。诸穴合用可收降气化痰,止哮平喘之功。

加减:寒饮伏肺加风门、太渊疏风宣肺;痰热壅肺加大椎、曲池、太白清化痰热;肺脾气虚加脾俞、足三里培土生金;肺肾阴虚加肾俞、关元、太溪滋肾益肺;心肾阳虚加心俞、肾俞、气海、关元、内关补益心气,振奋元阳;潮热盗汗加阴郄、复溜滋阴敛汗。

操作:风门、肺俞、脾俞、肾俞、心俞等穴不可直刺、深刺,以免伤及内脏;心肾阳虚者气海、关元加灸;其他穴位常规针刺;顽固性哮喘可施行瘢痕灸。严重发作者每天针治2次或数次,缓解期隔天治疗1次。

(二)耳针疗法

取肺、气管、对屏尖、交感、肾上腺、皮质下,每次选2~4穴,毫针强刺激,留针10~15分钟,每天1次。

(三)穴位注射

取膻中、定喘、肺俞和第3、第7、第11胸椎及第2腰椎夹脊,每次选2～4穴。急性发作期以0.1％肾上腺素每穴注射0.5mL,缓解期以胎盘组织液或维丁胶性钙每穴注射0.5～1mL,每天或隔天1次。

(四)穴位埋线

取膻中、定喘、肺俞、脾俞、肾俞,穴位先行2％碘酒消毒,再以75％酒精棉球脱碘,用套管针将0号羊肠线埋入穴内,外用消毒纱布覆盖。每月2次,3个月为1个疗程。

(五)穴位贴敷

取膻中、定喘、肺俞、膏肓。将白芥子30g,甘遂、细辛各15g,共研为末,以生姜汁调和,制药丸如蚕豆大,贴敷2～3小时去掉,局部出现红晕、微痛。若起水泡,可用消毒针头刺破水泡使水液流尽。外涂甲紫,并以消毒纱布覆盖,于夏季初伏、中伏、末伏各治疗1次,有预防和减轻发作的作用。

四、按语

忌烟酒及油腻、辛辣等刺激性食物。不宜接触刺激性的气体和灰尘。

季节交替时注意冷热,平时注意进行适当的户外活动。

本病后期,到了危重阶段,肺、肾、心往往同时衰竭,出现阳气欲脱之象时,不宜单独进行推拿治疗,要配合药物治疗。

五、特色治疗

河南中医学院邵经明教授(全国名老中医、国务院特殊津贴获得者)从20世纪30年代末始用针灸防治哮喘,在几十年临床实践中,不断改进方法,不断筛选用穴,总结出防治哮喘的方法,提出治疗哮喘应重视以下环节。

穴与配穴的应用规律。主穴:肺俞、大椎、风门。配穴:外感诱发哮喘配合谷;咳甚配尺泽、太渊;痰多配中脘、足三里;痰壅气逆配天突、膻中;虚喘配肾俞、关元、太溪;心悸配厥阴俞、心俞、内关;阴虚口舌干燥配鱼际。

发作期、缓解期治疗并重。哮喘骤发,多为邪实,轻者喘闷短时即解,重者呈持续状态,痛苦异常,甚则出现窒息等危险,因此发作期迅速平喘则为当务之急。哮喘病有宿根,最易反复发作,因此缓解期仍需坚持治疗,以扶正固本、预防复发。发作期的重点在于治,缓解期重点在于防,防与治是一个事物的两个方面,是辩证的统一体,在治疗时两者都要兼顾而不可偏废,尤其坚持缓解期巩固治疗更为重要。

通过长期临床实践,针灸治疗哮喘的效果得到了证实。为了阐明其作用机制,在系统观察临床疗效的同时,又进行了肺功能、甲皱微循环、血液流变学、免疫功能等实验研究,通过这些实验研究进一步加深了对三主穴平喘效应,哮喘病机及针灸作用机制的认识。初步证实了哮喘患者存在三大病理环节,即肺通气障碍(肺失宣肃),血液循环障碍(血瘀)和免疫功能缺陷(正虚),而针灸治疗后能够宣通肺气,活血化瘀,改善体质,因此能够获得理想的治疗效果。

第十七节　痢疾

一、定义

痢疾为常见的肠道传染病，多发于夏秋季节，临床上以腹痛、腹泻、里急后重、下痢赤白脓血为主症。西医学认为痢疾是由痢疾杆菌引起的。细菌性痢疾、阿米巴痢疾属本证范畴。

本病病位在肠，多因外感时疫邪毒、内为饮食所伤，使寒湿、湿热、积滞、疫毒等壅塞肠中，气血与之搏结凝滞，肠道传化失司，脉络受伤，腐败化为脓血而成。

二、辩证

以剧烈腹痛、腹泻、下痢脓血黏液、里急后重为主症。可伴有发热、神疲、纳呆，重者可出现壮热、不能进食、神昏语语、烦躁不安。

（一）湿热痢

下痢赤白脓血，赤多白少，肛门灼热疼痛，小便短赤，舌苔黄腻，脉滑数。

（二）寒湿痢

下痢赤白黏冻，白多赤少或纯为白冻，脘腹胀满，头身困重，舌苔白腻，脉濡缓。

（三）疫毒痢

发病急骤，腹痛剧烈，痢下鲜紫脓血，壮热，口渴，头痛，甚至神昏痉厥，躁动不安，舌红绛、苔黄燥，脉滑数。

（四）噤口痢

下痢赤白脓血，恶心呕吐，不能进食，舌苔腻，脉滑。

（五）休息痢

下痢时发时止，日久不愈，常因饮食不慎、受凉、劳累而发，发则大便次数增多，便中带有赤白黏冻，或伴有脱肛，舌淡、苔腻，脉细。

大便常规检查和细菌培养、X线钡剂造影及直肠、结肠镜检查有助于本病的诊断。

三、治疗

（一）针灸

治则：湿热痢清热利湿，只针不灸，泻法；寒湿痢温化寒湿，针灸并用，泻法；疫毒痢泄热解毒，镇痉宁神，只针不灸，泻法；噤口痢降逆止呕，针刺为主，平补平泻；休息痢健脾理肠，针灸并用，补泻兼施。

处方：合谷、天枢、上巨虚。

方义：以大肠的蔡穴、下合穴为主。合谷为手阳明之原，天枢为大肠之募，上巨虚为大肠之下合穴，取上三穴通调大肠腑气，使气调而湿化滞行。

加减：湿热痢加曲池、内庭清利湿热；寒湿痢加中脘、气海温寒化湿；疫毒痢加大椎、十宣泻火解毒，镇痉醒神；噤口痢加内关、中脘止呕进食；休息痢加脾俞、胃俞、关元、肾俞调理脾肾；久痢脱肛加气海、百会益气固脱。

操作：诸穴均常规针刺；寒湿痢、休息痢可行温和灸、温针灸、隔姜灸或隔附子饼灸。急性痢疾每天治疗 2 次,慢性痢疾每天治疗 1 次。

(二)耳针疗法

取大肠、小肠、胃、直肠下段、神门、脾、肾。每次取 3～5 穴。急性痢疾用强刺激,留针20～30 分钟,每天 1～2 次。慢性痢疾用轻刺激,留针 5～10 分钟,隔天 1 次。

(三)穴位注射

取天枢、上巨虚。用小檗碱注射液或 5％ 葡萄糖注射液、维生素 B_1 注射液,每穴注入 1mL,每天 1 次。

四、按语

针灸治疗急性菌痢有显著疗效,不仅能迅速控制症状,而且能消灭痢疾的病原体。

中毒性菌痢病情急重,需采取综合治疗措施。

急性菌病发病期间应进行床边隔离,注意饮食。

第十八节　便秘

一、定义

便秘是指大便秘结不通,排便时间延长,或虽有便意,但排便困难的病证。可见于多种急慢性疾病中。主要因大肠传导功能失常,粪便在肠内停留时间过久,水液被吸收,从而粪便过于干燥、坚硬所致。但也有因体虚推动无力,大便虽不干燥而排出不畅。

西医学的习惯性便秘,全身衰弱致排便动力减弱引起的便秘,以及神经官能症、肠道炎症恢复期肠道蠕动减弱引起的便秘,肛裂痔疮、直肠炎等肛门直肠疾患引起的便秘,以及药物引起的便秘等均可参照本节治疗。高热患者兼见的便秘,除按热性病辨证治疗外,亦可参考本篇以处理其便秘兼症。

二、辩证

大便秘结不通,排便艰涩难解。

(一)热邪壅盛(热秘)

兼见大便干结,腹胀,口渴口臭,喜冷饮,舌红,苔黄燥,脉滑数。

(二)气机郁滞(气秘)

兼见欲便不得,腹中胀痛,嗳气频作,胸胁痞满,舌苔薄腻,脉弦。

(三)气血不足(虚秘)

兼见虽有便意,但排出不畅,大便并不干硬,神疲气怯,面色无华,头晕心悸,唇舌色淡,脉虚细。

(四)头阴寒内盛(冷秘)

兼见大便艰涩,排出困难,腹中冷痛,面色㿠白,四肢不温,小便清长,舌淡,苔白,脉沉迟。

三、治疗

(一)针灸

治则：调理肠胃，行滞通便。

处方：天枢、支沟、水道、归来、丰隆。

方义：以足阳明、手少阳经穴为主。天枢乃大肠募穴，疏通大肠腑气，腑气通则大肠传导功能复常。支沟宣通三焦气机，三焦之气通畅，则肠腑通调。水道、归来、丰隆，可调理脾胃，行滞通腑。

加减：热秘者，加合谷、内庭清泄腑热；气秘者，加太冲、中脘疏调气机；虚秘加脾俞、气海健运脾气以助通便；寒秘加灸神阙、关元通阳散寒。

操作：热秘、气秘只针不灸，泻法；虚秘针灸并用，补法；寒秘针灸并用，泻法，配穴按虚补实泻法操作；神阙、关元用灸法。

(二)耳针疗法

选大肠、直肠、交感、皮质下。毫针刺，中等强度或轻刺激，亦可用揿针埋藏或用王不留行籽贴压。

(三)穴位注射法

选穴参照针灸治疗穴位。用生理盐水或维生素 B_1、维生素 B_{12} 注射液，每穴注射 $0.5\sim$ 1mL，每天或隔天 1 次。

四、按语

针灸对功能性便秘有较好疗效，如经治疗多次而无效者须查明原因。

平时应坚持体育锻炼，多食蔬菜水果、酸奶，如韭菜、香蕉，避免久坐，养成定时排便习惯。

五、现代研究

针灸治疗本病的作用机制研究较少，可能与针刺可改善局部的血液循环，增强主韧带的营养状况，使各韧带维系肛门的功能得以增强等作用有关。另外，针刺对末梢神经的刺激产生的反射性信号，亦可起到使各韧带的紧张性增高，有利于直肠还纳的作用。

第十九节　泄泻

一、定义

泄泻又称腹泻，是指排便次数增多，粪便稀薄，甚至如水样而言。古人将大便溏薄者称为"泄"，大便如水注者称为"泻"。本病一年四季均可发生，但以夏秋两季多见。本证可见于西医学中急慢性肠炎、肠结核、肠易激综合征、慢性非特异性溃疡性结肠炎等多种疾病。

泄泻的病位在肠，但病变关键在脾胃，此外尚与肝、肾有密切关系。不论是肠腑本身的原因还是由于其他脏腑的病变影响到肠腑，均可导致大肠的传导功能和小肠的泌别清浊功能失常而发生泄泻。由于"大肠、小肠皆属于胃"，所以，泄泻的病机主要在于脾胃的功能障碍，脾虚湿盛是其关键。常因外邪、饮食、情志等因素诱发，多反复发作。

二、辨证

以大便次数增多,便质清稀,甚至如水样或完谷不化为主证。多伴有腹痛、肠鸣等症状。

(一)急性泄泻

发病较急,排便次数增多。偏于寒湿者,大便清稀,水谷相杂,肠鸣腹痛,口不渴,身寒喜温,舌苔白腻,脉濡缓;偏于湿热者,大便色黄褐而臭,泻下急迫,肛门灼热,心烦口渴,小便短赤,或有身热,舌苔黄腻,脉濡数。

(二)慢性泄泻

发病势缓,或由急性泄泻迁延而来,病程较长。脾虚者,大便溏薄,谷食不化,反复发作,稍进油腻食物,则大便次数增多,面色萎黄,神疲,不思饮食,喜暖畏寒,舌淡苔白,脉濡缓无力;肝郁乘脾者,平素多有胸胁胀闷,嗳气食少,每因抑郁恼怒或情绪紧张时,发生腹痛泄泻,舌淡红,脉弦;肾虚者,黎明之前,腹部作痛,肠鸣即泻,泻后痛减,腹部畏寒,腰酸腿软,消瘦,面色黧黑,舌淡、苔白,脉沉细。

三、治疗

(一)针灸

治则:急性泄泻除湿导滞,通调腑气,针刺为主,泻法,寒者加灸;慢性泄泻疏肝健脾,温肾止泻,针灸并用,虚补实泻。

处方:神阙、天枢、大肠俞、上巨虚、三阴交。

方义:以大肠的俞、募、下合穴为主。本病病位在肠,故取大肠募穴天枢、大肠背俞穴而成俞募配穴,与大肠之下合穴上巨虚合用,调理肠腑而止泻;神阙穴居中腹,内连肠腑,无论急、慢性泄泻,灸之皆宜;三阴交健脾利湿,调理肝肾,各种泄泻皆可用之。诸穴合用,标本兼治,泄泻自止。

加减:寒湿困脾加脾俞、阴陵泉健脾化湿;肠腑湿热加合谷、下巨虚清利湿热:饮食停滞加中脘、建里消食导滞;肝郁气滞加期门、太冲疏肝理气;脾气亏加脾俞、足三里健脾益气;脾气下陷加百会升阳举陷;肾阳亏虚加肾俞、命门、关元温肾固本。

操作:诸穴均常规针刺;神阙穴用隔盐灸或隔姜灸;寒湿困脾、脾气亏虚者可施隔姜灸、温和灸或温针灸;肾阳亏虚者可用隔附子饼灸。急性泄泻每天治疗 1～2 次,慢性泄泻每天或隔天治疗 1 次。

(二)耳针疗法

取大肠、小肠、腹、胃、脾、神门。每次选 3～5 穴,中等刺激,急性泄泻留针 5～10 分钟,每天 1～2 次。慢性泄泻留针 10～20 分钟,隔天 1 次,10 次为一疗程;也可用王不留行籽贴压。

(三)穴位注射

选天枢、上巨虚,用小檗碱注射液,或维生素 B_1、维生素 B_{12} 注射液,每穴每次注射 0.5～1.0mL,每天 1 次。

(四)穴位贴敷

取五倍子适量研末,食醋调成膏状敷脐,伤湿止痛膏固定。2～3 日 1 换。适用于久泻。

四、按语

针灸治疗泄泻有显著疗效。若急性胃肠炎或溃疡性结肠炎等因腹泻频繁而出现脱水现象者,应适当配合输液治疗。

治疗期间应注意清淡饮食,忌食生冷、辛辣、油腻之品,注意饮食卫生。

五、现代研究

针灸治疗本病的作用机制在于针灸可提高吞噬细胞的吞噬作用,起到抗菌消炎功效;针灸对消化系统有良性双向调节作用,影响肠液分泌,影响肠道血液循环,从而减少炎症渗出;针灸对神经系统的影响,使肠道的运动功能恢复正常;针灸通过提高机体免疫功能,增强机体抵抗力,对于久泻导致的体质虚弱,可达到强壮身体,抗御病邪之功效。

第二十节　泻血

一、定义

血液自肛门排出,称为泻血。便出的血色鲜红或暗红,量多少不一,并有腹痛、腹泻或便秘、食欲缺乏、乏力等。有些便血患者除泻血外,其他症状不明显。

二、治疗

取穴:主穴为八髎、大肠俞、秩边;腹痛、腹泻配天枢、足三里、阴陵泉;食欲缺乏配中脘。

操作:八髎穴局部常规消毒后,用消毒三棱针挑刺出血,并拔火罐 15～30 分钟,拔出血液为佳,隔日挑刺拔火罐 1 次。大肠俞、秩边均直刺 2～3 寸,徐徐提插刮针手法,间歇行针 30～60 分钟,10～15 分钟行针一次,余穴按常规针刺。日针 1 次,7～10 天为一个疗程,疗程间隔 2～3 天。

三、按语

泻血是一个病因复杂的症状。中医文献把它分为肠风和脏毒两种类型。肠风即现代医学所说的由脱肛、痔疮、肛裂及肠套叠等原因引发的便血。脏毒即由胃及十二指肠溃疡、菌痢、紫癜、肠伤寒及血吸虫病等原因引发的便血。经长期的实践证明,该方对脱肛、痔疮、肛裂、肛瘘、胃及十二指肠溃疡、结肠炎等引起的泻血有肯定的疗效。

第二十一节　胁痛

一、定义

胁痛是以一侧或两侧胁肋疼痛为主要临床表现的病证,是临床常见的一种自觉症状。可见于肝、胆囊、胸膜等急慢性疾患,以及结核、肿瘤、外伤和肋间神经痛等。

足厥阴肝经布两胁,若情志抑郁,或暴怒伤肝,而致肝郁气滞,肝失条达,疏泄不利,发生胁痛。若气郁日久,血流不畅,瘀血停滞,胁络痹阻;或强力负重,胁络受伤,瘀血停留出现胁痛;或肝胆湿热内侵,疏泄失常,导致胁病。亦有久病精血亏损,血不养肝;或外邪迁延,耗血伤阴,脉络失养,导致胁痛。

二、辩证

(一)肝郁气滞

胁痛以胀痛为主,走窜不定,疼痛每因情志而增减,胸闷而胀,饮食减少,嗳气频频,舌苔薄,脉弦。

(二)瘀血阻络

胁痛以刺痛为主,痛有定处,入夜更甚,胁下或见痞块,舌紫黯,脉沉涩。

(三)肝胆湿热

胁痛伴有恶心呕吐,口苦,舌红、苔黄腻,脉弦滑数。

(四)肝阴不足

胁肋隐痛,绵绵不休,遇劳加重,口干咽燥,心中烦热,头晕目眩,舌红、少普,脉细弦而数。

三、治疗

(一)针灸

治则:疏经通络止痛。

处方:期门、太冲、支沟、阳陵泉。

方义:以足厥阴肝经为主。肝和胆相表里,厥阴、少阳之脉同布于胁肋,故取期门、太冲、支沟、阳陵泉以疏利肝胆经气,使气血通畅,奏通络止痛之功。

加减:肝郁气滞者加胆中,宽胸理气;瘀血阻络者加膈俞,活血止痛;肝胆湿热者加行间,疏泄肝胆;肝阴不足者加肝俞、肾前,补益肝肾。

操作:诸穴均常规操作。实证用泻法,虚证针用补泻兼施。

(二)耳针疗法

肝、胆、神门、胸。取患侧,实证用强刺激,虚证用轻刺激。留针30分钟,或埋皮内针。

(三)穴位注射

用10%葡萄糖液10mL,或加维生素 B_1 注射液1mL,注射于相应节段的夹脊穴,直刺达神经根部附近。待有明显针感后。将针稍向上提,再注入药液。取穴宜与胁肋痛点成水平,可分数次注射。适用于肋间神经痛。

(四)皮肤针法

用皮肤针轻轻叩击胁肋部痛点及与痛点成水平的上、中、下的3个背俞穴,并加拔火罐,适用于劳伤胁痛。

四、按语

针灸对胁痛疗效可因不同的病证而疗效不一。对原发性肋间神经痛,除局部疼痛外无全身症状者,只要针灸选穴、操作得当,一般能迅速控制疼痛而治愈。如因闪挫、肋软骨炎引起者,针灸疗效也较明显。带状疱疹遗留的肋间神经痛,常较顽固,需连续治疗才能止痛。针灸对急慢性肝炎、胆囊炎、胆石症、胸膜炎及其后遗症引起的胁痛也有较好疗效。

由于胁痛原因较多,严重程度各不一致,故应做必要的实验室检查,以明确诊断,采取相应的治疗措施,恰当估计预后。

五、现代研究

胁痛是指一侧或两侧胁肋部疼痛而言。它可以见于西医所称的肋间神经痛、肝胆系统疾病(急慢性肝炎、胆囊炎、胆石症、胆道蛔虫等)以及胸膜炎等。针灸治疗胁痛是通过针刺特有的镇痛作用来实现的。针刺提高了痛阈、激活了体内内源镇痛系统,从而达到镇痛作用。针刺还可通过提高机体免疫功能,增加体内白细胞的吞噬能力,改善患处的血液循环,起到良好的抗菌消炎作用。有研究表明针刺期门穴可见胆管口括约肌紧张收缩,停针时松弛,并有助于胆囊运动;对肝硬化患者在期门穴处进行穴位贴敷,可使其门静脉和脾静脉的平均流速、积分流速、最高流速接近正常人组,提示刺激期门穴可降低肝硬化患者的门脉压力。针刺阳陵泉穴可使胆囊规律性收缩,促进胆汁分泌,具有良好的解痉和镇痛作用。此外,针刺通过对人体自主神经功能的影响和调节,缓解了胆道平滑肌痉挛,有利于胆汁排泄及胆石排出,使得因肝胆系统疾病引起的胁痛得以缓解或消除。

第二十二节　呕吐

一、定义

呕吐是临床上常见的证候,可见于多种疾病。有声无物为呕,有物无声为吐,因两者常同时出现,故称"呕吐"。呕吐见于现代医学的多种疾病中,其中以胃肠道疾患最为常见,如急性胃肠炎、贲门痉挛、幽门痉挛或梗阻、慢性胃炎、胃黏膜脱垂、食管癌、十二指肠壅滞症等。其他如神经性呕吐、内耳眩晕性呕吐、心及颅脑病变所致的呕吐,均可参照本节辩证实施。

呕吐的病因虽多,但无外乎虚实两端,虚者因胃腑自虚,胃失和降;实者因外邪、饮食、痰饮、郁气、瘀血等邪气犯胃,胃气上逆。基本病机是胃失和降,周气上逆。呕吐病变部位在胃,病变脏腑除胃外,还与脾、肝有关,虚证多涉及脾,实证多因于肝。多由饮食不慎、寒暖失宜、情志不畅、闻及特殊气味、晕车晕船、药物反应、妊娠等因素而诱发。

二、辩证

本病以呕吐食物、痰涎水液、胆汁诸物或干呕无物为主症。常伴有脘腹不适、恶心纳呆、吞酸嘈杂等症状。

上消化道 X 线检查及内镜检查有助于诊断及鉴别诊断。

(一)外邪犯胃

突发呕吐,呕吐量多,伴有发热恶寒、头身疼痛等表证,舌苔白,脉濡缓。

(二)饮食停滞

因暴饮暴食或饮食不洁而呕吐酸腐,脘腹胀满,吐后反快,舌苔厚腻,脉滑实。

(三)肝气犯胃

每因情志不畅而呕吐或吐甚,嗳气吞酸,胸胁胀满,舌苔薄白,脉弦。

(四)痰饮内停

呕吐清水痰涎,脘痞纳呆,眩晕心悸,舌营白滑或白腻,脉滑。

（五）脾胃虚弱

素来脾虚胃弱，饮食稍有不慎即发呕吐，时作时止，呕而无力，面色无华，少气懒言，纳呆便溏，舌淡，苔薄，脉弱。

（六）胃阴不足

呕吐反复发作，呕量不多或时作干呕，饥不欲食，咽干口燥，舌红少津，脉细数。

三、治疗

（一）针灸

治则：理脾和胃，降逆止呕，饮食停滞、肝气犯胃者只针不灸，泻法；外邪犯胃、脾胃虚弱、痰饮内停者针灸并用，补法；胃阴不足者只针不灸，平补平泻。

处方：中脘、内关、足三里。

方义：呕吐病变在胃，由胃气上逆所致。中脘乃胃之募穴，理气和胃止呕。内关为手厥阴经络穴，宽胸理气，降逆止呕。足三里为足阳明经合穴，疏理胃肠气机，通降胃气。

加减：外邪犯胃加外关、大椎解表散邪；饮食停滞加梁门、天枢消食止呕；肝气犯胃加太冲、期门疏肝理气；痰饮内停加丰隆、公孙化痰消饮；脾胃虚弱加脾俞、公孙健脾益胃；胃阴不足加脾俞、三阴交滋胃养阴。

操作：足三里平补平泻法，内关、中脘用泻法。配穴按虚补实泻法操作：虚寒者，可加用艾灸。呕吐发作时，可在内关穴行强刺激并持续运针1～3分钟。每天1次，呕吐甚者可每天2次。

（二）耳针疗法

取贲门、食道、交感、神门、脾、肝。每次以3～4穴，毫针刺，中等刺激，亦可用揿针埋藏或王不留行籽贴压。

（三）穴位注射

取足三里、至阳、灵台等穴。每穴注射生理盐水1～2mL。

（四）穴位贴敷

取神阙、中脘、内关、足三里等穴。切2～3分厚生姜如硬币大，贴于穴上，用伤湿止痛膏固定。本法也可预防晕车、晕船引起的呕吐，临乘车船前30分钟贴药（不用生姜，只贴伤湿止痛膏也有良效）。

四、按语

针灸治疗呕吐效果良好，因妊娠或药物反应引起的呕吐，亦可参照本节治疗。但上消化道严重梗阻、癌肿引起的呕吐及脑源性呕吐，有时只能做对症处理，应重视原发病的治疗。

平时宜注意饮食调理，忌暴饮暴食，少食肥甘厚味、生冷辛辣食物，以免戕害胃气。

五、现代研究

针灸对本病的治疗作用，是通过针刺对呕吐中枢的调节来实现的。一般认为针刺信号引起神经冲动传入呕吐中枢，抑制了呕吐中枢的异常兴奋状态，使之对呕吐过程进行有效调节，达到了止吐作用。此外，针灸对胃肠功能的良性调节，可缓解胃肠的痉挛状况，使胃肠内容物自然通畅，这也是治疗作用的一个方面。

第二十三节　呃逆

一、定义

呃逆,古称"哕",又称"哕逆"。是因胃气上逆动膈,致喉间呃呃有声,声短而频,不能自控的病证。

相当于西医学的膈肌痉挛。除单纯性膈肌痉挛外,胃肠神经官能症、胃炎、胃扩张、胃癌、肝硬化晚期、脑血管病、尿毒症、胃或食管术后等亦可引起膈肌痉挛。

二、辩证

气逆上冲,喉间呃呃连声,声音短促,频频发出,不能自控。

(一)胃中寒冷

兼见呃声沉缓有力,胸膈及胃脘不舒,得热则减,遇寒则重,进食减少,恶食生冷,喜饮热汤,口淡不渴,苔薄白,脉沉缓。

(二)胃火上逆

兼见呃声洪亮有力,冲逆而出,口臭烦渴,多喜冷饮,脘腹满闷,尿赤便秘,苔黄燥,脉滑数。

(三)气机郁滞

兼见呃逆连声,常因情志不畅而诱发或加重,胸胁满闷,嗳气、食欲缺乏,肠鸣矢气,苔薄白,脉弦。

(四)阳虚

兼见呃声低长无力,泛吐清水,气不得续,脘腹不适,喜暖喜按,身倦食少,大便溏薄,手足不温,舌淡、苔薄,脉细弱。

(五)阴虚

兼见呃声短促而不得续,口干咽燥,烦躁不安,不思饮食,或食后饱胀,大便干结,舌红、少苔而干,脉细数。

三、治疗

(一)针灸治疗

治则:理气和胃,降逆止呃。

主穴:天突、膻中、中脘、膈俞、内关、足三里。

配穴:胃中寒冷配胃俞、建里;胃火,上逆配胃俞、内庭;气机郁滞配期门、太冲;阴虚配胃俞、三阴交;阳虚配脾俞、胃俞。

操作:诸穴常规针刺;膈俞、期门等穴不可深刺,以免伤及内脏;胃中寒冷、阳虚者,诸穴可用艾条灸或隔姜灸;中脘、内关、足三里、胃俞亦可用温针灸,并可加拔火罐。

(二)其他治疗

1.指针

翳风、攒竹、鱼腰、天突。任取一穴,用拇指或中指重力按压,以患者能耐受为度,连续按揉1~3分钟,同时令患者深吸气后屏住呼吸,常能立即止呃。

2.耳针

取膈、胃、神门、相应病变脏腑(肺、脾、肝、肾),毫针强刺激;也可耳针埋藏或用王不留行籽贴压。

3.穴位贴敷

麝香粉0.5g,放入神阙穴内,伤湿止痛膏固定,适用于实证呃逆,尤其以肝郁气滞者取效更捷;吴茱萸10g,研细末,用醋调成膏状,敷于双侧涌泉穴,胶布或伤湿止痛膏固定,可引气火下行,适用于各种呃逆,对肝、肾气逆引起的呃逆尤为适宜。

四、按语

(1)针灸治疗呃逆有显著疗效,往往能针到呃止,手到病除。

(2)呃逆停止后,应积极查明并治疗引起呃逆的原发病。

(3)年老体弱和慢性久病患者出现呃逆,往往是胃气衰败、病情加重之象,针灸疗效欠佳。

第二十四节　黄疸

一、定义

黄疸以目黄、身黄、小便黄为主要症状,尤以目睛黄染为其主要特征,发病之因虽有外感、内伤之分,而病变脏腑多在肝胆脾胃。历代对黄疸的分类和命名较为繁杂,但是一般分为阳黄和阴黄两大类。本病与西医学论述的黄疸症状相同,临床上常见的急慢性肝炎、胰腺炎、胆囊炎、胆石症、肝硬化等,伴有黄疸证候者,均可参照本节辨证论治。

阳黄多因外感湿热之邪,内蕴于肝胆,湿热郁蒸,以致疏泄功能阻滞,胆液横溢而成阳黄。若感受疫毒,则病势更为暴急。阴黄多因酒食不节,饥饱失宜,或思虑劳倦过度,均能损伤脾胃,健运失常,湿郁气泄,以致肝胆淤积,胆汁排出不畅,外溢肌肤而渐成阴黄。

二、辩论

黄疸的辨证,主要是分阳黄和阴黄。阳黄,一般病程较短,黄色鲜明,属于热证、实证;阴黄,一般病程较长,黄色晦暗,属于寒证、虚证。阳黄和阴黄在一定条件下可互相转化。阳黄迁延日久,湿从寒化,可转为阴黄;阴黄重感外邪,湿热内蒸,可变为阳黄,但属虚中夹实为患。

(一)阳黄

目肤色黄鲜明,发热,口干苦,渴喜凉饮,小便黄赤短少,腹胀满,胸闷呕恶,大便秘结,舌苔黄腻,脉滑数。

(二)阴黄

目肤色黄晦暗,神疲乏力,畏寒,纳呆,脘痞腹胀,右侧胁下疼痛,大便溏薄,舌淡、苔白腻,脉濡细。

血清总胆红素、尿胆红素、尿胆原、直接胆红素测定,血清谷丙转氨酶、谷草转氨酶测定,B超、CT、胆囊造影等检查有助于本病的诊断。

三、治疗

(一)针灸

治则:阳黄清热化湿,以针刺为主,用泻法;阴黄温中化湿,针刺宜平补平泻,并加灸。

处方:阴陵泉、足三里、肝俞、胆俞、至阳。

方义:黄疸的发生,主要以湿邪为患,取阴陵泉、足三里,以健脾利湿;背俞穴肝俞、胆俞,疏泄肝胆;至阳为治疗黄疸的经验用穴,可宣通阳气以化湿退黄。加减:阳黄加阳陵泉、太冲以疏肝利胆,清热利湿;阴黄加脾俞、中脘以健脾化湿。

操作:诸穴均常规针刺;肝俞、胆俞不宜直刺、深刺,以免伤及内脏;阴黄者可用灸法。

(二)穴位注射

取胆俞、肝俞、期门、阳陵泉。每次以2~3穴,用板蓝根注射液,或用丹参注射液,或用维生素 B_1、维生素 B_{12} 注射液,每穴注入药液 0.5~1mL。

(三)耳针疗法

取肝、胆、脾、胃。毫针刺,用中等强度。亦可用揿针埋藏或王不留行籽贴压。

四、按语

针灸治疗急性黄疸性肝炎效果较好。对其他原因引起的黄疸,针灸也可配合使用。

饮食宜清淡新鲜,不宜过食肥腻甘甜,忌饮酒和辛辣刺激食物。保持乐观情绪,注意休息,不要过度劳累。

病毒性肝炎的急性患者应及时隔离治疗,严格消毒医疗器械。

五、现代研究

临床及实验研究证明,针灸治疗黄疸的作用机制在于:针灸可以显著地改善肝脏功能及黄疸指标,针灸对肝脏有很好的保护作用,可以减轻病毒对肝脏的损害,使受损的肝脏功能逐步得以恢复。

第二十五节　疟疾

一、定义

疟疾为感受疟邪,邪正交争而引发的传染病,临床以寒战、壮热、头痛、汗出休作有时为主要表现。多发生在夏秋之间,其他季节也有散在发生。根据休作时间可分为间日疟、每天疟、三日疟等。

疟疾的发生主要是感受疟邪瘴毒所致。疟邪主要宿于营气,伏藏于半表半里,随经络而内搏五脏,横连膜原,盛虚更替,与卫气相集则引起发病,与卫气相离则病休矣。疟邪、瘴毒,多兼风、寒、县、湿之邪。内侵人体,正邪交争才出现各种证候。另外饮食不节、劳倦过度,起居失宜等,均可导致正气虚弱,营卫空虚,而使外邪乘虚侵入而发病。

二、辩证

以寒战、高热、汗出热退及周期性发作为主症,疟原虫检查是确诊本病的依据。

(一)邪郁少阳

寒战壮热,汗出热退,休作有时,伴有头痛面赤,恶心呕吐,口苦,舌苔薄白或黄腻,脉弦或弦数。

(二)暑热内郁

热多寒少,或但热不寒,汗出不畅,头痛,骨节酸楚,口渴引饮,舌红、苔黄,脉弦数。

(三)寒湿内蕴

寒多热少,或但寒不热,头痛身楚,口不渴,胸胁满闷,神倦乏力,舌苔白滑或白腻,脉弦紧。

(四)疫毒侵袭

发病急,病情重,热型不一。若热甚寒微,或壮热不寒,头痛面赤,烦渴饮冷,甚则神昏谵语,痉厥,舌红绛、苔黑垢,脉洪数者为热瘴。若寒甚热微,或寒战无热,渴不欲饮,或呕吐泄泻,或神昏不语,舌苔白腻,脉弦者为冷瘴。

(五)正虚邪恋

遇劳即发,反复发作,寒热不清,胁下痞块,神倦乏力,面黄肌瘦,懒言气短,自汗心悸,舌淡、苔少,脉细弱。

三、治疗

(一)针灸

治则:和解少阳,祛邪截疟。

处方:大椎、陶道、后溪、间使、液门、足临泣。

方义:取督脉、少阳经穴为主。大椎是手足三阳经与督脉之会,可宣通诸阳之气而祛邪,配陶道,能通督脉,调阴阳,为治疟之要穴;液门、足临泣为少阳经穴位,能和解少阳经经气;后溪是手太阳经穴,能宣发太阳与督脉之气而祛邪外出;间使属于手厥阴经,为治疟的经验效穴。诸穴合用,能通阳祛邪,表里双解,调和营卫,从而疟止病解。

配穴:热重加曲池清泄热邪;疟母加章门、灸痞根行气消痞;高热神昏谵语者,点刺十二井穴出血,清热开窍;痰湿加肺俞、丰隆祛除痰湿;痉厥加内关、水沟醒脑止痉。

操作:毫针用泻法,以通调督脉,和解少阳,在发作前 2 小时针之。发作时寒多热少的,针灸并用;热重寒轻的,只针不灸。每次留针 15 分钟,留针期间每隔 5 分钟捻针 1 次,以加强刺激。

(二)拔罐疗法

用火罐在穴位上进行治疗,可留罐 5～10 分钟。

(三)耳针疗法

肾上腺、皮质下、内分泌、脾、肝。烦躁不安配神门。取双侧,在发作前 1～2 小时针刺,用强刺激,留针 1 小时,连续针刺 3 日。

(四)皮肤针法

取大椎、陶道、身柱、间使、太溪、合谷、太冲、华佗夹脊穴,久疟配足三里。在疟疾发作前 1～2 小时施治,用皮肤针反复叩击以上诸穴,行中等刺激手法。

(五)挑刺疗法

取红点分布区域。红点在患者背部任何部位可产生,但此红点不高出皮肤表面,患疟时间不长者颜色鲜红,时间久者变暗褐色(患疟1个月后多数变成此点)。局部常规消毒,术者左手揪起红点局部,用三棱针挑。挑至流血为止。

四、按语

掌握疟疾发作规律,以发作前1～2小时治疗最佳。寒战时应多加棉被,热盛汗出后宜多饮开水。

将患者隔离,以免传染他人。防止感受疟邪,是预防疟疾的根本措施。尤其是在夏秋季,更应注意预防。

消灭蚊虫是防疟综合措施中的主要环节。避免蚊虫叮咬,采取预防用药等,都是控制疟疾的很重要技术措施。

未发作之日,可在户外活动,但应避免过劳。饮食应爽口而富于营养,以增强患者的抗病能力。对瘴疟则应周密观察,精心护理,及时发现病情变化,并采取相应的医疗急救措施。

护理上应注意观察患者,多进清淡饮食,补充维生素等。护理人员应注意隔离。

五、现代研究

疟疾是一种疟原虫寄生于人体而引起的传媒传染病。针刺治疗的作用在于针灸可以提高机体的免疫功能,调节机体免疫反应,特别是增强细胞免疫和体液免疫功能,使吞噬细胞的吞噬作用增强,使血清中的IgG含量增多,通过以上作用,对疟原虫在体内的增生起到有效地阻止和杀灭作用,从而达到治疗的目的。

第二十六节　不寐

一、定义

不寐是因脏腑功能紊乱,气血亏虚,阴阳失调,导致不能获得正常睡眠的疾病,又称失眠。不寐症情轻重不一,轻者,入眠困难或睡不深沉,时寐时醒,醒后不能再寐;严重者,可整夜不能入寐,白天精神萎靡不振,头昏脑涨,神疲乏力,记忆力减退。西医学认为不寐多见于神经官能症、更年期综合征、神经衰弱等。

中医认为本病多因思虑忧愁,操劳太过,损伤心脾,气血虚弱,心神失养;或因房劳伤肾,肾阴亏耗,阴虚火旺,心肾不交;或因饮食所伤,脾胃不和,湿盛生痰,痰郁生热,痰热上扰心神或因抑郁恼怒,肝火上扰,而致心神不宁。

二、辩证

(一)心脾两虚

多梦易醒,伴心悸、健忘、头晕目眩、神疲乏力、面色少华,舌淡、苔白,脉细弱。

(二)心胆气虚

心悸胆怯,善惊多恐,夜寐多梦易惊,舌淡、苔薄,脉弦细。

(三)阴虚火旺

心烦不寐,或时寐时醒,手足心热,头晕耳鸣,心悸,健忘,颧红潮热,口干少津,舌红、苔少,脉细数。

(四)肝郁化火

心烦不能入睡,烦躁易怒,胸闷胁痛,头痛眩晕,面红目赤,口苦,便秘尿黄,舌红、苔黄,脉弦数。

(五)痰热内扰

睡眠不安,心烦懊,胸闷脘痞,口苦痰多,头晕目眩,舌红、苔黄腻,脉滑数。

三、治疗

(一)针灸疗法

治则:宁心安神,清心除烦。

处方:神门、内关、百会、安眠。

方义:不寐主要是因为心神不宁。治疗首选心经原穴神门、心包经之络穴内关,宁心安神,为治疗不寐的主穴;百会穴位于颠顶,入络于脑,可清头目宁神志;安眠穴为治疗失眠的经验效穴。诸穴合用,养心安神,恰合病机。

加减:心脾两虚加心前、脾俞、三阴交补益心脾,益气养血;心胆气虚加心前、胆俞、丘墟补心壮胆,安神定志;阴虚火旺加太溪、太冲、涌泉滋阴降火,宁心安神;肝郁化火加行间、太冲、风池平肝降火,解郁安神;痰热内扰加中脘、丰隆、内庭清热化痰,和胃安神。

操作:所有腧穴常规针刺,背俞穴注意针刺的方向、角度和深度。以睡前 2 小时、患者处于安静状态下治疗为佳。

(二)艾灸疗法

1.取穴

百会、神门、三阴交。心脾两虚者加心前、脾俞、内关、神阙;阴虚火旺加肾俞、太溪、阴郄;胃腑不和加足三里、中脘;肝火上扰加太冲、行间、肝俞。

2.操作

每次选 2～4 穴,艾条温和灸,每穴每次灸 5～10 分钟,艾炷隔姜灸每穴灸 5～7 壮。在临睡前 1 小时左右灸治效果较好。每天灸治 1 次。

(三)耳针疗法

取神门、心、脾、肾、脑、皮质下。每次选 2～3 穴,捻转中等刺激,留针 20 分钟。

四、按语

针灸治疗不寐有很好的疗效。能改善患者大脑功能。治疗时间以下午为宜。

本病与情绪变化密切相关,应调适情志,清除紧张情绪和疑虑,生活起居有规律。

加强体育锻炼,进行适当的体力劳动。睡前不宜喝浓茶、咖啡,不宜用烟酒,少思考。

五、现代研究

不寐主要是由于长期过度的紧张脑力劳动,强烈的思想情绪波动,久病后体质虚弱等,使大脑皮质兴奋和抑制失衡,导致大脑皮质功能活动紊乱。针刺能引起大脑皮质运动区的抑制或兴奋效应,并且能调整心率和呼吸频率,有利于平息患者的焦虑不安和心情烦躁;针刺还能调整垂体－肾上腺功能,对患者的血压、胃肠、膀胱均有调节作用;更为重要的是针刺能够提高痛阈,有助于缓解患者的紧张状态并调整因其他疾病而致的失眠。针刺疗法能够将神经系统的调整作用与内分泌的调整作用结合起来,共同提高疗效。

六、特色治疗

失眠,中医称"不寐",有因思虑劳倦,内伤心脾,生血之源不足,心神失养所致,或因惊恐、房劳伤肾,以致心火独盛,心肾不交,神志不宁;有因体质素弱,心胆虚怯,情志抑郁,肝阳扰动,以及饮食不节,脾胃不和所导致。多种病因病机都能导致失眠,其共同病机在于卫气运行失调,脑髓失养所致。《黄帝内经》记载"阳气盛则瞋目,阴气盛则瞑目",是说人的睡眠与卫气运行密切相关,白天卫气运行于阳经,阳跷脉气盛表现为目张不欲睡,夜间则运行于阴经,阴跷脉气盛表现为目闭欲睡。

基于以上认识,结合奇经八脉理论,选取百会、大椎、申脉、照海及耳穴缘中、神门等穴,运用针刺、耳压方法,调整卫气的运行,健脑安神,以改善大脑功能的失调状态,达到益脑安眠的作用。这种治疗方法称为调卫健脑针法,通过 120 例的临床观察,取得了较好的治疗效果。临证时,还要根据辨证进行配穴,心脾亏虚加心俞(双侧)、脾俞(双侧);心肾不交加心俞(双侧)、肾俞(双侧)、太溪(双侧);肝阳上扰加太冲(双侧);脾胃不和加足三里(双侧)。耳穴左右交替选用。百会、申脉、照海、太冲、太溪用 1 寸针,刺 0.5～0.8 寸;大椎、肝俞、脾俞、肾俞、心俞用 1.5 寸针刺 1.0～1.2 寸;足三里、三阴交用 2 寸针刺 1.2～1.5 寸。根据针刺患者穴位情况,采用仰卧位或俯卧位,皮肤常规消毒后,依据诊断证型针刺上述相关穴位,行提插或捻转补泻手法,实证用泻法;虚证用补法。每次针刺得气后,留针 30 分钟,每 10 分钟行针 1 次。7 天为 1 个疗程,每天治疗 1 次,共治 2 个疗程。耳压治疗:用王不留行籽贴压耳穴,3 天贴压 1 次,每次贴压 24 小时,并让患者自行按压(每天按压 3 次),以能够忍受为度,左右耳交替,共贴 4 次。该项技术已经国家中医药管理局立项、作为中医诊疗技术项目立题进行多中心临床研究。

第二十七节　消渴病

一、定义

消渴病是由于胰岛素分泌和(或)作用缺陷所引起的一组以慢性血葡萄糖水平增高为主要特征的代谢性疾病,以多饮、多尿、消瘦、尿糖及血糖增高为特征。归属于西医学"糖尿病"的范畴,在古医籍中有详细记载。

二、治疗

(一)穴位电针

1.取穴

胰俞、肺俞、脾俞、肾俞、三阴交;上消加心俞、太渊、少府,中消加胃俞、阴陵泉、内庭,下消加肝俞、太溪、太冲,口渴加廉泉,善饥加中脘,口舌生疮加通里、合谷、照海,视力模糊加养老、光明。

2.操作

常规消毒,用 0.25mm×40mm 毫针进行针刺,每次选 4～7 个穴位,得气后通以脉冲电流。

(二)穴位注射

1.取穴

肺俞、胰俞、脾俞、肾俞等。

2.操作

每次取 2 个穴位,常规消毒,以黄芪注射液 6mL 进行穴位注射,每次每穴 3mL,每日 1 次。

(三)穴位敷贴

1.取穴

膈俞、脾俞、足三里;多饮加承浆、肺俞,多食加丰隆、中脘,多尿加气海、关元。

2.操作

取当归 10g、赤芍 10g、冰片 10g、芒硝 6g、蜈蚣 2 条制粉拌匀,加牛胆汁适量,加温开水调成糊状。常规操作,进行穴位贴敷。

(四)穴位埋线

1.取穴

胰俞。

2.操作

将 3−0 号医用羊肠线剪成 1cm 长的线段,放入黄芪注射液中浸泡 4～6h。将药线从高压消毒后的备用 9 号腰穿针的尾部放入,用针芯推至针尖部,备用。取双侧胰俞穴,用0.5％碘伏常规皮肤消毒后,快速刺入皮内,行提插捻转补法,待患者有酸胀感时,使药线停留在体内。每15 日埋药线 1 次。

(五)穴位电刺激疗法

1.取穴

曲池、合谷、足三里、三阴交。

2.操作

选用 TENS120Z 型治疗仪,具有粘贴性的皮肤电极;频率 10Hz,断续波(肌肉收缩 7 次,间歇 8s)。每次 45min,每周治疗 5 次。

(六)刮痧

1.方一

取穴:脊椎胰腺对应区、胰腺体表投影区。

操作:用面刮法和双角刮法自上而下刮拭脊椎胰腺对应区(脊椎第 8 胸椎及两侧 3 寸宽的范围),用平刮法由内向外刮拭腹部上区和左季肋区的胰腺体表投影区。

2.方二

取穴:四肢相关经穴。

操作:用平面按揉法施于腕部阳池穴,用平面按揉法或面刮法施于足三里、三阴交,并用推刮法刮拭下肢内侧糖尿病患者结节处。

三、按语

针灸治疗对轻型和中型患者疗效较好,对改善症状和调节胰鸟素分泌有一定作用。如患者发生酮症酸中毒,应中西医结合及时抢救。

应重视饮食治疗,多吃粗粮和蔬菜,节制肥甘厚味和面食,严禁烟酒;保持乐观情绪,节制房事,避免过劳,注意保暖,防止感冒。同时,要注意坚持血糖自我监测、适度运动等防护措施。

第二十八节　早泄

一、定义

早泄是指阴茎插入阴道不到 1 分钟甚至刚触及阴道口便发生射精,不能进行正常性交的病证。

常见于西医学的男子性功能障碍。

二、辩证

准备性交时,男女双方刚接触或尚未接触男方即射精;或性交中阴茎插入阴道上下抽动数下即出现射精现象,阴茎随即痿软。

(一)肾虚不固

兼见泄后疲乏,腰膝酸软,性欲减退,小便频数,舌淡、苔薄,脉弱。

(二)心脾两虚

兼见肢体倦怠,面色少华,心悸气短,失眠多梦,舌淡、少苔,脉细无力。

(三)阴虚火旺

兼见遗精,阴茎易举,腰膝酸软,五心烦热,潮热盗汗,舌红、少苔,脉细数。

(四)肝经湿热

兼见阴部潮湿,口苦纳呆,少腹胀痛,小便黄赤,舌红、苔黄腻,脉弦数。

(五)肝郁气滞

兼见精神抑郁,焦躁不安,少腹不舒,牵引睾丸,胸闷叹息,少寐多梦,舌边红、苔薄白,脉弦。

三、治疗

(一)针灸治疗

治则:固肾涩精止泄。

主穴:关元、三阴交、肾俞、精宫。

配穴:肾虚不固配命门、太溪;心脾两虚配心俞、脾俞;阴虚火旺配太溪、照海;肝经湿热配阴陵泉、行间;肝郁气滞配太冲、行间。

操作:诸穴均常规针刺;肾虚不固者在关元、肾俞、命门等穴施灸。

(二)其他治疗

1.皮肤针

重点叩刺颈项及腰骶部夹脊穴,配合刺激下腹部、腹股沟和阴茎根部。一般用轻度刺激或中等度刺激(阴茎根部可用重度刺激),以局部皮肤出现红晕为度。

2.耳针

取内生殖器、外生殖器、神门、内分泌、心。每次选 2～4 穴,毫针中度刺激;或施行埋针、药丸按压法。

3.穴位敷贴

取露蜂房、白芷各 10g,研末,醋调成饼,临睡前敷神阙穴,胶布固定,次晨取下。每日 1 次。

四、按语

针灸治疗本病有一定疗效。

治疗期间节制房事。

客服悲观情绪,消除思想顾虑,树立自信心。

第二十九节　阳痿

一、定义

阳痿是指在有性欲要求时,阴茎不能勃起或勃起不坚,影响性生活的疾病。大多数为功能性的,如中枢神经系统功能紊乱,精神过度紧张、忧虑恐惧,夫妻感情不和,身体过度疲劳等。

二、治疗

(一)穴位电针

取穴:关元、气海、长强;湿热配丰隆、足三里、阴陵泉,肾阳虚配曲骨、肾俞、命门,肝气郁结配三阴交、太冲、肝俞。

操作:常规消毒,以上穴位毫针刺,得气后通电针,用断续波加神灯照射。

(二)穴位埋线

取穴:中极、关元、气海、命门、百会、三阴交。

操作:将 2-0 号羊肠线剪成 0.3cm、0.5cm、1cm 长度,浸泡于 75% 酒精内备用。选上述诸穴 2～3 个,用络合碘常规严格消毒,取出羊肠线(其中百会穴 0.3cm,命门穴用 0.5cm,余穴则用 1cm)放入针头。埋线法常规操作,使羊肠线埋入穴位,消毒针孔,用创可贴贴 24h。

(三)穴位敷贴

取穴:神阙穴。

操作:取五灵脂、白芷、青盐各 6g,麝香 0.3g,先将前三味药研细末,然后加入麝香调匀,备用。使用时将面粉和成面团置于神阙穴上,再将上述药末填实于神阙,最后用艾条于神阙穴灸至温暖而止。

(四)穴位电针配合红外线照射

取穴:关元气海、长强;湿热配丰隆、足三里、阴陵泉,肾阳虚配曲骨、肾俞、命门,肝气郁结配三阴交、太冲、肝俞。

操作:针刺下腹部和腰部穴位时,要求得气后务必使针感下传到会阴、阴茎、龟头等部位。常规操作,下腹部穴位每 2 个通 1 组电针,用锯齿波,通 2 组,以患者耐受为限,留针 30min 后用神灯照射下腹部及腰部,每次 30min。10 次 1 个疗程。

(五)穴位注射

1.方一

取穴:①归来、三阴交;②次髎、足三里;③长强、肾俞。

操作:以 5mL 注射器及 5 号牙科针头抽取复方丹参注射液 4mL,常规消毒归来穴之皮肤,将针头刺入穴位 1~1.5 寸,每次注药 1mL,归来穴针感较强,一般均能放射至阴茎及腹股沟。同样注射双侧三阴交,深 1.5~2 寸,每穴注药液 1mL。隔日再注射第 2 组穴,再隔日注射第 3 组穴,反复交替注射。长强穴的注射方法:患者取膝胸卧位,医者左手(戴手套)示指插入患者肛门做引导,右手持注射器将针头刺入消毒过的长强穴内深 1~1.5 寸,注药液 2mL,这样可避免刺破直肠影响疗效和发生感染。10 次为 1 个疗程。

2.方二

取穴:曲骨穴。

操作:常规消毒,取 5mL 注射器抽取复方丹参注射液 2mL,用 6 号针头垂直刺入 0.5~1 寸,得气后,促使针感到阴茎,轻轻旋转针头,抽取无回血,即注入复方丹参注射液 1.5~2mL。隔日 1 次,7 次为 1 个疗程。

三、按语

针灸治疗阳痿有一定疗效,可作为首选方法之一。

治疗期间应注意清心寡欲,节制房事,少饮酒,少食辛辣之品,避免性刺激,平时应戒断手淫。

在性生活中,要消除紧张情绪,保持心情舒畅;加强体育锻炼,避免过劳。

第三十节　遗精

一、定义

遗精是指不因性生活而精液频繁遗泄的病症,又称"失精"。有梦而遗精,称为"梦遗";无梦而遗精,甚至清醒时精液流出,称"滑精"。常见于西医学的男子性功能障碍、前列腺炎、神经衰弱、精囊炎及睾丸炎等疾病之中。成年未婚或已婚但无正常性生活的男子每月遗精 2~4 次,无病态出现者,属生理现象。病理性的遗精可常见于神经官能症(性神经衰弱)、前列腺炎及某些慢性疾病等。

遗精病位在肾,多由肾气不能固摄所致。肾为先天之本,藏精之所,水火之脏。若所求不遂,情欲妄动。沉湎房事,精脱伤肾,劳倦过度,气不摄精,饮食不节,湿浊内扰等均可使肾不固摄,精关失守而致遇精滑泄。

二、辩证

频繁遗精,或梦遗,或滑精,每周 2 次以上。伴见头晕目眩、神疲乏力、精神不振、腰膝酸软等。

（一）心肾不交

梦中遗精，夜寐不宁，头昏头晕，耳鸣目眩，心悸易惊，神疲乏力，尿少色黄，舌尖红、苔少，脉细数。

（二）湿热下注

梦中遗精频作，尿后有精液外流，小便短黄混浊且热涩不爽，口苦烦渴，舌红、苔黄腻，脉滑数。

（三）心脾两虚

遗精常因思虑过多或劳倦而作，心悸怔忡，失眠健忘，面色萎黄，四肢倦怠，食少便溏，舌淡、苔薄，脉细弱。

（四）肾虚不固

遗精频作，甚则滑精，面色少华，头晕目眩，耳鸣，腰膝酸软，畏寒肢冷，舌淡、苔薄白，脉沉细而弱。

三、治疗

（一）针灸

治则：心肾不交者清心泻火，益肾摄精，只针不灸，补法或平补平泻；湿热下注者清热利湿，调气固精，只针不灸，泻法；心脾两虚、肾虚不固者益气养血，补虚固本，针灸并用，补法。

处方：关元、志室、三阴交。

方义：以任脉及足太阴、足太阳经穴为主。关元为足三阴与任脉交会穴，是人体元气的根本，用以振奋肾气；志室又名精宫，固精收涩；三阴交乃足三阴之交会穴，益阴和阳，以固精关。

加减：心肾不交加太溪、神门滋阴降火；湿热下注加中极、阴陵泉清利湿热；心脾两虚加心前、脾俞养心健脾；肾虚不固加肾俞、太溪补肾固精。

操作：主穴用毫针补法。配穴按虚补实泻法操作。

（二）耳针疗法

取内生殖器、内分泌、神门、肝、肾。每次选2~4穴，毫针中度刺激；或用埋针、压丸法。

（三）皮肤针法

取腰骶两侧夹脊穴及足三阴经膝关节以下的穴位。用皮肤针叩打至皮肤轻度红晕。每晚1次。

（四）穴位注射

取关元、中极。用维生素 B_1 或当归注射液，每穴注入 0.5~1mL，要求针感向前阴传导。

（五）穴位埋线

取关元、中极、肾俞、三阴交。每次选2穴，埋入肠线。每月1~2次。

四、按语

（1）针灸治疗遗精效果较好，由于某些器质性疾病引起者，须同时治疗原发病。

（2）针灸治疗的同时，应指导患者消除心理负担，克服诱发遗精的因素，讲究精神卫生，建立良好的生活习惯，坚持适当的体育锻炼。

五、现代研究

现代医学认为，人类的生殖活动之一的射精过程，是在大脑高级神经中枢的控制下完成的。当一些因素(如不良生活习惯,不良刺激)及神经衰弱等产生的负面影响,破坏了大脑高级中枢的稳定性,使之处于异常的兴奋状况,在非生殖活动中产生了射精信号,导致了遗精的发生。针灸治疗本病的作用在于;针刺可通过对神经—体液调节的影响,对大脑皮质的异常兴奋产生抑制效用,从而达到治疗目的。

第三十一节　精浊

一、定义

精浊属于中医病名,西医通常主要指男科常见病,临床上主要分为急性前列腺炎和慢性前列腺炎。

急性前列腺炎发病突然,有高热寒战,尿急、尿频和尿痛。腰骶或会阴部胀痛,可发生排尿困难,甚则发生尿潴留。慢性前列腺炎常以严重的腰骶部、会阴部疼痛为主要症状,亦可出现小腹、耻骨、阴囊、肛周、睾丸等刺痛。有排尿改变及尿道分泌物,有时尿痛、尿急、尿频,排尿时尿道不适,排尿后常有白色分泌物从尿道口流出,俗称"滴白"。还可伴有头昏、乏力、失眠等神经衰弱等症。

二、治疗

(一)方一

1.取穴

主穴为腰骶部疼痛反应区、大肠俞、秩边。发热配大椎、曲池、合谷;排尿困难配关元;小腹及会阴部疼痛配足三里、阴陵泉。

2.操作方法

在腰骶部,视疼痛反应区的大小,针4～8针,直刺3～5寸,捻转手法,出针后拔火罐15～30分钟,大肠俞直刺2～3寸,秩边直刺3～4寸,大肠俞和秩边均先用提插捻转术,使针感传到小腹及会阴部,或再用G6805电疗机断续波,通电30～60分钟,余穴按常规针刺,急性前列腺炎日针2次,慢性前列腺炎日针1次,7～10天为一个疗程,疗程间隔2天。

(二)方二

1.取穴

主穴为关元、曲骨、太冲。小腹及会阴部疼痛配足三里、阴陵泉、会阴穴;头晕、失眠配百会、安眠2、三阴交。

2.操作方法

关元、曲骨直刺1.5～2寸,徐徐提插刮针手法,针感直达会阴部为佳,太冲直刺0.5～1寸,捻转刮针手法,余穴按常规针刺,间歇行针30分钟,10分钟行针一次。关元针加艾条灸30分钟,每日针灸1次,7～10天为一个疗程,疗程间隔2～3天。

三、按语

(1)急性前列腺炎高热寒战,病在太阳,寒邪束表为其主要病机,治则当解表清热为主,大椎为三阳交会之处,为解表清热主要穴,曲池、合谷为阳明经穴,其穴轻清走散,善清解阳经之邪毒,降温效果明显。慢性前列腺炎根据其临床表现病机为气滞血瘀,温热下注和肾气虚衰,而气滞血瘀是其基本病机,贯穿于本病的发生、发展与转归的全过程,血瘀既是慢性前列腺炎的病理产物,又是引起慢性前列腺炎的致病因素,同时瘀也是慢性前列腺炎反复发作缠绵难愈的主要原因。

(2)前列腺炎在腰骶及会阴部有胀痛反应,针刺会阴及腰骶部阳性反应部位,可活血化瘀,通络止痛,关元为任脉经穴,针刺加灸既可温补肾阳,又可通利小便;曲骨清利湿热,主治小便不利,小腹疼痛,遗精早泄;太冲为足厥阴肝经穴,该经循阴器,抵小腹,为循经取穴,可舒肝利胆,清利湿热,调畅气机,通经活络。阴陵泉、三阴交可健脾利湿,足三里为强壮要穴,可填补后天精气,强壮机体,增加抗病能力。以上诸穴,辨证选用标本兼治,可有活血化瘀、通经活络、利湿通淋、温补肾阳等功用。

(3)在治疗精浊的过程中,还应注意以下几点:①预防感冒;②避免久坐或长途骑车或骑马;③多饮水以适当增加排尿量;④保持外阴部清洁干燥;⑤注意保暖,避免着凉;⑥保持心情乐观舒畅,学会减压;⑦性生活有规律,避免忍精不射。

第三十二节　男性不育症

一、定义

男性不育症是指由于男性因素引起的不育,一般指婚后同居 2 年以上未采取任何避孕措施,由于男方原因使女方未能受孕者。

二、治疗

(一)穴位电针

取穴:①关元、三阴交;②中极、复溜;③归来、太溪;④肾俞、志室、次髎;⑤大赫、足三里。

操作:选 1～2 组处方,或 5 组处方交替应用。常规消毒,毫针针刺,待有针感后通以低频脉冲电流,每 10min 行针 1 次,留针 30～40min。每日或隔日 1 次,2～3 个月为 1 个疗程。

(二)穴位注射

取穴:肾俞穴。

操作:常规操作,用鹿茸精注射液 2mL 注射肾俞穴,双侧交替使用。每日 1 次,每周 5 次,8 周为 1 个疗程。

(三)穴位埋线

取穴:①肾俞、京门;②肝俞、期门;③脾俞、章门。

操作:常规消毒,将 3-0 号 1cm 长度羊肠线装入经消毒的 9 号腰穿针前端内。腹部穴位针尖与穴位呈 15°～20°角,向下沿皮肤平刺 1.0 时;背部的穴位针尖与穴位呈 45°～50°角,向脊柱方向刺 1.0 时。以 100～120 次/分的频率捻转得气后,边推针芯边退针管,使羊肠线埋入穴位皮下,线头不得外露。每 1 次 1 组穴位,均取双侧,3 组交替使用。

(四)穴位敷贴

取穴:关元、大赫、三阴交。

操作:取丁香 9g、肉桂 30g,打磨成细粉后过十目筛,调成膏状,制成药饼。常规操作,每次贴敷的时间为 4～6h。

三、按语

针灸对男性不育症有较满意的效果,往往不需配合药物就能达到治疗目的。

治疗期间宜节制房事,并注意选择同房日期,以利于受孕。

应避风寒、调情志,以清淡饮食为主,忌烟酒、辛辣刺激性食物,营养均衡,并且要加强锻炼。

第四章　妇科病症临床诊治

第一节　月经不调

一、定义

月经不调是指月经的周期、经量、经质、经色发生异常改变的疾病。临床上常见的有月经先期、月经后期、月经先后无定期,等等。月经先期又称"经早";月经后期又称"经迟";月经先后无定期又称"经乱"。

月经不调多与肝、脾、肾三脏及冲任二脉有关。由于外感或内伤等原因,导致脾不健运,肝失疏泄,或肾虚不固,引起冲任损伤,气血失调,而酿成本病。经早多因气虚或血热引起;经迟多因血虚、血寒和气滞引起;经乱多因肝郁、肾虚所致。

本病可见于西医学的生殖系统疾病,垂体前叶病变及卵巢功能的异常等。

二、辩证

月经周期异常改变,并伴有经量、经色、经质的异常。妇科检查、卵巢功能测定、超声波检查有助于本病的病因诊断。

(一)经早

月经周期提前 7 天以上,甚至 1 个月 2 次。若月经量多,色深红或紫红,经质黏稠,兼见心胸烦热,面赤口干,小便黄,大便干,舌红、苔黄,脉滑数者,为实热证。若月经量少,色红,经质黏稠,伴有潮热盗汗,手足心热,腰膝酸软,舌红、苔少,脉细数者为虚热证。若经量或多或少,经色紫红,或夹有瘀块,经行不畅,或胸胁及乳房作胀,小腹胀痛,心烦易怒,口苦咽干,舌苔薄黄,脉弦数者为郁热证。若月经量多色淡,质地清稀,伴神倦肢疲,心悸气短,纳少便溏,小腹下坠,舌淡、苔薄,脉弱无力者为气虚证。

(二)经迟

月经周期推迟 7 天以上,甚至四五十日一潮。若经期延后,月经色黯而量少,小腹冷痛,得热则减,或畏寒肢冷,面色苍白,舌苔薄白,脉沉紧者为实寒证。若月经色淡而量少,经质清稀,小腹隐隐作痛,喜热喜按,腰酸无力,小便清长,大便溏薄,舌淡、苔薄白,脉沉迟者,为虚寒证。若月经量少色淡,经质清稀,面色苍白,头晕目眩,心悸少寐,舌淡、苔少,脉细弱者为血虚证。若月经错后,经量少经色黯红,夹有瘀块,小腹胀痛,胸胁乳房作胀,舌苔薄白,脉弦者为气滞证。

(三)经乱

月经不能按周期来潮,或提前或延后。若经量或多或少。经色紫黯,质黏稠,经行不畅,胸胁乳房胀痛,嗳气不舒,喜叹息,苔薄白,脉弦者为肝郁证。若经来先后不定,量少色淡,质稀,腰膝酸软,头晕耳鸣,舌淡、苔白,脉沉弱者为肾虚证。

三、治疗

(一)针灸

治则:经早宜清热调经,经迟宜温经活血,经乱宜调补肝肾。实者泻之,虚者补之,热者只针不灸,寒者重灸。

处方:关元、气海、三阴交

方义:本病的发生多与肝、脾、肾三脏及冲任二脉有关。关元是任脉与肝、脾、肾三经之交会穴,为调理冲任与肝、脾、肾之要穴。气海是任脉穴,乃肓之原,可总调下焦之气机而调理气血。三阴交是肝、脾、肾三经之交会穴,可健脾益肾,疏肝调经。三穴是治疗月经不调的主穴。

加减:经早之实热者配曲池、太冲以清解血分之热;虚热者配太溪以滋阴清热;郁热者配行间、地机以疏肝解郁,泻肝热;气虚者配足三里、脾俞以健脾益气而摄血。经迟之实寒者配归来、天枢活血通经,灸之温通胞脉;虚寒者配命门、太溪温肾壮阳以除寒;血虚者配足三里、脾俞、膈俞养血调经;气滞者配蠡沟以疏肝解郁,理气行血。经乱之肝郁者配太冲、肝俞、期门以疏肝解郁;肾虚者配肾俞、太溪;月经过多配隐白健脾止血。

操作:关元用 1.5 寸毫针进针 1.2 寸,并要排空小便再予针刺,以免刺伤膀胱;背俞穴用 1 寸毫针,进针 0.5~0.8 寸,以防刺伤肺脏,形成气胸。其他穴位按常规操作。每天针刺 1 次,每次留针 20~30 分钟。经前 5~7 日开始治疗,至下次月经来潮前再治疗,连续治疗 3~5 个月。若经行时间不能掌握,可丁月经净止之日起针灸,隔天 1 次,直到月经来潮时为止,连续治疗 3~5 个月。

(二)耳针疗法

取皮质下、内生殖器、内分泌、肾、肝、脾。每次选用 2~4 穴,毫针刺用中等刺激,每天 1 次,每次留针 15~20 分钟,或用压丸法治疗。

(三)皮肤针法

背、腰、骶部的夹脊穴或背俞穴,下腹部任脉、足少阴肾经、足太阴脾经,下肢足三阴经。用梅花针中等手法叩刺,至局部皮肤潮红,隔天 1 次,治疗时机与疗程同基本治法。

(四)穴位注射

关元、三阴交、气海、血海、肝俞、脾俞、肾俞。每次选用 2 或 3 穴,用 5% 当归注射液或 10% 丹参注射液,每穴注入药液 0.5mL,隔天 1 次。

(五)埋针疗法

三阴交、中极透关元。用 1cm 长的消毒羊肠线,埋植于以上穴位,在经前、经后均可治疗,作用较持久。

四、按语

(1)针灸对功能性月经不调有一定效果。如是生殖系统器质性病变引起的月经不调,应及早针对原发病治疗。

(2)对月经不调要注意治疗时机,一般多在经前 5~7 日开始治疗,一直针至下次月经来潮。

应嘱患者注意经期卫生和生活调养,少吃生冷及刺激性饮食;要注意调摄情志,避免精神刺激;适当减轻体力劳动强度。

五、现代研究

月经不调是由于多种因素影响了下丘脑－垂体－卵巢轴的功能,使其功能失调,性激素分泌紊乱,进而影响月经周期的正常进程,出现月经不调等病症。针灸通过对下丘脑－垂体－卵巢轴自身功能的调节。使失调的生殖内分泌功能恢复到正常的生理状态,从而对月经周期的整个过程进行良性调节,使其卵泡期和黄体期两个阶段恢复正常的生理变化过程,月经不调亦随之得到调整和治疗。

第二节　痛经

一、定义

凡在经期前后或行经期间,小腹及腰部疼痛,甚者剧痛难忍,并伴随月经周期而发作者,称为痛经。西医将痛经分为原发性痛经与继发性痛经两种,并认为原发性痛经多见于生殖器官无明显器质性改变的月经痛,继发性痛经多因生殖器官的器质性病变引起,常见于子宫内膜异位症、急慢性盆腔炎、子宫颈狭窄、阻塞等。

中医认为痛经的发生主要由于冲任二脉气血运行不畅,并与肝肾有关。其多因受寒饮冷,坐卧湿地,寒湿伤于下焦,客于胞宫,经血被凝,运行不畅而作痛;或肝郁气滞,血行受阻,冲任不畅,瘀滞胞宫,不通则痛;也可由体质虚弱,气血不足,或肝肾亏虚,孕育过多,冲任受损,血海空虚,胞脉失养,故而作痛。

二、辩证

痛经是以经期或行经前后小腹疼痛为主要症状,并随月经周期而发作。疼痛剧烈时患者面色苍白,出冷汗,全身无力,四肢厥冷,并伴有恶心、呕吐、腹泻、尿频、头痛等症状。

(一)寒湿凝滞

经前或经期小腹绞痛,并有冷感,按之痛甚,得热痛减,经水量少,色紫黑有块,可伴有形寒肢冷、小便清长,苔白,脉沉紧。

(二)气血不足

经期或经后小腹绵绵作痛,且有空坠不适之感,喜按,月经色淡,量少质稀,面色苍白或姜黄,神疲肢倦,头晕眼花,心悸气短,舌淡、苔薄,脉细弱。

(三)肝郁气滞

经前或经期小腹胀痛,胀甚于痛,经行不畅,量少色黯,有血块,经前可伴有胸胁乳房胀痛,舌黯或有瘀斑,脉沉弦。

(四)肝肾亏虚

经期或经后小腹隐隐作痛,月经先后无定期,经量或多或少,色淡红,质清稀,腰膝酸软,夜寐不宁,头晕耳鸣,舌红、苔少,脉沉细。

三、治疗

(一)针灸

治则：调理冲任。寒湿凝滞者温通胞脉，针灸并用，泻法；肝郁气滞者疏肝解郁，针用泻法；气血不足者补益气血，针灸并用，补法；肝肾亏虚者滋补肝肾，只针不灸，补法。

处方：关元 气海 三阴交

方义：关元为任脉穴，是任脉与足三阴经之交会穴，具有理胞宫，调冲任作用；气海亦属任脉穴，为盲之原，诸气之海，能理气活血，调理冲任；三阴交为足三阴之交会穴，可调理肝、脾、肾功能，为治疗痛经远道主穴。

配穴：寒湿凝滞者加地机可温通胞脉，祛邪调经；肝郁气滞者加太冲、次髎可疏肝解郁，活血调经；气血不足者加血海、脾俞、足三里以健脾益气补血；肝肾亏虚者加肾俞、肝俞以滋补肝肾；恶心呕吐加中脘、内关疏调气机，和胃降逆。

操作：针刺关元、气海，采用连续捻转的手法，使针感向下传导。次髎应刺入骶后孔1.5～2寸，使针感传入小腹。寒湿者，起针后在小腹部穴位施以艾灸，至皮肤红润，或在腹部穴位施以温针灸，非发作期也可用艾炷隔姜灸，每次5～7壮。月经来潮前3～5日开始针治，每天治疗1次，一直针至月经来潮。

(二)耳针疗法

取内生殖器、交感、皮质下、内分泌、肝、肾、脾、神门、腹、腰骶椎。每次选用3～5穴，用中等刺激，捻转行针，留针20～30分钟。或在耳穴压丸、埋针，每天按压数次。

(三)穴位注射法

取上髎、次髎。用1％普鲁卡因溶液1mL，注射于穴位的皮下，每天1次。中极、关元、次髎、关元俞。选用2％的普鲁卡因溶液或当归溶液等中药制剂。每穴每次注入药液2mL，每天1次。

(四)电针疗法

取关元、三阴交、归来、太冲。每次选用2穴，上下相配，接上电针仪，可选用密波或疏密波，电量以中等刺激为宜，每天1～2次，每次通电20～30分钟。

(五)皮内针法

取气海、三阴交、阿是穴。消毒后，用镊子夹住针身，左手拇、示指将穴位皮肤舒张开，将针尖刺入，外用小块胶布固定，埋针1～2日后取出。

四、按语

(1)针灸治疗原发性痛经有较好的疗效，既能镇痛，又能改善全身症状，调整内分泌功能。一般连续治疗3～5个周期可获痊愈。对继发性痛经，运用针灸减轻症状后，应明确诊断，针对原发病治疗。

(2)治疗痛经应在月经来潮前3～5日开始针治，每天治疗1次，一直针至月经来潮。

注意经期卫生，经期避免重体力劳动、剧烈运动和精神刺激，防止受凉、过食生冷。

痛经剧烈发作时，应及时观察面色、出汗、脉搏、血压等防止昏厥。

五、现代研究

痛经产生的原因很多，如经期精神过于紧张，生殖器官的非器质性病变，以及生殖器官的某些器质性病变(如盆腔炎、子宫内膜异位症等),均可导致痛经。针灸治疗本病,其作用机制在于,一方面是针刺可以调整大脑皮质的兴奋状态,缓解精神紧张因素,另一方面针刺具有镇痛效用,可通过激活体内内源系统而发生止痛作用。针刺还可通过对下丘脑-垂体轴的影响,调节相关激素的水平,调节内分泌功能,改善卵巢功能。抑制前列腺素的分泌,缓解子宫内血管痉挛,而起到治疗作用。此外,针刺的抗感染效用,针刺提高机体的免疫功能等效用亦在治疗中发挥作用。

第三节　经闭

一、定义

经闭是妇科常见的一种症状。临床将其分为原发性和继发性两大类:凡已过18周岁月经尚未来潮者称"原发性闭经";已行经现又中断3个周期以上者称"继发性闭经"。至于青春期前、妊娠期、哺乳期及绝经期后的无月经属生理现象,不属经闭范畴。因先天性生殖器官异常或后天器质性损伤所致的无月经者,不属本节讨论范围。

西医学认为正常的月经有赖于大脑皮质、下丘脑、垂体、卵巢、子宫等功能的反馈调节,其中任何环节发生病变,即可导致闭经。其他内分泌腺体功能障碍如甲状腺、肾上腺皮质功能障碍,或某些精神因素、环境改变、寒冷、消耗性疾病、刮宫过深、放射线治疗等也能引起闭经。

中医认为,导致经闭的原因主要是血枯和血滞。血枯者属先天不足,肝肾亏损,或后天失养,脾胃虚弱,使精血不足,冲任失养,无血以行,发为经闭。血滞者多因情志不遂,肝气郁结,气滞血瘀,或脾失健运,痰湿阻滞,或经期感寒,寒凝胞脉,冲任不通,经血不行所成。本病主要与肝、脾、肾有密切关系。

二、辩证

经闭应首分虚实,一般而论,已逾常人初潮年龄尚未行经,或月经渐发后期,经量渐少而终至经闭,并伴有其他虚象的,多为血枯,属虚证;若以往月经之周期、经量尚属正常而突发经闭,并伴有其他实象的,多为血滞,属实证。

妇科检查,甲状腺、肾上腺、卵巢激素等指标的测定,对闭经有临床诊断意义。

(一)血枯经闭

1.肝肾不足

超龄月经未至,或先见经期错后,经量渐少,终至闭止。兼见头晕耳鸣,腰膝酸软,口干咽燥,五心烦热,潮热盗汗,舌红、苔少,脉沉细。

2.气血亏少

月经周期逐渐后错,经量渐少,色淡,继而闭经。兼见面色无华,头晕目眩,心悸气短,神疲肢倦,纳呆泄泻,舌淡、苔薄白,脉沉缓或细无力。

(二)血滞经闭

1.气滞血瘀

月经数月不行,小腹胀痛拒按,精神抑郁,烦躁易怒,胸胁胀满,舌紫黯或有瘀斑,脉沉弦。

2.寒湿凝滞

月经数月不行,小腹冷痛拒按,得热痛减,形寒肢冷,面色青白,舌苔白,脉沉迟。

三、治疗

(一)针灸

治则:血枯者滋补肝肾,益气养血,针灸并用,补法;血滞者活血化瘀,温散寒湿,针灸并用,泻法。

处方:关元、三阴交、合谷、肾俞、归来。

方义:关元是任脉与足三阴经之交会穴,可温补肾元,通经行血,调理冲任;三阴交为足三阴之交会穴,合谷为手阳明经原穴,二穴配伍能调冲任,理胞宫,行气血;归来通胞脉,调气血;肾俞为肾脏精气输注之处,既可补益肾气,使肾气旺,精血充,又可温化寒凝,行血调经。

加减:肝肾不足者加肝俞、太溪以补益肝肾,调理冲任;气血亏少者加脾俞、足三里以健脾和胃,益气生血;气滞血瘀加太冲、期门、血海可疏肝理气,活血调经;寒湿凝滞加命门、腰阳关温化寒湿,行滞祛瘀。

操作:根据证候虚实采用相应的补泻手法。背俞穴不可深刺,应用 1 寸毫针进针 0.5～0.8寸;气血不足者可在背部穴加灸,寒湿凝滞可在背腰部穴或腹部穴加灸。可用艾条温和灸或艾炷隔姜灸。隔天或每天治疗 1 次。

(二)皮肤针法

取相应背俞穴及夹脊穴(腰骶部为主)、下腹部任脉、足少阴肾经、足阳明胃经、足太阴脾经、带脉等。用皮肤针从上而下,循经叩刺,反复叩刺 3 遍。每天或隔天 1 次。

(三)耳针疗法

取内分泌、肾、肝、脾、内生殖器、皮质下、神门。每次选 3～5 穴,毫针中等刺激,留针 30 分钟,每天 1 次,两耳交替。也可行耳穴埋针或压丸法。

(四)穴位注射

取肝俞、脾俞、肾俞、气海、石门关元、归来、气冲、足三里、三阴交。每次选 2～3 穴,用黄芪、当归、红花等中药制剂,或胎盘组织液、维生素 B_{12} 等,每穴每次注入 1～2mL,隔天 1 次。

(五)电针疗法

取归来配三阴交、中极配地机、曲骨配血海。可选其中任何一对穴位,或各对穴交替使用,每天或隔天治疗 1 次,每次 15 分钟。

四、按语

(1)引起经闭的原因较多,不同病因引起者,针灸治疗效果各异。针灸对功能失调所致的经闭疗效较好,而对严重贫血、结核病、肾病、心脏病、子宫发育不全等其他原因引起的闭经疗效较差,须从病因论治,才能收效。

(2)一般而言,针灸治疗经闭疗程较长,应请患者密切配合,坚持治疗。

患者应注意情绪调节,保持乐观豁达心态,加强体育锻炼,增强体质,劳逸结合,生活起居有规律。注意饮食调节,忌食生冷。避免淋雨下水。

五、现代研究

经闭的发病原因较为复杂,诸如精神因素、内分泌失调及全身性疾病等,均可导致经闭发生。针刺治疗因精神因素及内分泌失调引起的闭经,效果显著。研究认为,针刺具有良好的镇痛、镇静效用,针刺对抑制大脑皮质的异常兴奋有较好的作用。针刺可调整下丘脑—垂体—卵巢自身功能,调节人体内分泌功能,促进卵泡发育成熟及排卵,并可调节体内雌激素和孕激素水平,使子宫功能、月经周期恢复正常。针刺对内脏自主神经的调节,亦可缓解机体紧张,从而有利于闭经的治疗。

第四节　阴痒

一、定义

外阴瘙痒是一个症状,可由多种妇科疾病引起,如滴虫性阴道炎、霉菌性阴道炎等。患者阴部瘙痒,白带多为其主要症状。

二、治疗

（一）方一

1.取穴

曲骨、关元、曲池、足三里、三阴交、太冲。

2.操作方法

上穴按常规针刺捻转刮针手法,间歇行针 30～60 分钟,10～20 分钟行针一次,每日针1 次。

（二）方二

1.取穴

主穴为八髎、环跳、曲骨。配穴为三阴交、曲泉、委中、血海。

2.操作方法

用捻转手法间歇行针 30～60 分钟,10～20 分钟行针一次,每日针 1 次。针后再用艾条灸烤外阴部位 30～60 分钟,痒时灸至不痒,不痒时灸至痒(甚则剧痒),再继续灸至不痒为度(患者睡前自己灸)。

三、按语

针灸治疗阴痒效果良好。针治所以有效,是因为针八髎、环跳能清肝胆湿热;关元、血海清血化湿;三阴交疏肝健脾化湿;委中清热化湿;中极、曲骨、曲泉能行气利湿,又用艾条灸之能除湿杀虫。诸穴配合,有清热除湿杀虫的作用,故能达到治愈阴痒的目的。

第五节 绝经前后诸症

一、定义

绝经前后诸症是妇女在绝经前后出现月经紊乱,潮热汗出、阵发性面颊红赤、五心烦热或头晕耳鸣、失眠心悸、感觉和情志异常等症状,亦名经断前后诸症。

西医学称为更年期综合征,但手术切除双侧卵巢或接受放射治疗的年轻妇女也可出现类似症状,均可参照本节辨证治疗。

二、辨证

月经紊乱,性欲减退,阵发性潮热,出汗,心悸,情绪不稳定。

(一)肾阴虚

头晕耳鸣,失眠梦多,心烦易怒,烘热汗出,五心烦热,腰膝酸软,或皮肤感觉异常,口干便结,尿少色黄,舌红苔少,脉数。

(二)肾阳虚

面色晦黯,精神萎靡,形寒肢冷,食欲缺乏、腹胀,大便溏薄,或面水肿胀,尿意频数,甚或小便失禁,舌淡苔薄,脉沉细无力。

(三)肝阳上亢

头晕目眩,心烦易怒,烘热汗出,腰膝酸软,经来量多,或淋漓漏下,舌质红,脉弦细而数。

(四)痰气郁结

形体肥胖,胸闷痰多,脘腹胀满,恶心呕吐,食少,水肿便溏,苔腻,脉滑。

三、治疗

(一)针灸治疗

治则:疏肝益肾,调理冲任。

主穴:肝俞、肾俞、脾俞、关元、内关、三阴交。

配穴:肾阴虚配太溪、照海;肾阳虚配太溪、命门;肝阳上亢配风池、太冲;痰气郁结配膻中、丰隆;心悸多汗配神门、阴郄。

操作:主穴毫针平补平泻法,配穴实证用泻法,虚证用补法。

(二)其他治疗

耳针选内生殖器、皮质下、内分泌、肾。心烦失眠者,加心、神门,烦躁易怒者加肝,烘热汗出、五心烦热者加交感,精神异常者加耳尖。针刺或王不留行籽或磁珠丸埋压。

四、按语

诊断本病时应做有关健康检查和妇科检查,排除相关器质性病变。

针灸治疗本病有较好疗效,但应重视与心理治疗结合。

加强自身调理,应调情志,节嗜欲,慎起居,做到"恬淡虚无"。

第六节　带下病

一、定义

带下是指妇女阴道内流出的一种黏稠液体,如涕如唾,通称为白带。因其在带脉之下,故称为"带下"。如见带下量多,或有色、质、气味异常,或伴全身、局部症状的称"带下病"。常见于西医学的阴道炎、子宫颈及盆腔炎症、内分泌失调、宫颈宫体肿瘤等疾病引起的白带增多症。

本病的原因不外脾虚、肾虚、湿毒三个方面。由于饮食不节,劳倦过度,伤及脾气,脾失运化,谷不化精,反聚为湿,流注下焦,伤及任带,而为带下。若素体肾气不足,下元亏损,或房劳多产,伤及肾气,而使带脉失约,任脉不固,遂致带下。如果经行、产后,胞脉空虚,或手术所伤,湿毒之邪乘虚而入,损伤任带二脉,而为带下。其主要病机是带脉失约,任脉不固,病位在脾、肾。

二、辨证

阴道流出的分泌物明显增多,色、质、气味异常。

(一)肾虚

带下量多,色白质稀,绵绵不断,小腹发冷,腰部酸痛,小便频数清长,夜间尤甚,大便溏薄,舌淡,苔薄白,脉沉。

(二)脾虚

带下量多,色白或淡黄,无臭味,质黏稠,连绵不断,面色萎黄,食少便溏,神疲乏力,舌淡,苔白腻,脉濡弱。

(三)湿热下注

带下量多,色黄稠黏,如脓如涕,气秽臭,阴中瘙痒,小腹作痛,小便短赤,身热,口苦咽干,舌红,苔黄,脉滑数。

三、治疗

(一)针灸

治则:健脾益肾,固摄任带。虚证针灸并用,补法或平补平泻;实证用泻法。

处方:带脉、关元、三阴交、白环俞。

方义:带脉是足少阳与带脉的交会穴,固摄本经经气,理下焦,止带下;关元为任脉经穴,培元补肾调理任带;白环俞为膀胱经穴位,可助膀胱之气化,同时又可固肾止带;伍用足三阴经之会穴三阴交,以加强健脾益肾,固摄任带作用。

加减:脾虚者配足三里、阴陵泉以健脾除湿止带;肾虚者配关元、肾俞、次髎,重用灸法,以补益肾气,温暖下焦,固摄带脉。湿毒者配中极、阴陵泉、下髎,以加强清热解毒,调理任带的作用。操作:诸穴以常规操作为主。带脉向前斜刺,不宜深刺;白环俞直刺,使骶部酸胀;关元、气海针尖向下斜刺,使针感传至耻骨联合部,或会阴部。

(二)耳针

取内生殖器、内分泌、神门、脾、肾、肝、三焦。每次取 3～4 穴,毫针中等刺激,留针 15～30

分钟。每天或隔天 1 次,两耳交替施针。也可用埋针、压丸法,3～5 天更换 1 次,并嘱患者每天自行按压耳穴 3～4 次,以耳部发热为度。

(三)穴位注射

取关元、中极、三阴交、足三里。每次选用上下各 1 穴。药物可选黄芪注射液、当归注射液、胎盘组织液、鱼腥草注射液等。局部消毒后,右手持注射器快速刺入穴位,可上下小幅度提插,得气后,抽无回血,即可将药液缓慢注入穴内,每穴注药 1～2mL,每天或隔天 1 次。

(四)电针疗法

取带脉、气海、关元、中极、三阴交、足三里、阴陵泉、照海。每次选 1 个腹部穴和 1 个下肢穴配对应用。常规消毒,针刺得气后接通电针仪,用疏密波,刺激量以患者能耐受为度,每次通电 15～20 分钟,隔天 1 次。

(五)刺络拔罐

主穴为十七椎、腰眼,配穴为"八髎"周围之络脉。常规消毒后,三棱针点刺穴位出针后,立即拔罐 5～10 分钟,出血量为 3～5mL,最多可达 60mL。每 3～5 天复治 1 次。适用于湿热下注所致带下。

四、按语

若带下黄赤量多,应进行妇科检查以排除恶性病变;带下乳白如豆渣状、量多,同时外阴瘙痒或刺痛者,应考虑为念珠菌阴道炎。

针灸治疗带下病疗效较好,治疗期间和平时应注意饮食调养,节制房事,注意经期及产褥期的卫生,保持外阴清洁。

五、现代研究

针灸治疗本病的临床报道较多,作用机制研究少有见到,本病多与机体免疫力低下,各种病菌感染有密切关系。针灸治疗本病,多认为与针灸具有抗菌、消炎作用及提高机体免疫力等因素有关。

第七节　不孕症

一、定义

不孕症又称绝子、无子,指育龄期妇女未采取避孕措施且配偶生殖功能正常,婚后有正常性生活,同居两年以上而未怀孕者,或曾有过生育或流产,而又两年以上未怀孕者;前者称原发性不孕,后者称继发性不孕。

二、辩证

(一)肾虚

婚后不孕,兼见月经后期,量少色淡,面色晦暗,性欲淡漠,小便清长,大便不实,舌淡苔白,脉沉细或沉迟。

（二）肝气郁结

多年不孕，兼见经期先后不定，经来腹痛，行而不畅，量少色暗有块，经前乳房胀痛，精神抑郁，烦躁易怒，舌质正常或暗红，苔薄白，脉弦。

（三）痰瘀互阻

婚后久不受孕，形体肥胖，经行推后而不畅，夹有血块，甚或闭经，带多黏腻，头晕心悸，胸胁胀满，纳呆泛恶，苔白腻，脉滑。

三、治疗

（一）实证

治法：理气化痰，行瘀通络。

主穴：肝俞、归来、子宫、丰隆、三阴交。

配穴：肝气郁结加曲泉、太冲；痰瘀互阻加阴陵泉、膈俞。

（二）虚证

治法：补益肝肾，温通胞脉。

主穴：关元、气海、归来、子宫、肾俞、三交。

配穴：肾虚加太溪、命门。

四、按语

针灸治疗不孕症屡有报道，疗效肯定，尤其对功能性不孕症的治疗方面，临床和实验研究都已有很好的证明，针灸取穴主要在任脉、足三阴经和背俞穴，这些穴位可调节冲任气血，滋肾精补肾阳，疏肝健脾，活血通脉，增强摄精受孕功能。

第八节　堕胎

一、定义

人工流产通俗来说就是堕胎，在人工流产手术过程中，由于手术操作对宫颈及宫壁的局部刺激，引起迷走神经的反射，而出现心血管及全身一系列反应，本节主要介绍堕胎后引起的综合反应。如腹痛，腹胀，恶心呕吐，胸闷，头晕，面色黄白，四肢发凉，出冷汗，烦躁不安或短暂意识消失，抽搐等。

二、治疗

（一）取穴

耳穴心、肾、子宫。

（二）操作方法

手术前 10～15 分钟，局部常规消毒后用 0.5 寸毫针，直刺上述耳穴 0.1～0.2 寸，持续捻转 3～5 分钟，耳部有胀热感时留针至全部手术过程。

三、按语

人工流产综合反应，现代医学认为主要是由于人工流产时宫颈和子宫受到机械性刺激，引起迷走神经兴奋使冠状静脉痉挛,心脏传导功能发生障碍,血压下降而导致。针刺心、肾两耳穴,可以加强心、肾两脏的功能活动,增强其应激能力,使气血、阴阳平衡协调。又针刺子宫穴,通过大脑的调节作用,抑制了迷走神经的兴奋性,从而减少或控制了人流过程的综合反应。

第九节　妊娠恶阻

一、定义

妊娠恶阻(2～3个月)出现不同程度的恶心、呕吐、厌食,甚至食人即吐的现象,称为妊娠恶阻,又名早期妊娠中毒症。轻度的呕吐往往不必治疗,很快就自行消失,严重的容易引起酸中毒或脱水。

二、治疗

(一)方一

1.取穴

中脘、足三里、阴陵泉、内关、太冲。

2.操作方法

中脘直刺1.5～3寸,刮针手法,余穴按常规针刺,均用刮针手法,留针30分钟,每日针1次。

(二)方二

1.取穴

腰背部背俞穴线。

2.操作方法

患者取俯卧位,医者手持皮肤针,从上至下,从左侧到右侧,轻轻叩刺3～5次,每天治疗1次。

三、按语

根据古代文献记载和现代临床实践经验,恶阻的病因可归纳为胃虚、痰滞和胎气上逆3种,而总的原因乃脾胃虚弱。无论痰饮或胎气都是上逆犯胃才发生呕吐,如果胃气强盛,就能控制上逆之气。因此,本病的治疗除了辨证施治外,应特别注意调理脾胃。针灸治疗也是根据这一治则针中脘、上脘、建里、足三里等穴调胃和中以降逆气,再辨证取穴,或加阴陵泉、三阴交健脾而化痰饮;或加内关、太冲疏肝和胃降上逆之胎气。若孕妇体质过度虚弱或怀孕5个月以上者,应慎重针刺。

第十节 胎位不正

一、定义

正常的胎位为枕前位。胎位不正是指孕妇在妊娠 30 周后,经产科检查发现胎儿在子宫体内的位置不正,呈臀位、横位、枕后立、颜面位等异常胎位。胎位不正是导致难产的主要因素之一。西医学认为胎位不正多由产妇腹壁松弛、早产儿等原因使胎儿在宫腔中活动度过大,或孕妇腹壁过紧,羊水过少,使胎儿转动不便。此外,子宫或胎儿畸形、肿瘤等原因也可使胎头固定受到影响。

中医学认为,引起胎位不正的原因虽多,但总不离肾,因肾主生殖,胞脉系于肾,若素体肾虚,或房劳、多产伤及于肾,精血亏损,复加受孕之初,精血聚于养胎,则精血不能通过胞脉濡养胞宫,因此胎位难以维持正常。

二、辨证

胎位异常的孕妇,一般本身多无自觉症状,每在产科检查时发现胎位不正而确诊。

三、治疗

(一)针灸

治则:益肾安胎,助胎正位。用灸法,或用针刺,平补平泻法。

处方:至阴。

方义:至阴为足太阳膀胱经井穴,五行属金,足太阳经气由此交入足太阴肾经,能助肾水,调肾气,为矫正胎位之经验效穴。

操作:孕妇排空小便,解松腰带,坐于靠背椅上或半仰卧于床上,至阴穴以艾条温和灸或雀啄灸,每次 15～20 分钟,每天 1～2 次,至胎位转正为止。

(二)电针疗法

取双侧至阴,常规消毒后先用毫针刺入穴位,得气后接通电针仪,选用密波持续刺激 10 分钟左右,强度以患者稍有刺激感即可,刺激量不宜太强。隔天 1 次。

(三)激光针法

选至阴。孕妇取仰卧 M 位,双下肢屈曲。松解腰带,用医用激光治疗仪照射双侧至阴穴,选用波长 632.8A,功率 5mW,电流量 6～8mA,激光束直接照射于至阴穴,距皮肤 25mm 左右,每次照射 5 分钟,每天 1 次。

(四)耳针疗法

选内生殖器、交感肝、脾、肾、皮质下。每次选 2～4 穴。常规消毒后,用 1 寸毫针捻转刺入穴内,中、轻等刺激,留针 15～20 分钟,每隔 5～10 分钟捻针 1 次。每天或隔天 1 次,双侧耳穴交替应用。也可用压丸法,3～4 天换贴 1 次,嘱孕妇每天按压 3～4 次。

四、按语

针灸矫正胎位简便、安全,对孕妇、胎儿均无不良影响。其疗效确切,尤其艾灸矫正胎位的成功率较高。

因子宫畸形、骨盆狭窄、盆腔肿瘤等因素导致的胎位不正,不适合针灸治疗,应尽早转妇产科治疗,以免发生意外。

注意孕期保健,确保孕妇及胎儿的健康。怀孕 6 个月后开始定期产前检查,如发现异常,在医生指导下,予以矫正。

五、现代研究

针灸能够矫正胎位不正,大多认为,其作用机制在于:针刺艾灸可以使子宫的紧张性增高,针灸能兴奋垂体-肾上腺皮质系统,通过某些激素的分泌增多,使子宫平滑肌收缩,从而增强了子宫活动,使胎动增多,使胎位不正得以矫正。

第十一节 分娩镇痛

一、定义

产痛是妇产科临床常见的症状。产痛的产生与产妇的心理基础和生理基础有关。

二、治疗

(一)取穴

合谷、三阴交。

(二)操作方法

提插捻转手法,持续行针。在分娩前 15 分钟针刺并行针,直至分娩结束。

三、按语

针灸分娩镇痛,现代临床已有不少报道,控制产痛效果良好。

第十二节 滞产

一、定义

滞产,又称“难产”,是指妊娠足月临产时胎儿不能顺利娩出,总产程超过 24 小时。西医学称为“异常分娩”。常见于子宫收缩异常(产力异常),骨盆、子宫下段、子宫颈、阴道发育异常(产道异常),胎位异常,胎儿发育异常等情况。本节主要讨论产力异常引起的滞产。

引起滞产的原因,不外虚、实两方面。虚者多因孕妇素体虚弱,正气不足,或产时用力过早,耗气伤力,或临产胞水早破,浆干血竭,而致滞产。实者多因临产过度紧张,心怀恐惧,或产前过度安逸,以致气不运行,血不畅流。或感受寒邪,寒凝血滞,气机不利,而致滞产。

二、辩证

子宫收缩乏力,收缩持续时间短、间歇时间长且不规则,当子宫收缩达高峰时,腹部不隆起,不变硬。或子宫收缩不协调,产妇自觉收缩力强,呈持续性腹痛,拒按,烦躁不安,呼痛不已,但宫底收缩力不强(子宫收缩在中部或下段强,属于无效宫缩)。产程延长,总产程超过24小时。临床检查:宫颈口不扩张,胎先露不下降。

辨证时分清虚实,虚者乃是气血虚弱而致,以阵痛微弱为特征;实者则由气滞血瘀所致,以腰腹剧痛为主。

(一)气血虚弱

久产不下,若产时少腹阵痛微弱,坠胀不甚,或下血量多,色淡,伴有面色苍白,神疲倦怠,心悸气短,舌淡,脉大而虚或沉细而弱。

(二)气滞血瘀

久产不下,产时腰腹剧痛,下血量少,色黯红,兼有面色青黯,精神紧张,时欲呕恶,舌黯红,脉沉实而至数不匀。

三、治疗

(一)针灸

治则:调理气血,行滞催产。虚证针灸并用,补法为主,补泻兼施;实证只针不灸,泻法为主,补泻兼施。

处方:合谷、三阴交、至阴、独阴。

方义:合谷为手阳明经原穴,可行气理气,活血化瘀,三阴交为足三阴之会,既可行气活血,又可益气养血,再配膀胱经井穴至阴,经外奇穴独阴,以增强催产之力。至阴、独阴二穴为催产下胎之经验效穴。

加减:气血虚弱者配足三里、复溜健脾胃,益气血,补肾助产;气滞血瘀者配太冲、肩并以理气活血,行滞催产。

操作:合谷直刺1寸左右,补法;三阴交直刺1.2寸,泻法;至阴、独阴斜刺0.3寸左右,用捻转手法,虚补实泻;留针1小时左右或至产妇高缩规律而有力为止。留针期间,每隔5分钟左右行针1次。

(二)耳针疗法

选内生殖器、皮质下、内分泌、肾、膀胱。用中等刺激,每隔3~5分钟捻转1次。留针60分钟左右或至产妇宫缩规律有力为止。

(三)电针疗法

至阴、独阴各刺入0.3寸左右,以电针导线单侧连接二穴,疏密波,强度以患者能耐受为度,留针60分钟左右或产妇高缩规律有力为止。

四、按语

针灸对产力异常引起的滞产具有明显催产作用。滞产时间过长,对产妇和胎儿健康危害极大。因此,对病情危重者,应配合药物综合治疗,必要时立即手术处理。

对子宫畸形、骨盆狭窄等原因引起的滞产,应做其他处理,以免发生意外。

解除产妇的思想顾虑,消除紧张情绪,鼓励产妇多进饮食,劳逸适度,保持充沛的精力,有利于分娩。

五、现代研究

产妇由于生产时体力分配不当,精神过于紧张及疼痛等因素,致使久产不下,发生滞产。

研究表明,针灸可通过调节脑—垂体—肾上腺轴皮质系统功能,促进某些激素的分泌(如雌激素、前列腺素等),使子宫的紧张性及活动性增强,使子宫收缩而达到催产效用。同时,针刺还可缓解疼痛,激发体内内源性镇痛机制,解除患者的紧张因素,协同子宫收缩,以达到顺利生产的目的。

第十三节　催产

一、定义

孕妇在临产时,具有腰酸腹痛的正常情况下,而不分娩者,除了胎位不正或交骨不开而需要手术者外,一般为无经验的初产妇,由于浆胞虽破而腹压阵痛不紧,故不能顺利分娩。

二、治疗

(一)取穴

肾俞、大肠俞、委中。

(二)操作方法

肾俞成45°角向下斜刺1～1.5寸,大肠俞直刺1～1.2寸,均用提插刮针手法;委中直刺0.5～0.8寸,捻转手法,持续行针5～10分钟即起针。

三、按语

针灸的催产作用中医学早有记载。现代临床实践和有关科学实验证明,针灸确有催产作用。

第十四节　缺乳

一、定义

缺乳是指产后及哺乳期乳汁分泌甚少或全无,不能满足婴儿需要的病证。亦称"乳少""乳汁不足"等。缺乳、乳汁不足、乳汁不行。本证不仅出现于产后,还可出现在哺乳期,但以产后缺乳最为常见。若因产妇不按时哺乳,或不适当休息而致乳汁不足,经纠正其不良习惯,乳汁自然充足者,不能作为病态论。

中医学认为缺乳多由素体虚弱,气血亏虚,或产时失血过多,影响乳汁化生而成;或由情志不舒,肝失条达,气机不畅,乳络不通,乳汁不行所致。

二、辩证

产后乳汁分泌量少或乳汁全无,乳房发育正常,无明显器质性病变。辩证时当分虚实。实者多由肝郁气滞,虚者多为气血亏虚。

（一）气血亏虚

产后乳汁甚少或全无，乳汁清稀，乳房柔软无胀感，面色苍白，唇甲无华。神疲乏力，或伴头晕目眩，惊悸怔忡，食少便溏，舌淡、苔薄，脉细弱。

（二）肝郁气滞

产后乳汁不行或乳少，乳房胀满疼痛，甚至身有微热，情志抑郁不乐，胸胁胀闷，时有嗳气，善太息，脘痞食少，舌红、苔薄黄，脉弦或弦细。

三、治疗

（一）针灸

治则：气血亏虚者益气补血，佐以通乳，针用补法，并可灸之；肝郁气滞者疏肝解郁，通络下乳，针用泻法，只针不灸。

处方：膻中、乳根、少泽。

方义：膻中为任脉穴，居于两乳之间，为八会之气会，既可益气养血生乳，又能理气开郁通乳；乳根位于乳下，为多气多血之足阳明经穴，有益气血，生乳汁，通乳络之功；少泽是手太阳经穴，为生乳、通乳之经验效穴。

加减：气血亏虚加脾俞、足三里补益气血，化生乳汁；肝郁气滞加内关、太冲疏肝理气，宽胸散结；食少便溏加中脘、天枢健脾和胃，调理肠腑；胃脘胀满加中脘、足三里和胃理气消胀。

操作：膻中穴可轮流向两侧乳房横刺 1～1.5 寸，使乳房有麻胀感；针刺乳根时针尖向上平刺 1 寸左右；少泽浅刺 2～3 分，留针 20～30 分钟，中间行针两次。每天针灸 1 次。

（二）耳针疗法

取胸、内分泌、交感、肝、脾。毫针常规刺法，轻刺激，每次 15～20 分钟，每天 1 次；可用耳穴埋针或压丸。

（三）皮肤针法

选肺俞至三焦俞、乳房周围。叩刺强度根据证候的虚实决定，一般多用轻刺激或中等刺激。背部从上而下垂直叩刺，每侧叩 4～5 次，并可沿肋间隙向左右两侧斜行叩刺，乳房周围做放射状叩刺，乳晕部做环行叩刺，以局部皮肤红晕为度。避免重刺激损伤皮肤。

（四）穴位注射

选乳根、膻中、肝俞、脾俞。药物选用维生素 B_1 注射液、黄芪注射液、当归注射液、胎盘组织液等任选 1 种。穴位常规消毒后，持注射器快速刺入穴内，可行小幅度提插，待有针感后，抽无回血即可将药液推入。每穴注射 1～2mL，出针后用消毒干棉球按压针孔。每天 1 次。

四、按语

针灸治疗乳少疗效满意，尤对实证者效佳。

针灸治疗的同时，应加强营养，可多食猪蹄、鲫鱼汤等食品。适当休息，调摄精神，纠正不正确哺乳方法。

对乳汁排出不畅而有乳房胀满者，应用吸乳器排出积乳，防止发生乳痈。

五、现代研究

乳汁分泌受多种激素的调节。针灸对乳汁不行的治疗作用在于：通过对下丘脑－垂体轴功能的良性双向调节，使催产素、催乳素分泌增多，有利于乳汁的分泌。同时，针刺通过调节雌激素及孕激素的分泌,使之相应减少,以减少该激素所产生的抑制乳汁分泌的作用。实验研究表明,针刺对垂体分泌及生殖内分泌功能的影响,主要是通过针刺激活脑内多巴胺系统,调整脑-垂体的自身功能,使其适应机体的各种功能状态,来实现催产、泌乳效用的。

第十五节　产后血晕

一、定义

产后血晕系因产妇分娩以后,失血过多而引起。临床表现为产后突然发生头晕,眼花,面色苍白,伴有恶心、呕吐、心悸、气短等。

二、治疗

(一)方一

1.取穴

气海。

2.操作方法

取仰卧位,患者下肢屈曲。用艾条灸气海 30～60 分钟。

(二)方二

1.取穴

主穴为百会、足三里。呕吐配中脘;心悸配内关。

2.操作方法

百会沿皮向前针 0.3～0.5 寸,内关针 0.5～0.8 寸,中脘、足三里针 0.5～1 寸,均用刮针手法,间歇行针 5～15 分钟,5 分钟行针一次。

三、按语

血晕大都由于阴血暴亡、心神不守所致,因心主血而藏神,肝藏血又藏魂;产后失血过多,心肝血虚,肝虚则魂无所附而目眩,心虚则神不守舍而心悸。因此,本病的治疗应以灸为主,并根据临床表现,选取有关穴位针刺治疗,但手法宜轻,留针时间不宜太久。

第十六节　阴挺

一、定义

阴道中有肿物脱出,形如鸡冠、鹅卵,色淡红,称为阴挺,又称之为阴脱、阴菌、阴痔、阴疝等。相当于西医学的子宫脱垂,本病以农村妇女及经产妇较为常见。常由于产伤处理不当、产后过早参加体力劳动而腹压增加,或因能导致肌肉、筋膜、韧带张力减低的各种因素而发病。

中医认为多因分娩时用力过度,或因产后过早体力劳动,以致脾虚气弱,中气受损而气虚下陷;或因禀赋虚弱,孕育过多,房劳伤肾,以致带脉失约,冲任不固,不能维系胞宫而成阴挺。

二、辨证

子宫位置低下甚至脱出于阴道口外。根据病情分为 3 度。轻度(Ⅰ度):子宫体下降,子宫颈外口位于坐骨棘水平以下,但仍在阴道口内,腹压增加时脱出,休息卧床后能自动回缩;中度(Ⅱ度):子宫颈及部分子宫体脱出阴道口外,不经手还纳不能复位回缩;重度(Ⅲ度):整个子宫体脱出于阴道口外,还纳较困难。脱出的子宫黏膜因与衣裤摩擦,可出现糜烂、溃疡、感染、渗出脓性分泌物。在辨证时需辨清是脾虚,还是肾虚。

(一)脾虚

阴道中有鹅卵样物脱出,自觉小腹下坠,遇劳则甚,平卧则减轻,伴四肢乏力,精神疲惫,带下色白,量多质稀,舌淡、苔薄,脉虚弱。

(二)肾虚

阴道中有鹅卵样物脱出,小腹下坠,腰酸腿软,伴头晕耳鸣,小便频数、色清,无白带,阴道干涩,舌淡红,脉沉弱。

三、治疗

(一)针灸

治则:健脾益肾,固摄胞宫。针灸并用,补法。

处方:百会、关元、气海、维道、三阴交。

方义:百会为督脉经穴位,位于颠顶,可振奋阳气,升阳举陷;关元属任脉,为任脉与足三阴之会,益肾气,补元气;气海亦属任脉,肓之原,健脾益气;维道位于腰腹,交会于带脉,能维系并约束任、督、冲、带诸脉,固摄胞宫;三阴交调理脾、肝、肾,维系胞脉。

加减:脾虚配足三里、归来健脾益气,培补中气;肾虚配肾俞、大赫、太溪以补益肾气,固摄胞宫。

操作:患者仰卧,子宫颈脱出阴道口外者,先还纳后再行针刺。针刺气海、维道、大赫时针尖向耻骨联合方向,使针感放散到会阴部。百会穴可以用艾条温和灸。余穴用补法。隔天1 次。

(二)电针疗法

取子宫穴,足三里。足三里用补法,子宫穴用 2 寸毫针向子宫方向斜刺,以患者感到子宫上抽,腰部和阴部酸胀为度,通电 15～20 分钟。

(三)穴位注射

参考针刺法处方。每次选用2～3 穴,用黄芪注射液、当归注射液、胎盘注射液等,每穴注入药液 2mL。隔天 1 次。

(四)芒针疗法

取子宫、提托、气海、带脉。每次选用 1 个穴,选用5～8 寸长毫针,针尖朝向耻骨联合方向,针深达脂肪下肌层,横行刺入肌层,反复捻转,使患者会阴和小腹有抽动感,隔天 1 次。

(五)耳针疗法

肾、脾、内生殖器、外生殖器、皮质下、交感。每次选用2～3 穴,毫针刺,用弱刺激,留针 20分钟,或接电针仪,通电 15 分钟。也可用埋针或压丸方法。

四、按语

（1）本病属慢性病症，非短期骤然形成，正气亏虚为其基本病理。故以扶正升提为基本法则，针灸治疗本病的方法较多，大多有较好疗效。尤其对轻度、中度子宫脱垂患者效果较好。

（2）针灸多选用下腹部穴位，如维道、关元等，奇穴子宫、提托等是治疗本病的经验穴。治疗期间，指导患者做提肛锻炼。积极治疗引起腹压增高的病变，例如习惯性便秘、慢性支气管炎等。

（3）治疗期间，患者应注意休息，切勿过于劳累，不宜久蹲及从事担、提重物等体力劳动。

五、现代研究

子宫脱垂系因多种原因（如生育过多、产后过早参加体力劳动，或长期咳嗽、便秘等致腹压升高），导致子宫沿阴道下移，重则脱出阴道。针灸治疗本病的作用机制研究较多，可能与针刺可改善局部的血液循环，增强诸韧带的营养状况，使各韧带维系子宫的功能得以增强等作用有关。另外，针刺对末梢神经的刺激产生的反射性信号，亦可起到使各韧带的紧张性增高，有利于子宫还纳的作用。针刺对咳嗽及便秘的有效治疗，解除了过高的腹压，亦有助于本病的康复。

第十七节　症瘕

一、定义

子宫肌瘤是女性生殖器官最常见的一种良性肿瘤，主要表现为阴道出血和压迫症状。间质性和黏膜下子宫肌瘤可引起月经量过多或经期延长。黏膜下肌瘤还可引起阴道不规则性出血，若出血过多过久，可致严重贫血。白带增多，常为血性或脓样，有臭味。还可出现痛经、腹痛和大小便困难等压迫症状。

二、治疗

（一）取穴

取穴分两组，子宫、曲骨、足三里、三阴交为一组；大肠俞、秩边为一组。

（二）操作方法

子宫穴直刺 1.5～3 寸，刮针手法；曲骨直刺 1～1.5 寸，刮针手法；大肠俞直刺 1.5～3 寸，徐徐提插刮针手法；秩边直刺 1.5～3 寸，提插刮针手法；足三里和三阴交按常规针刺。间歇行针 30～60 分钟，10～20 分钟行针一次，每日针 1 次，7～10 天为一个疗程，疗程间隔 2～3 天。

三、按语

针灸治疗较小的子宫肌瘤疗效肯定，具有手术和药物治疗达不到的效果。更适用于未婚和已婚未孕的年轻子宫肌瘤患者，而且实践证明，针灸治愈的子宫肌瘤患者远期疗效也比较满意。

大肠俞和秩边这组穴，在长期的临床实践中发现，不仅治疗子宫肌瘤有良好效果，对其他妇科疾病，也有良好的治疗作用。

第十八节 崩漏

一、定义

崩漏是妇科的常见病,亦名"崩中漏下",是指妇女不在行经期间阴道突然大量出血或淋漓不断者。一般来势急骤,出血量多者为"崩";来势较缓,淋漓不净,出血量少者为"漏"。二者临床表现虽有不同,但其发病机制一致,常可互相转化,故临床常以崩漏并称。临床以青春期或更年期、产后最为多见。本病可见于西医学的功能性子宫出血病,以及其他原因引起的子宫出血。

中医学认为本病主要是由于冲任损伤,不能固摄,以致经血从胞宫非时妄行。造成冲任损伤的原因有虚实之分,因于实者,多因素体阳盛,外感热邪,过食辛辣,致热伤冲任,迫血妄行;或因情志抑郁,肝郁化火,致藏血失常;或产后余血未净,瘀血阻滞冲任,血不归经发为崩漏。因于虚者,多因劳倦、忧思过度,损伤脾气,统摄无权;或肾阳亏损,失于封藏,使冲任不固;或肾阴不足致虚火动血,而成崩漏。崩漏可突然发作,亦可由月经失调发展而来。其病变涉及冲、任二脉,以及肝、脾、肾三脏。

二、辩证

月经周期紊乱,出血时间长短不定,有时持续数日以至数十日不等。出血或量多如注,或淋漓不断,常伴白带增多、不孕等证候。

妇科检查可见无明显器质性病变,或有炎症体征、肿瘤等;实验室卵巢功能的测定对功能失调性子宫出血的诊断有参考意义;盆腔 B 超扫描对子宫及附件的器质性病变有诊断意义。对崩漏的辨证,首当分清虚实,一般而言,虚证多而实证少,热证多而寒证少。

(一)虚证

血崩下血,或淋漓不断。若血色淡红,面色白,身体倦怠,气短懒言,不思饮食,舌淡、苔薄白,脉细弱者为气虚;若血色淡红,小腹冷痛,四肢不温,喜热畏寒,大便溏薄,舌淡、苔白,脉沉细者为阳虚;出血量少,血色鲜红,头晕耳鸣,五心烦热,失眠盗汗,腰膝酸软,舌红、苔少,脉细数者为阴虚。

(二)实证

血崩,其色深红,气味臭秽,血质浓稠,口干喜饮,心烦易怒,舌红、苔黄,脉滑数者为血热;若血色黯红,兼见带下如注,色如米泔或黄绿如脓,气味臭秽,阴部痒痛,舌苔黄腻,脉濡数者为湿热;如证见胸胁胀痛,心烦易怒,时欲叹息,脉弦数者,为郁热;如血中夹有瘀块,腹痛拒按,瘀块排除后则痛减,舌黯红,脉沉涩者,为血瘀。

三、治疗

(一)针灸

治则:血热者清热凉血;湿热者清热利湿;气郁者,疏肝理气;血瘀者调血祛瘀;只针不灸,针刺泻法。气虚者补益脾气;阳虚者温补肾阳:针灸并用,针用补法。阴虚者调补肾阴,针刺补法。

处方:关元、三阴交、血海、隐白。

方义:本方配穴的主要作用是调理冲任,固涩止血。关元为任脉经穴,又为足三阴经与任脉交会穴,有调冲任、理经血的作用;三阴交为足三阴之交会穴,可疏调足三阴经经气,以健脾胃,益肝肾,理冲任,调经水;血海调经止血;隐白为脾经井穴,是治疗崩漏的常用效穴。

加减:血热者配行间、期门清泄血中之热以止血;湿热者配中极、阴陵泉以清利下焦湿热;气郁者配太冲、大敦以疏肝理气,泄热止血;血瘀者配地机、气冲调经祛瘀,使血有所归;阳虚者加气海、命门以培本固元;气虚者配气海、足三里以补气摄血,养血调经;阴虚者配肾俞、太溪滋肾阴,调经血。

操作:根据证候虚实采用相应补泻手法。隐白可用点刺法或艾灸法,或用艾条施灸 15～20 分钟,或用麦粒灸 5～7 壮。大敦用点刺法,或用浅刺法。关元、中极、气海针尖稍向下斜刺,使针感传至耻骨联合上下,或会阴部;背俞穴用 1 寸毫针,进针 0.5～0.8 寸,不可深刺;气滞血瘀可配合刺络法;阳虚、气虚者可在腹部和背部穴施灸。

(二)耳针疗法

取内生殖器、内分泌、皮质下、肝、脾、肾、神门。每次选 3～4 穴。毫针刺,用中等刺激,留针 40～60 分钟,间歇行针,每天或隔天 1 次。也可用王不留行籽贴压,左右两耳交替使用。

(三)皮肤针法

腰骶部督脉、足太阳经,下腹部任脉、足少阴经、足阳明经、足太阴经,下肢部足三阴经,由上向下反复叩刺 3 遍,中等刺激。每天 1 次。

(四)穴位注射

取关元、中极、三阴交、肾俞、关元俞、气海。每次选 2～3 穴,用维生素 B_{12} 或黄芪、当归等注射液,每穴注射 2mL。每天 1 次。

(五)挑刺疗法

在腰骶部督脉或足太阳经上寻找反应点,用三棱针挑破 0.2～0.3cm 长,0.1cm 深,将白色纤维挑断,每次选用 2～4 个点,每月 1 次,连续挑治 3 次。

四、按语

针灸对本病有一定疗效。但对于血量多、病势急者,应采取综合治疗措施。

由于本病有轻重缓急的不同,因此,治疗应本着"急则治其标,缓则治其本"的原则,临床应首先采取有效止血措施,特别是大量出血时,宜采取综合抢救措施,并应注意卧床休息。针灸治疗除辨证选穴外。常选隐白穴,每天艾灸 2 或 3 次,有明显的止血作用。

绝经期妇女如反复多次出血,应做妇科检查,排除肿瘤致病因素。

患者应注意饮食调摄,加强营养,忌辛辣及生冷饮食,免劳累,戒房事。

五、现代研究

本病系因各种因素,致使机体内分泌功能失调,引起子宫内膜不规则的剥脱出血。针灸对本病的治疗,主要是通过调节机体的下丘脑—垂体—卵巢轴系统的失衡状态,对促黄体激素、黄体激素、睾酮的释放产生了良性双向调整,使之达到机体正常生理状态,从而治疗了因内分泌失调而引起的本病诸症。研究发现,针刺对血小板计数、凝血酶原的指数均有良性的调节作用,从而有利于止血,亦可能为治疗本病的一个重要因素。

第五章　儿科病症临床诊治

第一节　小儿腹泻

一、定义

单纯性腹泻为轻度腹泻,每昼夜大便5～8次。粪便是稀的或蛋花样,可呈黄色或绿色,大便中可有少量黏液或有白色乳块。可伴有轻度呕吐、肠鸣和腹痛。患儿的一般状况较好,无全身中毒症状,体温正常或稍高。中毒性腹泻为严重的腹泻、呕吐,昼夜大便可达二十多次,粪便呈水样,无粪或少量粪,可有黏液。呕吐物为黄绿色的水或咖啡样物。全身中毒症状严重,多有高热、呼吸障碍、发绀、嗜睡或昏迷,甚至发生惊厥,此时可迅速导致虚脱。

二、治疗

(一)取穴

主穴为天枢、大肠俞、长强、足三里。发热配大椎、合谷、曲池;呕吐配内关;脘腹胀配中脘;久泻配百会。

(二)操作方法

取长强穴时,使小儿屈膝俯卧在家长的双腿上,充分暴露长强穴位,局部常规消毒后,医者左手扶住小儿腰骶部,右手持1.5寸长毫针,沿尾骨与直肠之间直刺1～1.2寸,捻转数下后即出针,余穴直刺0.5～1寸,均用捻转手法,不留针,每日针1～2次。

三、按语

小儿腹泻针灸治疗效果显著,一般单纯性腹泻针灸2～3次即愈,中毒性腹泻需治疗5～7次。针灸治疗小儿腹泻具有以下几点优势:近年来细菌性腹泻由于耐药菌株的不断增长,抗菌药物的疗效已不太令人满意,特别是对于病毒性腹泻更无能为力,而针灸治疗效果颇佳,弥补了药物在这方面的不足;针灸治疗痛苦小,见效快,无不良反应;避免了应用抗菌药物引起的菌群失调之弊端;克服了小儿拒服或服药后呕吐的现象。

第二节　小儿疳积

一、定义

小儿疳积是以面黄肌瘦,毛发焦枯,饮食异常,腹胀如鼓或腹凹如舟,青筋暴露,精神萎靡等为特征的一种慢性疾病。疳积相当于西医学的小儿营养不良。小儿营养不良是指由于摄入食物的绝对量不足或食物能量吸收利用不足,或消耗量增加而相对不足,以致不能维持正常的新陈代谢,而消耗自身组织的综合征。其多发生于3岁以下的小儿。

中医学认为,疳积多由小儿乳食失当。或恣食肥甘生冷,损伤脾胃,积滞中焦,纳运无权,以致气血津液无从化生,气阴亏损引起;或因饮食不洁,感染虫疾,耗夺气血,脏腑筋肉失于濡养所致。本病的病位在脾胃,病性有虚有实,但以虚为主。

二、辨证

本病临床以面黄肌瘦,毛发焦枯,饮食异常,腹胀如鼓或腹凹如舟,青筋暴露,精神萎靡为主证。

(一)脾胃虚弱

肌肤羸瘦,毛发焦枯,腹凹如舟,困倦嗜卧,目无光彩,大便溏薄,完谷不化。面色萎黄,四肢不温,唇舌色淡,脉细无力。

(二)感染虫疾

肌肤消瘦,毛发枯槁易脱,脘腹胀大如鼓,青筋暴露,嗜食无度或喜食异物,时有腹痛,睡中磨牙,舌淡,脉细弦。

三、治疗

(一)针灸

治则:健脾和胃,化滞消积。以针为主,补法;虫积者,先泻后补。

处方:四缝、中脘、足三里。

方义:四缝是治疗疳积的经验效穴,有健脾和胃,消食导滞之功,现代研究表明,针刺四缝穴能增强多种消化酶的活力;中脘是胃经募穴,足三里是胃经合穴,二穴伍用,共奏健运脾胃,益气养血,消积化滞之力。

加减:脾胃虚弱者加脾俞、章门、胃俞以加强纳运脾胃,益气生血之力;感染虫积者加巨阙、天枢行气导滞,百虫窝驱虫消积。

操作:四缝在严格消毒后用三棱针点刺,挤出少量黄水。背部腧穴和章门进针0.2～0.3寸,不可直刺、深刺,以防伤及内脏;其余腧穴常规针刺,一般不留针。

(二)捏脊疗法

取脊柱及其两侧。使患儿裸露背部,俯卧。医者从长强穴向上,用手指捏起皮肤,一捏一放,交替向上,一般至大椎穴为1遍。3遍后再从白环俞沿脊柱两侧1.5寸处捏起,自下向上,随捏随放,至大杼穴,反复3遍。每天1次。

(三)皮肤针法

取夹脊穴(第7～17椎)、脾俞、胃俞。从上而下轻轻叩刺,以皮肤微红为度。每天或隔天1次。

(四)穴位割治

取鱼际穴。在无菌操作下,用手术刀割开患儿鱼际处皮肤,做纵切口约0.4cm,取出少量脂肪,用酒精棉球压迫防止出血,然后做外科包扎。

四、按语

(1)针灸治疗小儿疳积效果良好,病情重者可配合药物治疗。

(2)婴儿应尽可能以母乳喂养。不要过早断乳。应逐渐添加辅食,给予易消化而富有营养的食物。小儿喂养应定时、定量,多吃水果、蔬菜。缺铁、锌、钙微量元素者,应予适量补充。

（3）常带小儿进行户外活动,呼吸新鲜空气,多晒太阳,增强体质。

五、现代研究

针灸治疗本病的作用在于:针灸可调整胃肠的消化功能,增加各种消化酶的分泌,增强小肠吸收功能。进而对食物消化、吸收的全过程进行有效调节,达到了治疗本病的目的;针灸还可通过调节肠蠕动及肠液分泌功能,以及增强机体免疫力等作用,对消化道的炎性感染,腹泻等病证进行有效治疗,也是针灸治疗本病的一个重要方面。

第三节　小儿发热

一、定义

小儿发热可见于多种疾病,如流感、急性上呼吸道感染、小儿肺炎、菌痢、化脓性扁桃体炎、麻疹、急性泄泻等。高热为其主要临床表现,一般体温在 39℃ 以上,其他兼症可参考有关原发病,如流感可有头痛、寒战等全身症状;肺炎可有咳嗽、气急等症状;菌痢可有便下脓血,腹痛、里急后重等。

二、治疗

（一）取穴

主穴为大椎、曲池、合谷、十二井、三轮。配穴根据原发病的常规取穴治疗,如肺炎配肺俞,痢疾配天枢、足三里等。

（二）操作方法

十二井、三轮点刺放血;大椎、曲池、合谷直刺 0.3～0.5 寸,捻转手法,持续行针 3～5 分钟出针,每日针 2～3 次。

三、按语

小儿高热为临床常见病,针灸治疗效果良好,临床应用简便。

第四节　小儿咳嗽病

一、定义

小儿常见的咳嗽病为小病灶肺炎,即支气管肺炎,常发生于冬春两季,患儿多在 2 岁以下,轻病患儿其症状与支气管炎相似,一般肺炎可有高热、咳嗽、气促、鼻翼扇动、口唇发绀,常伴有呕吐和腹泻;严重者可有惊厥、昏迷、颈项强直等。肺部检查时,两肺可闻及弥散性湿性啰音,有时也可有哮鸣音和干性啰音。

二、治疗

(一)取穴

主穴为大椎、陶道、肺俞、合谷、曲池、少商。胸闷气促配内关、太溪;呕吐配中脘;腹泻配天枢、足三里;惊厥、昏迷配人中、涌泉。

(二)操作方法

大椎、陶道、直刺 0.3～1 寸,徐徐提插 3～5 下后出针;少商点刺出血;肺俞向下斜刺 0.3～0.5 寸,人中向上斜刺 0.3 寸,涌泉直刺 0.3～1 寸,均提插捻转手法,惊厥昏迷患儿持续行针至苏醒后出针;余穴均直刺 0.3～0.5 寸,捻转手法,不留针,每日针 2～3 次。

三、按语

针灸治疗小儿咳嗽有可靠的疗效,无任何不良反应,且操作简单,廉价效速,值得推广应用。

第五节　小儿风温病

一、定义

小儿支气管炎即小儿风温病,是婴幼儿常见病多发病之一,起病较急,有低热和全身不适等症状,继则出现刺激性干咳,咳出黏液样或黏液脓样痰,3～5 天后发热和全身不适症状渐渐好转,但咳嗽可持续 2～3 周。若治疗不及时可转变为支气管肺炎。

二、治疗

(一)方一

1.取穴

主穴为四缝穴。配穴为大椎、曲池、合谷、少商。

2.操作方法

取四缝穴时,患儿手掌向上,五指并拢伸直。医者左手拇、食两指夹住患儿手指端,使被刺指略呈弓形(点刺部位凸起)。局部常规消毒后,右手持消毒三棱针点刺,或用 0.5 寸长毫针迅速刺 0.05～0.1 寸,再将针捻转 3～5 次,快速拔出,挤出黄白色透明状黏液(体液)即可。重者每日 1 次,轻者间日 1 次,针至症状消失。发热者点刺少商出血,配穴根据病情每次选 1～2 个。

(二)方二

1.取穴

耳部主穴为肺、气管、咽喉、神门。咳喘重加肾上腺、平喘;痰多配脾、肾;发热配三轮;便稀配大肠、小肠。

2.操作方法

耳穴局部清理并消毒后,贴压王不留行籽,每次贴单耳,3～5 天后再贴另侧,两侧耳穴轮换交替使用。嘱患儿家长每天每穴按摩 3 次,每次按摩 1～3 分钟。

三、按语

针灸治疗小儿支气管炎疗效显著,安全,无不良反应。有关实验研究证明,针灸可调节人体经络、气血和脏腑的功能,能调动机体本身抗病功能和防病功能,达到扶正祛邪、防治疾病的目的。实践证明,上方不仅有解表清热、镇咳化痰的作用,还对食欲缺乏、鼻炎、咽炎、哮喘等并发病也有明显的疗效,值得推广应用。

第六节　小儿喘症

一、定义

小儿支气管哮喘即为喘症,为儿科常见病症,受凉、惊恐及过食咸味等常为发病原因。临床表现为呼吸困难,咳嗽明显,常咳吐大量黏痰,自觉胸前紧迫,有时出现发绀,呼吸时有哮鸣音或飞箭音,肉耳即可听见。发作时间短则数小时,长则数天,发作间歇期间如常人,若长期反复发作可出现"鸡胸"。

二、治疗

(一)取穴

四缝。

(二)操作方法

患儿手掌向上,五指并拢伸直。医者左手拇、食两指夹住患儿手指尖端,使被刺指略成弓形(点刺部位凸起)。局部常规消毒后,右手持消毒三棱针点刺,或 0.5 寸长毫针迅速刺入0.05～0.1 寸,再将针捻转 3～5 次快速拔出,挤出黄白色透明状黏液即可。重者每日 1 次,轻者间日 1 次,针至症状消失。一般 3～5 次即愈。

治疗时应注意:①点刺前须做详细检查,排除心脏性哮喘或肺内炎症等其他病症引起的呼吸困难,以免延误病机;②点刺部位务必严密消毒,以防感染;③治疗期间忌食咸味。

三、按语

四缝为治疗小儿疳积的常用穴。但用四缝治疗小儿支气管喘症未见有文献记载,现代亦未见有人报道,然而在沂蒙山区农村确已流传很久,经临床实践证明,效果良好。四缝位于手的掌面,因掌面为手少阴心经、手厥阴心包络经及手太阴肺经的分布区域,手三阴经又与足少阴肾经有密切关系,如肾经支脉由肺部输出,联络心脏,注于胸中,与手厥阴心包经相接。故点刺四缝,能补肾纳气、宽胸理肺、化痰散结而定喘。

第七节　小儿郁症

一、定义

小儿发育未全,神气怯弱,对外界一般性刺激如猝见异物,乍闻异声,或不慎跌仆、突受惊恐等,即引起小儿郁症。临床表现为入睡困难,睡后惊叫或啼哭,神经性发热,纳呆,腹胀及呕吐腹泻等。

二、治疗

(一)取穴

主穴为中缝、印堂、大椎。入睡困难及夜眠不安配安眠 2;神经性发热配曲池;腹胀呕吐配中脘、内关;腹泻配天枢、足三里。

(二)操作方法

中缝即四缝之一,在中指中缝的中点,刺入 0.05~0.1 寸后,迅速捻转 3~5 次即出针,出针后可从针孔流出无色透明状黏液;印堂部位有静脉瘀血时,用三棱针点刺出血,无静脉瘀血者,可用毫针刺 0.2~0.3 寸,捻转手法,短促行针;余穴均针 0.3~0.5 寸,针刺手法及行针法均同印堂,每日针 1 次。

三、按语

针灸治疗本病效果良好。大椎、印堂能镇静安神而健脑;中缝位于心包经的循行部位,能宁心安神。再根据其他兼症配用内关、中脘、足三里等有关穴位,主客协同,故本方治疗小儿郁症疗效颇佳。

第八节　小儿痿证

一、定义

小儿痿证又称小儿麻痹症、脊髓灰质炎,是由一种特异性滤过性病毒引起的急性传染病,多见于夏秋两季,患者多为 5 岁以下小儿。患病开始,一般有头痛、发热、食欲缺乏、恶心、呕吐、腹泻等症状。体温多在 38~39℃,经过 1~2 天即可退热,热退后出现肢体麻痹。若经过恢复期 2 年后,仍存有麻痹症状而出现各种形态的肢体瘫痪及畸形,称之为小儿麻痹后遗症。

二、治疗

(一)方一

1.取穴

主穴为大椎、曲池、足三里、印堂。呕吐、纳呆配中脘;腹泻配天枢、大肠俞。

2.操作方法

大椎、印堂用三棱针挑刺出血,曲池针 0.5~0.8 寸,足三里针 0.5~1 寸,捻转手法;中脘、天枢均针 0.3～0.5 寸,刮针手法;均短促行针。肢体麻痹时,用方二治疗,每日 1 次。

(二)方二

1.取穴

上肢。主穴为小肠俞、足三里、殷门、脾俞;环跳、阳陵泉、悬钟、膈俞。

配穴为髀关、迈步、秩边、承扶、阿是穴、急脉、五里、伏兔、血海、承扶、箕门、条口、解溪、三阴交、上巨虚、丰隆、丘墟、昆仑、委中、承山、解溪、太冲、解溪;冲门、阿是穴、八修、白环俞、居髎、阴廉、箕门、梁丘、风市、殷门、阿是穴、上巨虚、阳辅、复溜、下巨虚、光明、阳辅、合阳、飞阳、八风、太冲。

下肢。主穴为脾俞、肩髎、曲池、足三里;大杼、支沟、合谷。

配穴为肩髎、巨骨、天泉、天府、消泺、臑俞、手三里、偏历、外关、孔最、郄门;臑俞、肩井、侠白、尺译、肩髎、上廉、支沟,间使。

2.操作方法

大杼、脾俞均成 30°角向脊柱方向刺 0.3～0.5 寸;针肩髃时,医者左手将上肢抬至肩平,右手持针向腋窝方向刺 0.5～1 寸;曲池直刺 0.8～1 寸,透向少海;支沟向郄门方向刺 1～1.2 寸;合谷刺 0.5～0.8 寸,透向劳宫;小肠俞直刺 0.3～0.5 寸;殷门直刺 0.5～0.8 寸;足三里直刺 0.5～1 寸;环跳直刺 0.8～1 寸;阳陵泉向阴陵泉方向透刺 0.8～1.5 寸;悬钟向三阴交透刺;配穴按常规针刺。均用捻转或刮针手法,短促行针,每日 1 次,7 天为一个疗程,疗程间隔 3 天。两组主穴及其配穴,均轮换交替使用,每组使用 1 个疗程。皮肤针叩打时,第一个疗程可每日 1 次,从第二个疗程开始间日 1 次,或叩打一个疗程休息一个疗程。

三、按语

针灸治疗本病效果可靠,治疗越早效果越好,有些患儿早期治疗可愈。针刺选取阳明等三阳经穴为主,配以相关穴位。印堂是督脉经所过之处,大椎为督脉经穴,用于本病初期,可祛风解表,疏散三阳经之邪热;脾俞、大杼均为膀胱经穴,而脾俞为脾气转腧之所,气血生化之源,可除水湿、补脾阳而营运四肢。大杼又为骨之会穴;肩髃、曲池、合谷、足三里均为阳明经穴,能润宗筋而利机关;阳陵泉为筋之会穴,悬钟为髓之会穴,环跳、殷门、支沟等穴均有通经活络,舒筋活血的作用;膈俞系膀胱经穴,又为血之会穴,可调气补血以濡养筋脉。

第九节　遗尿

一、定义

遗尿是指 3 岁以上的小儿睡眠中小便自遗、醒后方觉的一种病证,又称尿床、遗溲、遗溺、夜尿症。3 岁以下的小儿,由于脑髓未充,智力未健,正常的排尿习惯尚未养成,或因白天嬉戏过度,精神兴奋,过度疲劳,或睡前多饮等偶有尿床者,此不属病态。若 3 岁以上幼儿,尚不能自控排尿,每睡即遗,形成惯例,则应视为病态。

中医学认为,多因肾气未充,下元虚寒,或脾肺气虚,固摄无权等导致膀胱气化不利,约束无权而夜间尿床。西医学认为,本病因大脑皮质、皮质下中枢功能失调引起。

二、辩证

本病的诊断要注意排除器质性病变所致者,临床上应做一些必要的检查,如大便找寄生虫卵、X线检查脊柱裂等。

(一)肾阳不足

每夜遗尿1次或数次,或数夜1次,白天小便亦多,甚至难以控制。面色白,精神疲乏,或肢冷畏寒,智力迟钝,腰腿乏力,舌淡,脉沉细。

(二)肺脾气虚

睡中遗尿,白天小便频而量少,劳累后遗尿加重。面白气短,四肢无力,食欲缺乏,大便易溏,舌淡,苔白,脉细无力。

三、治疗

(一)针灸

治则:温补肾阳、补益肺脾。针灸并用,补法。

处方:关元、中极、膀胱俞、三阴交。

方义:关元是任脉穴,可培元补肾;中极、膀胱俞分别是膀胱的募穴和俞穴,二穴伍用可振奋膀胱功能。以助对尿液的约束能力;三阴交为足三阴经交会穴,以疏调脾、肝、肾三经之经气而止遗尿。

加减:肾气不足加肾俞以补肾培元;肺脾气虚加肺俞、脾俞、足三里健脾益肺;夜梦多配百会、神门宁心益脑。

操作:中极、关元针前排空小便,采用直刺或向下斜刺,行针后令针感下达阴部为宜,行热补法;肾俞、关元可行温针灸或隔附子灸;其余穴位常规针刺。

(二)皮肤针法

取夹脊穴、气海、关元、中极、膀胱俞、八髎。用皮肤针轻叩,使皮肤微微潮红,也可叩刺后再加拔火罐。每天1次。

(三)耳针疗法

取肾、膀胱、脾、肺、皮质下、内分泌、尿道。每次选用3~4穴,毫针浅刺,中等刺激,留针20分钟,每天1次。或埋针、贴压药丸,于睡前按压以加强刺激。两耳交替。

(四)穴位注射

选中极、膀胱俞、气海、肾俞、关元、关元俞。每次选用2穴,用当归注射液或维生素 B_1 维生素 B_{12} 胎盘注射液,硝酸士的宁等,每次每穴注入药液2mL,每天1次。

四、按语

针灸治疗遗尿疗效较好,特别是大脑皮质功能失调、营养不良、感受风寒等引起者,针灸可作为临床首选治疗方法。

培养孩子良好习惯,纠正贪玩,避免过度疲劳,晚间限制进水量,夜间定时叫醒孩子起床排尿。

应解除患儿心理负担和紧张情绪,树立信心,消除自卑、怕差心理。

五、现代研究

小儿年满 3 周岁,夜间不能自控排尿,大多属于功能性遗尿。多因小儿大脑皮质和皮质下等排尿中枢的控制功能及膀胱功能未发育完善所引起。有一部分小儿是因白天受到惊吓,或过于疲劳,睡眠太深,不能对排尿产生觉醒而引发。针灸治疗本病的作用机制为:针刺产生的信号通过周围神经传入高级神经中枢,使患儿排尿中枢的控制功能得到加强和改善,并通过中枢反射性信号的下传,促进了膀胱与中枢间的协调关系,产生正常的排尿活动;针刺改善了脑部的供血状况,使脑组织得到充分的血氧供应,促进小儿大脑的发育,使排尿中枢功能不断得到完善。此外,针灸良好的心理调节作用,以及注意夜间定时叫醒小儿排尿,养成良好的生活习惯等,在治疗中亦起到重要作用。

第十节　小儿小便频数

一、定义

小儿小便频数多见于学龄前儿童,婴幼儿发病率最高,女孩多于男孩。本病是以小便频数为特征的功能性疾病,预后良好。

二、治疗

(一)取穴

气海、中极、足三里、三阴交。

(二)操作方法

气海、中极直刺 0.3～0.5 寸,足三里直刺 0.5～1 寸,三阴交向悬钟穴透刺 0.5～1 寸。均用捻转刮针手法,短促行针 3～5 分钟,每日针 1 次。

三、按语

脾肾两虚,膀胱失约,而致小便频数。因此,健脾补肾、升提固摄为其治疗大法。气海穴为补肾之要穴,足三里为足阳明胃经下合穴,能健脾调胃,补中益气;三阴交为足三阴经交汇之穴,能疏调肝气,温肾健脾。上述三穴配伍,切中病机,故治疗小儿神经性尿频有良好效果。

第十一节　急惊风

一、定义

惊风是以四肢抽搐,口噤不开,角弓反张和意识不清为特征的一种儿科常见病,又称抽搐。其中发病迅速,症情急暴者称为急惊风。急惊风在很多疾病中均可发生,以 5 岁以内婴幼儿最为常见,年龄越小发病率越高,7 岁以后逐渐减少。由于急惊风病势突然,症情凶险,变化迅速,往往威胁小儿生命,故为小儿危重急证之一。

本病相当于西医学的小儿抽搐,可见于多种疾病如高热、乙型脑炎、流行性脑膜炎(或脑炎、脑膜炎后遗症)、原发性癫痫等。

急惊风病因复杂,以外感时邪、痰热内蕴或暴受惊恐为主要因素。感邪后,从热化火,热极可以生痰生风,食滞痰郁也可化火动风,其主要病机为热闭心窍,热极动风,痰盛发搐。热、痰、风、惊四证是急惊风的主要病理表现。病变部位在心、肝两脏。

二、辩证

急惊风发病急骤,临床表现多为实证。其以四肢抽搐,口噤不开,角弓反张和意识不清为特征。

(一)外感惊风

起病急骤,先有高热头痛,咳嗽咽红,面红唇赤,气急鼻煽,或恶心呕吐,或口渴烦躁,继而神志昏迷,四肢抽搐,两目上视,牙关紧闭,颈项强直,甚则角弓反张,舌红、苔薄黄或燥黄,脉浮数。

(二)痰热惊风

先纳呆呕吐,腹病,便秘,痰多色黄,咳吐不利,继而发热神呆,迅即出现香迷,抽搐,两目上视,牙关紧闭,甚至角弓反张,喉中痰鸣,呼吸气粗,腹部胀满,舌红、苔黄厚而腻,脉弦滑而数。

(三)惊恐惊风

不发热或微发热,四肢欠温,夜寐不安或昏睡不醒,惊惕频作,醒后啼哭,面色时青时赤,甚则惊厥,舌苔薄,脉沉细。

三、治疗

(一)针灸

治则:清热熄风,豁痰开窍,镇惊宁神。只针不灸,泻法,或点刺出血。

处方:水沟、印堂、合谷、太冲。

方义:水沟为智脉穴,与印堂穴伍用可开窍醒神;台谷为手阳明经原穴,太冲为足厥阴肝经原穴,两穴合用谓之"四关",可熄风镇惊,调理气血。

加减:外感惊风加外关、风池解表退热;痰热惊风加中脘、丰隆清热涤痰;惊恐惊风加神门宁心镇惊;高热加大椎、十宣泄热镇惊;头痛加风池、太阳祛邪通络止痛;牙关紧闭加下关、颊车启闭开窍。

操作:水沟刺向鼻中隔,用强刺激;十宣可点刺出血;余穴常规针刺。

(二)指针疗法

用拇指指甲重掐水沟、印堂、四关穴,至抽搐停止为止。

(三)三棱针法

取水沟、十宣或十二井、合谷、太冲。诸穴消毒后,用三棱针点刺放血,每穴出血3滴。

(四)耳针疗法

取心、肝、交感、神门、皮质下、缘中、枕。每次选用2～3穴,用捻转泻法强刺激,不留针。高热不退者,在耳尖部点刺出血。

(五)皮肤针法

取大椎、曲池、涌泉、百会、十宣、印堂。常规消毒后,用皮肤针强刺激,以皮肤出血为度。

四、按语

针灸治疗急惊风有一定疗效,但由于急惊风可见于多种疾病,必须查明原因,针对病因治疗。对频发或抽搐较久患者要密切观察呼吸、血压、瞳孔、面色等,注意采用综合措施。

在发作时针灸治疗首应止惊。当患儿四肢抽搐时,切勿把持手脚,强制牵住,以免扭伤筋骨。抽搐不止伴痰涎过多者,应使患儿侧卧。注意保持呼吸道通畅;并将压舌板缠上多层纱布塞入患儿上、下臼齿之间,防止咬伤舌头,或发生窒息。

保持室内安静,避免刺激患儿。

五、现代研究

针灸治疗急惊风可能与针刺能抑制大脑细胞的异常状态,以及针灸所具有的抗菌消炎,退热止痛等作用有关。

第十二节 慢惊风

一、定义

抽动障碍又称慢惊风、多发性抽动症、抽动秽语综合征。临床以慢性、波动性、多发性运动肌快速抽搐,并伴有不自主发声和语言障碍为特征。多见于2~5岁儿童。

二、辨证

(一)气郁化火

发作频繁,抽动有力,口出异声秽语,兼面红目赤,烦躁易怒,大便秘结,小便短赤,舌红苔黄,脉弦数。

(二)脾虚痰聚

胸闷作咳,喉中声响,秽语抽动,兼面黄肌瘦,精神不振,纳少厌食,舌淡,苔白或腻,脉沉滑或沉缓。

(三)阴虚风动

形体消瘦,两颧潮红,性情急躁,睡眠不宁,五心烦热,舌红绛,苔光剥,脉细数。

三、治疗

治法:醒脑调神,平肝熄风。

主穴:百会、印堂、肝俞、筋缩、太冲、太溪。

配穴:气郁化火加大椎、曲池;脾虚痰聚加足三里、丰隆、太白;阴虚风动加风池、三阴交。

第十三节 注意力缺陷多动障碍

一、定义

注意力缺陷多动症以多动、注意力不集中、参与事件能力差但智力基本正常为特点,是儿童时期一种常见的神经精神病综合征,习称"小儿多动症"。多见于学龄期儿童,男孩多于女孩。预后良好,绝大多数患儿到青春期逐渐好转而痊愈。

西医学认为可能有遗传倾向。还可能与脑损伤诸如早产、中枢神经系统感染、中毒等有关,心理因素可能是诱因。

二、辩证

坐立不安,好动,易受外来影响而激动,情绪不稳,任性冲动,难以持久地集中注意力,参与事件能力差,很难有始有终地完成一种任务,难以控制的活动过多,说话过多,不守纪律,在学习中缺乏必要的注意力而导致学习成绩差,但智力接近正常或完全正常。少数人有认知障碍。

(一)肾虚肝亢

手足多动,动作笨拙,性格暴躁,冲动任性,难以静坐,舌红、苔薄,脉细弦。

(二)心脾两虚

形体消瘦或虚胖,面色无华,神疲乏力,心神不宁,多动而不暴躁,言语冒失,做事有始无终,眠差健忘,偏食纳少,舌淡嫩、苔少或薄白,脉虚弱。

三、治疗

(一)针灸治疗

治则:健脾益肾疏肝,健脑益智,宁神定志。

主穴:四神聪、内关、神门、三阴交、太溪、太冲。

配穴:肾虚肝亢配肾俞、肝俞;心脾两虚配心俞、脾俞。

操作:四神聪向后平刺;其余腧穴常规针刺。

(二)其他疗法

耳针:取皮质下、心、肾、神门。针刺、埋针或用王不留行籽贴压。每周2次。

头针:取顶颞前斜线、额中线、顶中线、顶旁1线、顶旁2线、颞前线。毫针刺入后,予电针疏密波刺激20分钟左右。隔日1次。

四、按语

在治疗期间,应帮助患儿培养良好的生活习惯,对不良行为要耐心教育,多加关怀和爱护,切忌打骂歧视和不耐烦,以免患儿自暴自弃。学习困难者应予指导、帮助,做功课可分步逐一完成,成绩有进步就予以表扬、鼓励,不断增强其信心。

第十四节　小儿脑性瘫痪

一、定义

小儿脑性瘫痪简称小儿脑瘫,是指由于不同原因引起的非进行生中枢性运动功能障碍,可伴有智力低下、惊厥、听觉与视觉障碍及学习困难等。西医学认为引起小儿脑瘫的原因较多,但主要由围生期和出生前各种原因引起颅内缺氧、出血等导致,如母孕期感染、胎儿窘迫、新生儿窒息、早产、脑血管疾病或全身出血性疾病。小儿脑瘫属于中医学"五迟""五软""五硬""胎弱""痿证"等范畴。

本病主要是因先天不足、后天失养、病后失调及感受热毒,致使气血不足,五脏六腑、筋骨肌肉、四肢百骸失养,形成亏损之证。本病的病位在脑,与肝、肾、心、脾关系密切。病变性质多属虚证,也有虚实夹杂证。

二、辨证

以肢体运动功能障碍为主证。根据运动功能障碍的表现区分为痉型、锥体外系型、共济失调型及混合型。重症脑瘫可伴智力低下、癫病发作、语言障碍、视觉及听觉障碍及学习困难等。脑电图、头颅 X 线、CT 等有助于本病的明确诊断。

(一)肝肾不足

筋骨萎弱,发育迟缓,站立、行走或长齿迟缓,目无神采,面色不华,疲倦喜卧,智力迟钝,舌质淡,脉细弱。

(二)心脾两虚

筋肉痿软无力,头项无力,精神倦怠。智力不全,神情呆滞,语言发育迟缓,流涎不禁,食少,便溏,舌淡、苔白,脉细弱。

三、治疗

(一)针灸

治则:补益肝肾,益气养血,疏通经络,强壮筋骨。针灸并用,补法。

处方:大椎、百会、四神聪、身柱、腰阳关、合谷、足三里。

方义:大椎、百会、身柱、腰阳关均为智脉穴,可疏通督脉经气,升阳益气,添精益髓;四神聪健脑益智;合谷是手阳明经穴,可调理气血,通经活络;足三里是足阳明胃经穴,可健脾和胃,化生气血,滋养筋骨。

加减:肝肾不足加肝俞、肾俞、太溪、三阴交补养肝肾,强筋壮骨;心脾两虚加心俞、脾俞健脾生血,养心益智;上肢瘫加肩髃、曲池、外关,下肢瘫加环跳、阳陵泉、悬钟、解溪,以疏通肢体经气,调和气血;语言障碍,语言迟缓加廉泉、哑门、通里开宣音窍;肢体屈曲、拘挛、痿软等皆以局部穴相配以舒筋活络。

操作:大椎、百会、四神聪、身柱、腰阳关、合谷、足三里常规针刺;肩髃、曲池、外关、廉泉、哑门、通里用点刺不留针之法;背俞穴宜斜刺、浅刺,进针 0.2～0.3 寸;其余穴位均常规针刺。

(二)头针疗法

取额中线、顶颞前斜线、顶旁 1 线、顶旁 2 线、顶中线、颞后线、枕下旁线。局部消毒后,用 1～1.5 寸毫针迅速刺入皮下。深度在帽状腱膜下,然后将针体与头皮平行,推送至所需的刺激区,留针 1～2 小时,留针时可以自由活动。每天或隔天 1 次。

(三)耳针疗法

取皮质下、交感、神门、脑干、肾上腺、枕、心、肝、肾;上肢瘫痪者加肩、肘、腕;下肢瘫痪,加髋、膝、踝。每次选用 4～6 穴,用王不留行籽贴压,每天按压中等刺激 2～3 次。

(四)穴位注射

取大椎、曲池、手三里、合谷、肾俞、足三里、阳陵泉、承山等穴,每次选 2～3 穴,用 10% 葡萄糖注射液,或维生素 B_1、维生素 B_{12},或 γ — 氨酪酸等。每次选用 2～4 穴,每次每穴注入 0.5～1mL,隔天 1 次。

四、按语

针灸治疗本病有一定的疗效,年龄小、病程短者效果较好。但疗程较长。

针灸治疗本病的同时,应与功能锻炼等结合。采取综合方法,首先应加强护理,供给充分的营养。并在治疗期间嘱家长对患儿配合进行肢体功能锻炼、语言和智能训练,促进智能发展,预防肌肉萎缩,改善全身状况。

对婴幼儿要定期进行体格检查,科学喂养,增强体质与抗病能力。

五、现代研究

近年来采用针灸疗法治疗脑瘫患儿取得了较大的进展,使"不治之症"变为可治之症。针刺能较有效地刺激末梢神经及牵张反射的感受装置,阻断 γ—环路,降低肌张力,疏通经络,通调气血,醒神开窍,气至病所,从而使症状得以改善。再者通过对脑瘫患儿针灸治疗前后过氧化脂质检测发现,针灸能降低脑瘫患儿血中过氧化脂质含量,从而改善了组织和器官的血液供应,使脑细胞的功能得到恢复和代偿。另外通过对脑瘫患儿针灸前后耳郭微循环检测发现,经治疗后红细胞聚集率降低,细静脉血流速度加快。说明针刺可使相应脑组织微血管扩张,侧支循环代偿,脑血流量增加,从而使局部微循环状况得到改善。

第十五节　小儿斜颈

一、定义

小儿斜颈又称小儿肌性斜颈、先天性斜颈、原发性斜颈,是指一侧胸锁乳突肌的纤维化和短缩,造成头部向患侧歪斜、前倾,颜面旋向健侧,下颏指向健侧肩部,为一种先天性疾患。归属于中医学"筋强""颈筋硬结""筋伤"等范畴。

二、治疗

(一)穴位注射

取穴:风池、天鼎、肩井、肩髃、大椎。

操作:取复方丹参注射液、维生素 B_{12} 注射液、地塞米松注射液等进行穴位注射。一般用中等速度推药,体弱患儿速度可慢一些,体壮患儿的推药速度宜快。每次每穴注射 1mL,可将针头由深至浅分层推入。每次取两穴,每日 1 次,10 次为 1 个疗程。

(二)穴位敷贴联合推拿

取穴:胸锁乳突肌(桥弓穴)。

操作:①胸锁乳突肌挛缩型:患儿仰卧位,医者在患侧的胸锁乳突肌施以推揉法;一手扶住患侧肩部,另一手扶住患儿头部渐渐向健侧肩部倾斜,逐渐拉长患侧胸锁乳突肌,反复进行数次;有颜面不对称者,加按揉较小的颜面部。另取威灵仙、桃仁、红花、地龙、莪术、伸筋草各10g,每日推拿后,煎煮方药并热敷患处 15min。②斜方肌萎缩型:患者仰卧位,医者用三指按揉较小的颜面;患儿坐位,用一指禅推法施于萎缩的斜方肌;将头旋向健侧 3 次,将头向患侧斜扳 3 次。另取生黄芪、党参、伸筋草、地龙、当归、赤芍各 10g,每日推拿后,煎煮方药并热敷患处 15min。每日 1 次,30 次为 1 个疗程。

(三)穴位埋线

1.方一

取穴:风池、天鼎、肩井、肩髃、大椎、天宗、天髎、足三里。

操作:取 0~1 号羊肠线 1~2cm,特制埋线针法常规操作,交替埋入以上诸穴。间隔 15 日进行 1 次,3 次为 1 个疗程。

2.方二

取穴:阳陵泉。

操作:取 1~2cm 长的羊肠线,穿刺针埋线法常规操作,每 7 日治疗 1 次。

三、按语

临床上最主要是要做到早期发现,早期诊断,早期治疗,防止给患儿带来进一步的损伤。病期日久,发生颜面、颈、胸椎继发性变形者,应考虑外科手术治疗。

小儿不宜过早直抱,防止发生姿势性斜颈。

孕妇应注意检查,纠正不良胎位;孕期注意坐姿,不要屈腰压腹,防止对胎儿造成不良影响,而致斜颈。

在日常照顾患儿时(如喂奶、怀抱、睡眠、垫枕时),采用与患儿斜颈相反的方向,以矫正斜颈。

第六章 皮、外科病症临床诊治

第一节 风疹

一、定义

风疹是以皮肤异常瘙痒并出现成片或成团的风团为主证的过敏性皮肤病,又称瘾疹。以皮肤上出现淡红色或苍白色瘙痒性疹块,高出皮面,时隐时现,消退后不留痕迹为特征。急性者短期发作后多可痊愈,慢性者常反复发作,缠绵难愈。相当于西医学的荨麻疹。本病主要是机体敏感性增强,皮肤黏膜小血管扩张及渗透性增强引起的局限性水肿反应。

中医认为,本病多由腠理不固,或体质素虚,风邪乘虚侵袭,过于肌肤而成。或食用鱼虾荤腥食物,或有肠道寄生虫等,导致胃肠积热,又感风邪,使内不得疏泄,外不得透达,郁于肌肤之间而发。

二、辨证

急性风疹发病急骤,皮肤突然出现形状不一、大小不等的风团,融合成片或孤立散在,呈淡红色或白色,边界清楚,周围红晕,瘙痒不止。数小时内水肿减轻,变为红斑而渐消失,但伴随搔抓新的风团会陆续发生,此伏彼起,一日之内可发作数次。一般在 2 周内停止发作。

慢性风疹一般无明显全身症状,风团时多时少,有的可有规律,如晨起或晚间加重,有的则无规律性。病情缠绵,反复发作,常多年不愈。

风疹发生部位可局限于身体某部,也可泛发于全身。如果发生于胃肠,可见恶心,呕吐,腹痛,腹泻等;喉头黏膜受侵则胸闷,气喘,呼吸困难,严重者可引起窒息而危及生命。

(一)风热犯表

风团色红,灼热剧痒,遇热加重,发热,咽喉肿痛,苔薄黄,脉浮数。

(二)风寒束表

风团色白,遇风寒加重,得暖则减,恶寒,舌淡、苔薄白,脉浮紧。

(三)血虚风燥

风疹反复发作,迁延日久,午后或夜间加剧,心烦少寐,口干,手足心热,舌红、少苔,脉细数无力。

(四)肠胃实热

风团色红,成块成片,脘腹疼痛,恶心呕吐,便秘或泄泻,苔黄腻,脉滑数。

三、治疗

(一)针灸

治则:风热犯表疏风清热,只针不灸,泻法;风寒束表散寒解表,针灸并用,泻法;血虚风燥养血润燥,祛风止痒,以针刺为主,平补平泻;肠胃实热清热泻火,通调腑气,只针不灸,泻法。

处方:曲池 合谷 血海 三阴交 膈俞

方义:以手阳明、足太阴经腧穴为主。曲池、合谷属手阳明经穴,通经络,行气血,疏风清热;血海属足太阴经穴,有养血、凉血之功;膈俞为血会,能活血止痒,与血海相配寓"治风先治血,血行风自灭"之意;三阴交为足三阴经交会穴,可养血活血、润燥止痒。

加减:风热犯表加大椎、风门疏风清热,调和营卫;风寒束表加风门、肺俞疏风散寒,调和肺卫;血虚风燥加风门、脾俞、足三里益气养血,润燥祛风;肠胃实热,加内关、支沟、足三里清泄胃肠,通调腑气;喉头肿痒、呼吸困难加天突、天容、列缺、照海清利咽喉;女性经期风疹伴月经不调加关元、肝俞、肾俞调理冲任。

四、按语

针灸治疗本病效果良好,一般通过1～4次的治疗即能退疹止痒。

对慢性荨麻疹应查明原因,针对慢性感染灶、肠道寄生虫、内分泌失调等原因给予相应治疗。若出现胸闷、呼吸困难等,应采取综合治疗。

在治疗期间应避免接触过敏性物品及药物。忌食鱼腥、虾蟹、酒类、咖啡、葱蒜辛辣等刺激性饮食,保持大便通畅。

五、现代研究

荨麻疹为一种过敏性皮肤病。在致敏物的作用下,机体出现过敏反应,或某些刺激因素使肥大细胞释放组胺,导致血管通透性增加,毛细血管扩张,血清渗出而发病。针灸治疗本病,可能与针灸对神经、内分泌的调节作用有关。通过针灸对神经－肾上腺系统的调节作用,使微血管收缩,毛细血管的通透性降低,减少血清渗出。通过对自主神经的调节,特别是对交感神经的调节,使交感神经活动增强,患处血管收缩;通过相关途径减少肥大细胞释放组胺等。总之,针灸通过调整神经、血管、内分泌功能,发挥治疗作用。

第二节　热疮

一、定义

热疮即单纯性疱疹,发病初期,局部皮肤有灼热、紧张、瘙痒或微痛的感觉,轻度发红,随即出现多个粟粒大小的小水疱,密集成群。数天后,水疱逐渐干枯结痂或者破裂后糜烂结痂,痂皮脱落后,皮肤上有暂时性的色素沉着。有的患者可反复发作。

二、治疗

（一）方一

1.取穴

耳轮、少商、合谷。

2.操作方法

局部常规消毒后,用三棱针尖刺耳轮、少商出血,隔日1次。合谷透后溪,捻转刮针手法,间歇行针30分钟,10分钟行针一次,每日针1次。

(二)方二

1.取穴

阿是穴。

2.操作方法

局部常规消毒后,用皮肤针轻轻叩刺患处及周围,局部皮肤潮红为度,隔日1次。叩刺后再用艾条灸10～30分钟,一般3～5次即愈。

三、按语

中医认为,热邪是其发病的主要原因,故用三棱针点刺耳轮、少商出血,以清热解毒。《四总穴歌》有"面口合谷收",《千金方》载"合谷主风头热"。合谷为手阳明经之原穴,为治疗面口之要穴,能清解头面风热、毒邪。

第三节　痤疮

一、定义

痤疮是常见的一种毛囊及皮脂腺的慢性炎症,又称"粉刺""青春痘",本病与内分泌因素、皮脂分泌过多、毛囊内微生物等有一定的关系。好发于15～30岁的青年男女。多发生在颜面、胸背、肩部等皮脂腺丰富的部位,损伤部位和毛囊口一致,呈丘疹伴皮损,可形成黑头粉刺、丘疹、脓疱、结节、囊肿等损害,常伴有皮脂溢出。青春期以后,大多自然痊愈或减轻。

中医学认为,人在青春期生机旺盛,由于先天禀赋的原因,使肺经血热郁于肌肤,熏蒸面部而发为疮疹;或冲任不调,肌肤疏泄失畅而致;或恣食膏粱厚味、辛辣之品,使脾胃运化失常,湿热内生,蕴于肠胃,不能下达,上蒸头面、胸背而成。

二、辨证

病变多发生在皮脂腺丰富的部位,如面部、背部、胸部等。初起为粉刺(黑头粉刺较为常见,表现为毛孔中出现小黑点,用手挤压可挤出黄白色脂栓;白头粉刺呈灰白色小丘疹,无黑头,不易挤出脂栓),在发展过程中可演变为炎性丘疹、脓疱、结节、囊肿、瘢痕等。若炎症明显时则可引起疼痛及触痛。

(一)肺经风热

丘疹多发于颜面、胸背上部,色红,或有痒痛,舌红、苔薄黄,脉浮数。

(二)湿热蕴结

丘疹红肿疼痛,或有脓疱,伴口臭、便秘、尿黄,舌红、苔黄腻,脉滑。

(三)痰湿凝滞

丘疹以脓疱、结节、囊肿、瘢痕等多种损害为主,伴有纳呆、便溏,舌淡、苔腻,脉滑。

(四)冲任失调

女性患者经期皮疹增多或加重,经后减轻,伴有月经不调,舌红、苔腻,脉浮数。

三、治疗

(一)针灸

治则：肺经风热、湿热蕴结、痰湿凝滞者清热化湿，凉血解毒；冲任失调者行气活血，调理冲任；毫针刺，用泻法。

处方：阳白、颧髎、大椎、合谷、曲池、内庭。

方义：本病好发于颜面部，以局部和手阳明经腧穴为主。取阳白、颧髎疏通局部经气，使肌肤疏泄功能得以调畅；大椎清热泻火，凉血解毒；阳明经多气多血，其经脉上走于面，取合谷、曲池、内庭清泄阳明邪热。

加减：肺经风热加少商、尺泽、风门清泄肺热；湿热蕴结加足三里、三阴交、阴陵泉清热化湿；痰湿凝滞加脾俞、丰隆、三阴交利湿化痰；冲任不调加血海、膈俞、三阴交调和冲任。

操作：诸穴均常规针刺，泻法；大椎点刺出血，隔天1次。

(二)挑治疗法

在背部第1~12胸椎旁开0.5~3.0寸的范围，寻找丘疹样阳性反应点。用三棱针挑刺，挑断皮下部分纤维组织，使之出血少许，每周1或2次。

(三)刺络拔罐

取大椎、肺俞、膈俞、太阳、尺泽、委中。每次选2穴，用三棱针快速点刺穴位处瘀血的络脉，使自然出血，待血色转淡后，再以闪火法拔罐。2~3天1次。

(四)耳针疗法

取肺、脾、大肠、内分泌、肾上腺、耳尖。毫针中等强度刺激，留针15~20分钟；也可用王不留行籽贴压或激光照射法(每穴照射3分钟，每天1次)。

(五)火针疗法

若肺经风热型(痤疮早期)：取肺俞、膈俞，配大肠俞；湿热蕴结(有结节囊肿瘢痕疙瘩)取膈俞、脾俞。将针在酒精灯上烧红，弹刺进针2~3分，前5次每天1次，后5次隔天1次，10次为1个疗程。

四、按语

针灸对本病有一定的疗效，部分患者可达到治愈目的。轻症注意保持面部清洁卫生即可，无须治疗。

本病以脂溢性为多，治疗期间禁用化妆品及外搽膏剂。宜用硫黄肥皂温水洗面，以减少油脂附着面部，堵塞毛孔。严禁用手挤压痤疮，以免引起继发感染，遗留瘢痕。

忌食辛辣、油腻及糖类食品，多食新鲜蔬菜及水果，保持大便通畅。

五、现代研究

针灸治疗痤疮的机制比较复杂，现在并没有完全明了，可能与针灸调整内分泌的作用有关；另外，可能还与针灸调整脂肪的代谢、抗感染作用有关。

第四节　银屑病

一、定义

本病是一种病因尚不清楚呈慢性反复发作的斑片鳞屑性皮肤疾患,无传染性,任何年龄均可发病,但以青壮年多见。一般冬季加重,夏季较轻。皮肤损害为急性发作,其基本损害为边缘明显的红斑,上覆多层银白色鳞屑,剥去鳞屑后露出鲜红色光滑面,继续轻刮时可见针尖状小出血点。好发部位为四肢伸面、头皮、骶部和躯干,多呈对称性;斑块数目可为1～2个,或满布全身,多数有痒感。

二、治疗

(一)取穴

主穴为脾俞、肺俞、膈俞。配穴应根据斑块所在部位而循经取穴,如在腰背及后颈部位取委中;面部取合谷;胁下及侧腹取阳陵泉;胸腹部取足三里、内关。除循经取穴外,还可在局部配穴,如头部配百会;上肢配曲池、外关;下肢配血海、风市等。

(二)操作方法

3个主穴轮换使用,每次用1穴,均挑刺出血后拔火罐10～15分钟。挑刺破皮即可,不须深刺;拔火罐时,可从针孔拔出血液,用消毒棉球擦去即可。每次在脊柱两侧挑刺部位各拔1个,拔罐时间不宜太长,以免起疱,影响下次治疗。在同一个穴位须做多次挑治时,应避开以往挑刺的针孔;穴位处有斑块时,要避开斑块或另取他穴。每日治疗1次,6次为一个疗程,疗程间隔2天,其他配穴均用捻转手法,短促行针,每日1次,与主穴同时针刺。

三、按语

近几年来国内陆续报道了一些用针灸、拔罐、穴位注射等方法治疗银屑病的经验。在临床上治疗了一些银屑病患者,收到一定效果。针灸治疗该病的效果与病程有关,越早期治疗疗效越好,对病程长的患者收效甚微或无效。

第五节　皮肤瘙痒症

一、定义

皮肤瘙痒症是一种皮肤神经症,也可能是其他疾病的一个症状,如全身性皮肤瘙痒可由糖尿病、动脉硬化、尿毒症等引起;局限性皮肤瘙痒(肛门、会阴、阴唇等)可能与蛲虫、痔疮、滴虫等有关。仅表现为皮肤瘙痒,无任何皮肤损害,搔抓后可产生血痂及色素沉着等。

二、治疗

(一)方一

1.取穴

曲池、三阴交。

2.操作方法

曲池向少海透刺,三阴交向悬钟透刺。均用捻转手法,短促行针,每日针 1 次。

（二）方二

1.取穴

血海、承山。

2.操作方法

血海成 45°角向上斜刺 0.5～0.8 寸,承山成 30°角向上斜刺 0.5～1 寸,均捻转手法,间歇行针 15～30 分钟,5～10 分钟行针一次。行针期间可让患者用艾条自灸阴部瘙痒部位 15～30 分钟。

三、按语

方一可健脾祛湿,疏风清热,治疗全身性皮肤瘙痒症效果良好;方二主要用于治疗阴囊、会阴及肛门等部位的局限性皮肤瘙痒,痒时灸治可即时止痒,疗效颇佳。

第六节　黄褐斑

一、定义

黄褐斑多发生于中青年妇女,其典型表现为面部发生淡褐色或深褐色斑片,表面光滑无鳞,边缘清楚,大小形状不一,往往对称呈蝶翅状,故俗称蝴蝶斑。病变广泛,可扩展到鼻部、额、眉、上唇部皮肤,皮损无痒、无痛。夏季受日晒后色较深,冬季色较浅。

二、治疗

（一）方一

1.取穴

主穴为迎香、合谷、风池、足三里。失眠配安眠 2、神门;头痛配太阳、百会;月经不调配三阴交;食欲缺乏、大便秘结配中脘、天枢、足三里。

2.操作方法

迎香向颧髎透刺,捻转刮针手法;中脘直刺 1.5～3 寸,刮针手法;天枢直刺 1～1.5 寸,刮针手法;余穴按常规针刺。间歇行针 30 分钟,10 分钟行针一次,每日针 1 次,7 天为一个疗程,疗程间隔 1～2 天。

（二）方二

1.取穴

耳穴肝、肺、心、胃、脾、肠、内分泌、皮质下、脑、交感。

2.操作方法

耳穴局部擦净后常规消毒,将王不留行籽用胶布贴于耳穴上。并逐穴轻微按摩,有痛胀感即可,每天按摩 2～3 次。每次贴一侧,3～5 天后换贴另侧。

三、按语

针灸治疗黄褐斑疗效可靠,有一男性壮年胃病患者因患胃神经官能症,到门诊针灸治疗,半个月后胃痛消失,脸上的黄褐斑也消失了,该患者针灸过程未口服其他任何药,单用针灸治疗而获显著疗效,说明:①黄褐斑的发生可能与胃病有关;②针灸治疗黄褐斑有确切疗效;③中医认为"治病必求于本",黄褐斑和胃病是因果关系,再一次说明了中医辩证求因、审因论治的正确性。

第七节　牛皮癣

牛皮癣是一种皮肤神经功能失调所致的皮肤病,又称慢性单纯性苔癣,与大脑皮质兴奋与抑制过程平衡失调有关。精神因素被认为是主要的诱因,情绪紧张、神经衰弱、焦虑都可促使皮损发生或复发。属中医学"顽癣"范畴,以皮肤"革"化和阵发性瘙痒为特征。常伴有情志抑郁、失眠易怒。

本病多由风热之邪客于肌肤,留而不去,或情志抑郁,气郁化火,或因日久不愈,血虚风燥,邪结肌肤,缠绵难愈。

二、辨证

本病多见于成年人,好发于项后两侧、肘膝关节,但亦可发于眼周和骶尾等处。皮损初起为正常皮色或淡红色扁平丘疹,呈圆形或多角形,密集成片,边缘清楚。日久局部皮肤增厚、干燥粗糙、纹理加深,形成苔藓样变,表面有少许鳞屑。自觉阵发性剧烈瘙痒,尤以夜间及安静时为重。

本病病程较长,常数年不愈,发展及扩大到一定程度后就长期不变,也有的在数周内自行消退而不留任何痕迹,但易反复发作。

(一)血虚风燥

丘疹融合,成片成块,表面干燥,色淡或灰白,皮纹加深,上覆鳞屑,剧烈瘙痒,夜间尤甚,女性或兼有月经不调,舌淡、苔薄,脉濡细。

(二)阴虚血燥

皮损日久不退,呈淡红或灰白色,局部干燥肥厚,甚则泛发全身,剧烈瘙痒,夜间尤甚,舌红、少苔,脉弦数。

(三)肝郁化火

皮损色红,心烦易怒或精神抑郁,失眠多梦,眩晕,口苦咽干,舌红,脉弦数。

(四)风热蕴阻

皮疹呈淡褐色,皮损成片,粗糙肥厚,阵发性剧痒,夜间尤甚,舌苔薄黄,脉浮数。

三、治疗

(一)针灸

治则:血虚风燥、阴虚血燥者养血祛风,滋阴润燥,以针刺为主,平补平泻;肝郁化火、风热蕴阻者祛风清热,凉血化瘀,毫针刺,用泻法,可点刺出血。

处方:风池、大椎、曲池、委中、膈。

方义:风池位于项后,是神经性皮炎的好发部位,可祛风解表,宣通局部气血;大椎为督脉与诸阳经之交会穴,能清泄热毒;曲池既可疏风清热,又能清血分之郁热;委中点刺出血可祛风清热、凉血解毒;膈俞为血会,可祛风清热,活血止痒;皮损局部围刺可疏通局部经气,祛风解毒化瘀。

加减:血虚风燥加脾俞、血海养血疏风;阴虚血燥加太溪、血海滋阴润燥;肝郁化火加行间、侠溪疏肝泄热;风热蕴阻加合谷、外关祛风清热。

操作:皮损局部取 4～6 个点用毫针围刺,针尖沿病灶基底部皮下向中心平刺,留针 30 分钟;还可用多个艾炷直接灸:将艾绒捏成火柴头大小若干粒,先在皮损局部涂以大蒜汁,置艾炷于其上,每炷间距 1.5cm,点燃烧净后,除去艾灰,覆盖消毒敷料即可。

(二)皮肤针法

取皮损局部,配背部俞穴、次髎、华佗夹脊。在皮损局部,皮肤针由外向内螺旋式叩刺。轻者中度叩刺,以微有血点渗出为度;角化程度严重者重度叩刺,渗血较多为宜。配穴轻度叩刺,以局部出现红晕为度。每 3 日治疗 1 次。

(三)耳针疗法

取肺、神门、肾上腺、皮质下、内分泌、肝。毫针浅刺,留针 30 分钟;也可用揿针穴位埋藏或药丸按压。

(四)三棱针法

取耳背静脉,消毒后,以三棱针刺破显露的静脉,挤出数滴血即可。隔天 1 次,两耳交替。

(五)穴位注射

取曲池、足三里、大椎、肺俞、百会。每次选 2～3 穴,以维生素 B_{12} 500μg 与盐酸异丙嗪 25mg 注射液混合,每穴注入 0.5mL。

四、按语

针灸对本病有较好的近期疗效,皮疹痊愈后仍要继续治疗 1 个月,以防复发。患者应保持精神安定,皮损处避免搔抓,忌用热水洗烫和用刺激性药物外搽。多食新鲜蔬菜、水果,忌食辛辣、海鲜刺激之品,力戒烟酒。

五、现代研究

针灸能通过调整神经系统的兴奋、抑制功能,稳定情绪,起到明显镇静、止痒的作用。针灸还能调节神经细胞的代谢、再生,调节机体抗感染能力,本病也可能与病毒感染有关。

第八节　冻疮

一、定义

冻疮初起发红,并有麻木、胀痛或火烧样等感觉,红肿成圆盘形,边缘不太清楚,局部发凉;慢慢变成紫红色,肿胀,有的表面发生水疱,水疱破后就变成溃疡,以后结痂,很长时间才能恢复。

二、治疗

(一)取穴

阿是穴。

(二)操作方法

局部常规消毒后,用皮肤针沿其边缘叩打,逐渐周旋式向中心移动,叩打至皮肤色红润为度,叩打完后再用艾条回旋法灸叩打部位,几次即可,效果良好。

三、按语

针灸治疗冻疮疗效较好。

第九节　疔疮

一、定义

疔疮是以发病开始即有粟粒样小脓头,发病迅速,根深坚硬如钉,红、肿、热痛为特征的疾患。好发于颜面和手足部,因发病部位和形状不同,有人中疔、虎口疔、红丝疔等名称。西医学的"疖"属本病范畴。本病为金黄色葡萄球菌感染所致的急性化脓性炎症。实验室血常规检查有助于诊断。

本病多因肌肤不洁,铁木刺伤,妄施针挑、挤压,导致火毒乘隙侵袭。邪热蕴结肌肤;或因恣食膏粱厚味、酗酒等,以致脏腑蕴热,毒从内发。若热毒内盛,流窜经络,内攻脏腑则属危证。

二、辨证

本病初起为皮表口脓疮隆起呈圆锥形的炎性硬结,状如粟粒,其色或黄或紫,有红、肿、热、痛,数日内硬结增大,疼痛加剧,继而形成脓肿,硬结变软,疼痛减轻,溃脓后脓腔塌陷,逐渐愈合。如发生于四肢,患处有红丝上窜的,称为红丝疔。如见寒战,高热,神昏,谵语,头痛,呕吐,为全身性化脓性感染,中医称疔疮走黄。

三、治疗

(一)针灸

治则:清热解毒,消肿止痛。以针刺为主,泻法。

处方:身柱、灵台、合谷、委中。

方义:以督脉腧穴为主,身柱、灵台为督脉经穴,督脉统率诸阳经,针之能清泄阳经郁热火邪,为治疗疔疮之经验效穴;合谷为手阳明大肠经原穴,阳明经多气多血,又上达面部,可泻阳明火毒,对面部疔疮尤为适宜;委中为足太阳经之合穴,别名"血郄",刺络出血可清泄血中蕴热而消肿止痛,寓"宛陈则除之"之意。

加减:火毒炽盛加曲池、大椎、曲泽以泻火解毒;火毒入营加病变所属经脉之郄穴刺络出血以泻营血之火毒,凉血活血消肿。另外,尚可根据患部所属的经脉配穴,如唇疔加隐白、商阳、内庭;托盘疔加内关、郄门、阴郄;手指蛇头疔加二间等。或用经脉首尾配穴法,如发于示指商阳穴处的取对侧的迎香穴;红丝疔应在红丝的尽处依次点刺出血;疔疮走黄者加刺水沟、十二井穴、百会、内关以醒神开窍,镇痉宁神。

操作:本病的治疗以点刺出血为主,各腧穴均可用三棱针点刺出血3～5滴;也可加拔火罐使出血量增多;还可在疔肿部位采用隔蒜灸法,每处疔肿灸3～5壮。

(二)挑治疗法

取背部肩胛间区丘疹样阳性反应点3～5个,用三棱针刺破表皮,挑断白色纤维,使出血3～4滴。

(三)耳针疗法

取神门、肾上腺、枕、疔疮相应部位。每次选2～4穴,毫针中等强度刺激;也可用王不留行籽贴压。

(四)隔蒜灸法

取阿是穴,将蒜片置于疔肿上,将艾炷放在蒜片上点燃灸之,每一疔灸3～10壮,每天1次,10次为1个疗程。轻者灸3或4次痊愈,为防止复发应灸完1个疗程,重者一般需2个疗程。

四、按语

疔疮初起红肿发硬时,切忌挤压(尤其是头面部危险三角区),以免引起感染扩散。

针灸治疗疔疮有一定疗效。疔疮走黄证候凶险,须及时抢救。如疔疮已成脓,应转外科处理。

易患疔疮之人,平时应忌食辛辣、鱼腥发物,力戒烟酒。

五、现代研究

疔疮是一种发病较为迅速,危险性较大的疾病。它的成因为局部组织的急性化脓性感染。发生在颜面部位的疔疮,尤具危险性,切勿大意。针刺治疗本病的作用机制在于:一方面是提高了机体的免疫力,增强了白细胞的吞噬能力。另一方面,是通过针刺作用,改善了疔疮部位的血液循环,使毛细血管扩张,有利于各种代谢产物的排泄、清除。这两方面作用结合,使抗感染、消肿功效增强,从而达到治疗的目的。

第十节 痄腮

一、定义

痄腮,又名蛤蟆瘟,是以发热、耳下腮部肿胀疼痛为主证的一种急性传染性疾病。本病全年均可发病,多见于冬春季节,好发于5～9岁儿童,成人发病症状往往较儿童为重。临床表现以耳垂下为中心的腮部漫肿,触痛明显,伴高热、食欲缺乏、倦怠;发病前1～4周有此病接触史。本病相当于西医学的流行性腮腺炎。是由病毒感染所致,主要通过飞沫传播。病变除累及腮腺外还可能波及睾丸、脑膜、卵巢等。本病愈后绝大多数可获终生免疫,也有少数可反复发作。

中医认为,本病因外感风温邪毒,从口鼻而入,夹痰化火,遏阻少阳、阳明经脉,郁而不散,失于疏泄,结于腮部所致。少阳与厥阴互为表里,足厥阴之脉循少腹络阴器,若受邪较重则常常并发少腹痛、睾丸肿胀。若温毒炽盛,热极生风,内窜心肝,则出现高热昏迷、痉厥等变证。

二、辨证

本病有 2 周左右的潜伏期。前驱症状可见发热,头痛,口干,食欲缺乏、食少,呕吐,全身疲乏等。继而一侧耳下腮部肿大、疼痛,咀嚼困难,触之肿块边缘不清、中等硬度,有弹性,有压痛,4~6 天后肿痛或全身症状逐渐消失。一般为单侧发病,少数也可波及对侧,致两侧同时发病。病重可并发脑膜炎、睾丸炎、卵巢炎等。

实验室检查:早期有血清和尿淀粉酶增高,补体结合试验、酶联免疫吸附法及间接荧光检查抗体均呈阳性。

(一)热毒袭表

耳下腮部漫肿疼痛,皮色不红,压之有弹性感,张口困难,咀嚼不便。伴有恶寒发热咽红等全身轻度不适。舌尖红、苔薄白或微黄,脉浮数。

(二)火毒蕴结

腮部漫肿,疼痛较重、拒按,张口不便,咀嚼困难。伴壮热、头痛、烦躁、咽喉肿痛、大便干结、小便短赤。舌红、苔黄腻,脉弦数或滑数。

(三)热毒攻心

腮部肿胀,高热,头痛,烦躁不安,神疲嗜睡,颈项便强,呕吐,甚则神昏不语,四肢抽搐,舌红绛、苔黄燥,脉弦数。

(四)毒邪下注

腮部肿胀,发热,烦躁,口苦咽干,男性睾丸肿痛,女性少腹痛,舌红、苔黄,脉弦数。

三、治疗

(一)针灸

治则:泻火解毒,消肿止痛。只针不灸,泻法。

处方:翳风、颊、合谷、外关、内庭、足临泣。

方义:以手足少阳、阳明经腧穴为主。翳风、颊车为局部取穴,分属手少阳和足阳明经,以疏调少阳、阳明经气;合谷、外关、内庭、足临泣为手足阳明、少阳经远端腧穴,可清泄阳明、少阳之郁热,导热下行,通络消肿。

加减:热毒袭表加中诸、关冲清热解表、疏风散毒;火毒蕴结加大椎、曲池泻火解毒,软坚散结;热毒攻心加百会、水沟醒神开窍,熄风镇痉;毒邪下注加太冲、大敦、归来疏泄厥阴之气,化瘀止痛。

操作:各腧穴均按常规针刺;大椎、关冲、百会等穴可点刺出血。

(二)皮肤针法

取合谷、耳门、颊车、翳风、外关、胸夹脊。

先叩刺耳门,经过颊车至翳风,然后叩刺合谷、外关、胸夹脊,使皮肤潮红或微微出血。

(三)灯火灸法

取角孙穴。将穴区周围的头发剪去,用灯芯草蘸麻油点燃后,对准穴位迅速点灸皮肤,一点即起,听到响声即可。若未出现响声,应复点灸 1 次。

（四）耳针疗法

取腮腺、面颊、皮质下、相应区域压痛点。毫针强刺激；也可用埋针、压丸按压。

（五）穴位注射

用2%利多卡因或普鲁卡因注射液，每次选1～2穴，每穴注入0.5mL。

四、按语

针灸治疗腮腺炎效果明显，有并发症者应及时对症治疗。

本病传染性很强，患病儿童应注意隔离。

发病期间宜清淡饮食，多饮水，保持大便通畅。

五、现代研究

流行性腮腺炎是由于腮腺炎病毒感染腮腺或其他唾液腺，引起腺体非化脓性肿大疼痛。针灸治疗本病的作用机制在于：针灸提高了机体的免疫功能，起到了抗病毒、抗感染的作用；针灸还可对局部的血液循环状况产生良性调节作用，有利于新陈代谢，减少渗出，缓解水肿，使肿大的腮腺得以消肿。针灸的镇痛作用也可能参与了本病的治疗，有助于患者的早日康复。

第十一节　乳痈

一、定义

乳痈系指乳房红肿疼痛，乳汁排出不畅，以致结脓成痈的急性化脓性病证。多发于产后哺乳的产妇，尤其是初产妇更为多见。发病多在产后2～4周。发于妊娠期的称为"内吹乳痈"；发于哺乳期的称为"外吹乳痈"。相当于西医学的急性化脓性乳腺炎。本病多因乳头发育不良，妨碍哺乳，或乳汁过多，不能完全排空，或乳管欠通畅，影响排乳，致使乳汁淤积，入侵细菌繁殖而发病。

中医认为多由忧思恼怒，肝气失于疏泄，或过食肥甘厚味，胃腑积热，致使肝气、胃热相互郁结，经络气血蕴热阻滞，结肿成痈；或因产妇乳头皲裂，乳汁不能吸尽而结；或因产后虚弱，外邪易于侵入；或因乳汁壅滞，或因胎气旺盛，胸满气胀，气机失于疏泄。

二、辨证

本病以乳房红肿热痛为主要症状，同时伴有恶寒、发热、口渴、便秘等。患侧乳房可触及硬块、压痛，患侧腋下淋巴结肿大。实验室检查可见白细胞计数明显塔高。

（一）气滞热壅（初期）

患侧乳汁淤积，乳房局部皮肤微红，肿胀热痛，触之有肿块，伴有发热口渴、食欲缺乏，苔黄，脉数。

（二）热毒炽盛（成脓期）

乳房内肿块逐渐增大，皮肤灼热焮红，触痛明显，持续性、波动性疼痛加剧，伴高热。口渴、小便短赤、大便秘结，舌红、苔黄腻，脉洪数。

(三)正虚邪恋(溃脓期)

经 10 日左右,脓肿形成,触之有波动感。经切开或自行破溃出脓后寒热渐退,肿消痛减,疮口渐渐愈合;如脓肿破溃后形成瘘管,或脓流不畅、肿势和疼痛不减,病灶可能波及其他经络,形成"传囊乳痈"。伴有全身乏力、面色少华、食欲缺乏,舌淡、苔薄,脉弱无力。

三、治疗

(一)针灸

治则:初期清热散结,通乳消肿,成脓期泄热解毒,通乳透脓,均以针刺为主,泻法;溃脓期补益气血,调和营卫,针灸并用,补法或平补平泻。

处方:膻中、乳根、期门、肩井。

方义:膻中、乳根均位于乳房局部,膻中为气之会穴,乳根属于胃经,刺之可宽胸理气,消除患部气血之阻遏;期门邻近乳房,又为肝之募穴,善疏肝理气,化滞消肿;肩井清泄肝胆之火,为治疗乳房肿痛的经验效穴。

加减:气滞热垂加合谷、太冲、曲池以疏肝解郁,宽胸理气,清泄阳明之热毒;热毒炽盛加内庭、大椎清泄阳明之火毒壅滞;正虚邪恋加胃俞、足三里、三阴交补益气血,扶正祛邪;乳房胀痛甚者,加少泽、足临泣以通乳止痛;恶寒、发热加合谷、外关、曲池疏风清热;烦躁、口苦加行间、内关清心除烦。

操作:膻中向患侧乳房横刺;乳根向上刺入乳房底部,不可直刺、深刺,以免伤及内脏;期门沿肋间隙向外斜刺或刺向乳房,不能直刺、深刺,以免伤及内脏;肩井不可向下深刺,以免伤及肺尖,针尖应向前或后下方;其他腧穴常规针刺。病情较重者每天针刺 2 次。

(二)挑治疗法

在肩胛骨下部或脊柱两旁找压之不褪色的瘀血点,用三棱针挑破,使之出血少许。若背部瘀血点不明显,可在患侧肓腧穴上 2 横指处挑治。

(三)刺络拔罐

初期取大椎、第 4 胸椎夹脊、乳根(患侧)。在所取穴处用三棱针点刺出血,后加拔火罐。每天 1 次。

(四)耳针疗法

取胸、内分泌、肾上腺、胸椎。毫针浅刺,捻转数分钟,留针 20～30 分钟。每天 1 次。

(五)穴位注射

用维生素 B_1 注射液 4mL 加维生素 B_6 注射液 2mL,每次选 3～5 穴,每穴注入 1mL。

(六)艾灸疗法

取阿是穴。初起时用葱白或大蒜捣烂,敷患处用艾条重灸 10～20 分钟,每天 1 或 2 次。本法适用于乳痈尚未成脓者。

四、按语

针灸治疗本病初期效果良好。若配合按摩、热敷,疗效更佳;若已化脓须转外科治疗。

溃脓期应切开排脓,综合治疗。

注意乳房的清洁卫生,保持心情舒畅。饮食应清淡,忌辛辣油腻之品。

五、现代研究

急性乳腺炎多因乳头破损,细菌(多为金黄色葡萄球菌)侵入所致。严重时可形成乳腺蜂窝织炎及乳房脓肿,针灸治疗本病的作用机制在于:针灸可使白细胞的吞噬能力明显增强,实验表明,针灸对金黄色葡萄球莹的吞噬指数强于其他病菌。可以起到较强的抗菌消炎作用。针灸可有效地调节患处血管的舒缩功能,改善局部血液循环,促进局部的新陈代谢,有利于清除炎性代谢产物及内毒素;针灸镇痛作用的参与,对缓解患者的疼痛,解除患者的紧张情绪,起了重要作用。

第十二节　乳癖

一、定义

乳癖以妇女乳房慢性肿块和胀痛为主症,是乳房部常见的良性肿块,与月经周期相关。可能与雌激素刺激有关,多发生于青壮年妇女;生长缓慢,可数年无变化,无明显症状,多偶尔发现。腺瘤常在乳房的外、上象限,卵圆形,表面平滑,质坚硬,与周围组织分界清楚,可移动,无触痛,皮肤及乳头无变化;腺瘤直径 1～10cm 大小不等。

相当于西医学中的乳腺小叶增生、乳房囊性增生、乳房纤维瘤等疾病。

二、辨证

单侧或双侧乳房发生单个或多个大小不等的肿块,胀痛或压痛,表面光滑,边界清楚,推之可动,增长缓慢,质地坚韧或呈囊性感。

(一)气滞痰凝

肿胀和胀痛每因喜怒而消长。

(二)冲任失调

月经来潮前加重,过后减轻。

三、治疗

(一)针灸

治则:疏肝理气,化淤散结。

主穴:乳根、膻中、期门、太冲。

配穴:气滞痰凝者加内关、丰隆;冲任失调者加血海、三阴交。

操作:诸穴均用泻法,乳根、膻中均可向乳房肿块方向斜刺或平刺;针刺人迎时应避开颈动脉,不宜针刺过深。

(二)其他治疗

耳针:内分泌、胸、乳腺、肝、胃。毫针中等强度刺激,每次留针 30 分钟,间歇运针 2～3 次,或用揿针埋藏或王不留行贴压,每 3～5 日更换 1 次。

三、按语

针灸对本病有良好的疗效,可使肿块缩小或消失,但疗程较长。

治疗期间,患者应保持心情舒畅,忌忧思恼怒。

应与乳腺癌鉴别,少数病例有恶变的可能,必要时应及时进行手术治疗。

第十三节　扁瘊

一、定义

扁瘊是发生于皮肤浅表部位的小赘生物,多发生于青年人颜面、手背部,尤以青春期前后女性为多,故也称为青年扁平疣。西医学认为扁平疣是由人类乳头状瘤病毒引起的。

二、辨证

颜面、手背和前臂处散在或密集分布米粒至芝麻粒大的扁平丘疹,色淡红或淡褐或黯褐或正常肤色,表面光滑发亮,呈圆形、椭圆形或多角形,边界清楚,可因搔抓呈线状排列。一般无自觉症状,偶有痒感,病程缓慢,有时可自愈,愈后不留瘢痕。

(一)风热搏结

发病初期,丘疹呈淡红色或红褐色伴有瘙痒者。

(二)肝郁化火

烦躁易怒,口苦咽干,目眩,脉弦。

三、治疗

(一)针灸

治则:清热凉血,疏风散结。

主穴:合谷、曲池、血海、阿是穴。

配穴:风热搏结配风池、列缺;肝郁化火配太冲、侠溪。

操作:阿是穴用0.5～1寸粗毫针,在疣中心快速进针至疣底部,大幅度捻转提插30次左右,然后摇大针孔,迅速出针,放血1～2滴,再压迫止血;若疣体较大,再于疣体上下左右四面与正常皮肤交界处各刺1针,以刺穿疣体对侧为度,施用同样手法,3～5日针刺1次。余穴毫针泻法。

(二)激光照射

选取阿是穴,用7～25mV的氦氖激光仪散焦局部照射20～30分钟,每日1次。

(三)耳针

选取肺、肝、相应病变部位,亦可用王不留行籽贴压。

四、按语

针灸治疗扁平疣有较好疗效,多采用局部选穴。

若在治疗期间出现局部色泽发红,隆起明显,瘙痒加重,往往是经气通畅之象,为转愈之征兆,应坚持治疗。

注意劳逸结合,避免过度精神紧张,避免挤压摩擦疣体,以防感染。

五、现代研究

西医学认为本病为病毒性皮肤病,针灸治疗本病的作用机制可能在于:针刺可改善机体的免疫功能,达到抗病毒治疗疣病的作用;针灸还可通过改善血液循环状况,加快局部新陈代谢,利于抗病毒等作用的发挥;此外,火针以围刺法应用于局部,亦可加强抗病毒祛疣的作用。

第十四节　硬皮病

一、定义

硬皮病是一种以局限性或弥散性的皮肤增厚、纤维化为特征,可累及心、肺、肾、消化道等多个部位的自身免疫性疾病,发病率仅次于红斑狼疮。依据其皮肤病变的程度及病变累及的部位,可分为局限性和系统性2型。

(一)局限性硬皮病

主要表现为斑块状或点滴状皮肤损害,初起呈淡红或紫红色圆形或不规则形水肿,之后转为淡黄色或象牙色硬块,最后成白色或淡褐色萎缩性瘢痕。

(二)系统性硬皮病

又称为系统性硬化症,可累及皮肤、滑膜及内脏,特别是胃肠道、肺、肾、心、血管、骨骼肌系统等,引起相应脏器的功能不全。多数硬皮病患者手或足可出现雷诺现象。

二、治疗

(一)方一

1.取穴

主穴为两组,阿是穴、肺俞、肾俞、脾俞为一组;足三里、曲池、三阴交为一组。配穴为外关、关元、大椎、合谷、阴陵泉、太溪、阳陵泉。

2.操作方法

主穴每次均取,配穴每次选用2～3穴。阿是穴可采用下列方法之一:以梅花针重度叩刺,加拔火罐;用艾条做雀啄状熏灸,每次灸30～60分钟;在皮损两侧纵向埋入长4cm的皮肤针各1支,皮损两侧横向埋入1.5cm皮内针各1支;针尖方向均呈向心性,外周用胶布固定。上法中,刺络拔罐为隔日1次,艾条灸可每日行1～2次,皮内针每周2次。上述方法宜综合运用,1个月为1个疗程,停针3～5日继续下一疗程。两组穴隔日轮换交替使用。

(二)方二

1.处方

白附子、乳香、没药、丁香、细辛、小茴香、苍术、川乌、草乌各等量,先研成细末,加蜂蜜、葱适量,调和捏成药饼。用法:药饼直径2.5cm,0.6cm厚,上穿数小孔。

2.操作方法

主穴每次取1组,各组轮用。将药饼置于穴位之上。再用纯艾制成底面直径2cm的艾条,安放于药饼上,点燃。灸完1壮,再接灸1壮,每穴共灸2壮。每周据病情灸2～4次。3个月为1个疗程。

三、按语

本病为世界性疑难病,西医无特效疗法。用针灸加中药治疗,效果较为满意。

第十五节 斑秃

一、定义

斑秃是指头发突然发生斑状脱落的病证,又称"油风""圆秃",俗称"鬼剃头"。一般认为属自身免疫性疾病,与高级神经活动障碍有关,也可能与内分泌障碍、局部病灶感染、中毒、遗传因素等有关。可能是血管运动中枢功能紊乱,交感神经及副交感神经失调,引起局部毛细血管持久性收缩,毛乳头供血障碍,引起毛发营养不良而致本病。精神创伤常为诱发因素。本病多见于青年人。

中医学认为,发为血之余。若思虑太过,脾胃虚弱,气血化生不足;或房劳不节,肝肾精血亏损;或肺气不足,宣发失司,津液失于敷布;或情志不遂,郁怒伤肝,气机不畅,气滞血瘀,瘀血不去,新血不生,均可导致头皮毛发失于濡养而成片脱落。

二、辨证

突然出现圆形或椭圆形秃发斑,数目不等,大小不一。局部皮肤无炎症现象,平滑光亮,无任何自觉症状。也有少数患者早期在秃发区可以看到红斑和水肿。秃发边缘的头发松动,很容易脱落或拔出,拔出时可见发干近端萎缩。个别患者病损区可不断扩大,以致整个头发全部脱光(称为"全秃")或周身毛发包括眉毛、胡须、腋毛、阴毛、毳毛等全部脱落(称为"普秃")。多数患者在一年内脱落的毛发可以重新生出,新生的毛发细软,呈黄白色,且可随生随脱,以后逐渐变黑变粗而恢复正常。

(一)气血两虚

多于病后、产后、疮后脱发,范围由小而大,数目由少而多,呈渐进性加重。脱发区能见到散在的、参差不齐的残余头发,但轻轻触摸就会脱落。伴有唇白、心悸、气短语微、头昏、嗜睡、倦怠无力。舌淡、苔薄白,脉细弱。

(二)肝肾不足

多见于40岁以上者,平素头发焦黄或花白,发病时头发常是大片而均匀地脱落,严重时还会出现眉毛、腋毛、阴毛乃至毳毛的脱落。伴面色白、肢体畏寒、头昏耳鸣、腰膝酸软。舌淡有裂纹、苔少或无,脉沉细无力。

(三)血热生风

突然脱发,进展较快,常是大片大片的头发脱落。伴有头部烘热、心烦易怒、急躁不安,个别患者还会相继发生眉毛、胡须脱落的现象,偶有头皮瘙痒。舌红、苔少,脉细数。

(四)瘀血阻络

脱发前先有头痛或头皮刺痛等自觉症状,继而出现斑块脱发,时间一久便成全秃。伴有夜多噩梦、烦热不眠等全身症状。舌暗红或有瘀点、苔少,脉沉涩。

三、论治

(一)针灸

治则:气血两虚、肝肾不足者补益肝肾,养血生发,针灸并用,补法或平补平泻;血热生风、瘀血阻络者行气活血,化瘀通窍,只针不灸,泻法。

处方:脱发区、百会、通天、大椎、肝俞、肾俞

方义:以局部和肝、肾的背俞穴为主。百会、通天、脱发区均为局部取穴,可疏通局部经络气血;大椎属督脉,诸阳之会穴,可激发诸阳经之气,补气生血;肝俞、肾俞滋补肝肾、养血生发。

操作:脱发区从病灶部位四周向中心沿皮刺;肝俞不可直刺、深刺;余穴均常规针刺。

加减:气血两虚加气海、血海、足三里补气养血;肝肾不足加命门、太溪补益肝肾;血热生风加风池、曲池祛风泄热;瘀血阻络加膈俞、太冲活血祛瘀。脱发病灶在前头加上星、合谷、内庭;病灶在头侧加率谷、外关、足临泣;病灶在头顶加四神聪、太冲、中封;病灶在后头加天柱、后溪、申脉。

(二)皮肤针法

取脱发区、夹脊穴或相关背俞穴。先从脱发边缘呈螺旋状向中心区叩刺,再叩刺夹脊或背俞穴,范围在 0.5～1cm,至局部皮肤微出血。隔天 1 次。脱发区在叩刺后用生姜片外擦或外搽斑蝥酊剂、旱莲草酊剂、侧柏叶酊剂,能提高生发效果。

(三)穴位注射

取阿是穴、头维、百会、风池。用维生素 B_{12} 4mL 或三磷酸腺苷 5～10mg,每穴注射 0.5mL 药液。隔天 1 次。

(四)艾灸疗法

选取局部用艾条灸患处,以皮肤红晕为度,每天 1 或 2 次。

四、按语

针灸治疗本病有较好的疗效,但对"全秃"疗效欠佳。

治疗本病应先祛除本病的病因和诱因,治疗期间注意饮食起居,劳逸结合,保持心情舒畅,切忌烦恼。

五、现代研究

针灸治疗斑秃采用局部围刺或梅花针叩刺效果较好,主要是通过刺激局部神经末梢,产生局部反射从而改善局部血液循环,增加毛发血液供应,增强毛囊活性,促使毛发新生。体针可调整到整个神经系统功能,缓解精神紧张,起到辅助治疗作用。

第十六节 紫癜

一、定义

紫癜通常指过敏性紫癜,又称出血性毛细血管中毒病,好发于 3～10 岁的儿童,男性病例较多。患者首先感觉乏力,继则出现紫癜,紫癜为丘疹状,可融合成大片的瘀斑或伴有水疱、溃

疡、自觉微痒或不痒。通常很少发生大量出血,如鼻出血或齿龈出血。部分患者初起可伴有发热、咽痛。有时伴膝、踝关节等处疼痛和肿胀;有时出现剧烈的腹痛,伴呕吐、便秘或腹泻,触诊时腹部呈弥散性压痛(腹痛型紫癜);有的伴有血尿、蛋白尿(肾型紫癜)。过敏性紫癜出血时间、血凝固时间和血小板计数均正常。

二、治疗

(一)取穴

主穴为肝俞、委中、尺泽、曲池、足三里、三阴交。发热、咽痛配大椎、合谷、少商;腹痛、腹泻配天枢、大肠俞、阴陵泉;呕吐配中脘、内关;膝、踝关节痛配内外膝眼、昆仑;蛋白尿、血尿配肾俞。

(二)操作方法

委中、尺泽局部常规消毒后,用三棱针挑刺该穴静脉出血,每穴出血3～5滴;少商点刺出血;大椎挑刺后拔火罐10～20分钟,拔出血即可。上述穴位,隔日治疗1次。中脘、天枢直刺1～1.5寸,捻转刮针手法;余穴按常规针刺,间歇行针30分钟,10分钟行针一次,每日针1次,7～10天为一个疗程,疗程间隔2天。急性期可每日针2次,早晚各1次。

三、按语

过敏性紫癜针灸治疗效果良好,但需注意以下几个问题:①加强体育锻炼,增强体质和抗病能力;②御寒保暖,防止感冒;③对因某种食物或药物因素引起的过敏性紫癜,应尽可能地避免再次接触这些过敏原。

第十七节　手足癣

一、定义

手足癣为手足部真菌寄生性皮肤病,多生在手指、足趾及掌趾面。在上述部位出现丘疹、小水疱、鳞肩、糜烂瘙痒,指趾甲可增厚变灰变脆。

二、治疗

(一)取穴

手部,合谷透内劳宫及内关透外关,足部,八风、涌泉及昆仑透太溪。

(二)操作方法

均用捻转刮针手法,间歇行针15～30分钟,5～10分钟行针一次。起针后再用艾条灸30～60分钟,血为度,后用艾条灸烤叩刺部位。一般开始灸时患者无痒感,灸5～15分钟后,可产生痒感或极痒感,再继续灸之痒感消失;若开始灸即有痒感,应灸至不痒为止。每日治疗1次,7次为一个疗程,疗程间隔2天,如此治疗1～2个疗程,症状减轻后,再间日1次,直至治愈为止。

三、按语

手癣俗称"手气""鹅掌风",足癣俗称"脚气"。

第十八节 丹毒

一、定义

丹毒是在皮肤损伤、足癣、溃疡等情况下,皮内淋巴管被溶血性链球菌侵袭所致急性感染性皮肤病。由于发病时皮肤突然变赤,状如涂丹,故名丹毒。多发于颜面和小腿,生于下肢者称"流火";生于头面者称"抱头火丹";新生儿多生于臀部,称"赤游丹"。春秋季多发,常见于幼童和老年人。

本病属火毒为病。多因血分有热,外受火毒,热毒搏结,蕴阻肌肤,不得外泄;或皮肤损伤,火毒之邪乘虚而入引起。同时可夹有风热、肝火、湿热、新生儿胎热火毒等。

二、辨证

本病多发生于下肢,其次为头面部。有皮肤、黏膜损伤病史。开始可见恶寒、发热、头痛、纳呆等全身症状。病损局部皮肤发红,压之褪色,放手即恢复,皮肤稍隆起,边界清楚。严重者红肿局部可见有瘀点、紫癜,逐渐转为暗红色或橙黄色。5～6日后发生脱屑,逐渐痊愈。新生儿丹毒常呈游走性。

(一)风热上扰

通常发于头面部。病损局部掀红灼热、肿胀疼痛,甚则发生水疱。伴恶寒发热、骨节疼痛、食欲缺乏、溲赤、便秘、眼胞肿胀难睁。舌红、苔薄黄,脉浮数。

(二)湿热蕴结

多发生于下肢。病损局部掀红肿胀,灼热疼痛,亦可见水疱紫斑,甚至结毒化脓,皮肤坏死。伴发热、心烦、口渴、胸闷、关节肿痛、小便黄赤。舌苔黄腻,脉浮数。反复发作,可形成大脚风(象皮脚)。

(三)胎火蕴毒

常见于新生儿。多发生于脐周、臀腿之间。皮损局部红肿灼热,呈游走性。伴壮热、烦躁、呕吐。舌红、苔黄,指纹紫黑。

三、治疗

(一)针灸

治则:泻火解毒,凉血化瘀,毫针刺,用泻法。

处方:合谷 曲池 血海 委中 阿是穴

方义:以皮损局部和手阳明经腧穴为主。合谷、曲池均属于手阳明大肠经。能清泄阳明之热毒;血海为足太阴脾经穴,泻之可活血化瘀;委中为足太阳经合穴,别称"血郄",配阿是穴散刺出血可清泄诸阳及血分之郁热,凉血解毒,寓"宛陈则除之"之意。

加减:风热上扰加大椎、风门疏风散邪;湿热蕴结加阴陵泉、内庭、丰隆清热化湿;胎火蕴毒加中冲、大椎、水沟凉血解毒;胸闷心烦加内关、膻中宽胸散结;呕吐加内关、中脘和胃止呕。操作:委中、阿是穴可用三棱针点刺出血,并可在刺络的基础上加拔火罐(面部禁用)。

(二)耳针疗法

取神门、肾上腺、皮质下、枕。毫针中等刺激;或用王不留行籽贴压。

(三)拔罐疗法

取阿是穴,在红肿部位用皮肤针叩刺或用三棱针散刺后拔火罐,使污血邪毒尽出,每天1次。面部禁用。

四、按语

针灸治疗本病有较好的疗效,但多用于下肢丹毒,头面部及新生儿丹毒病情一般较重,或因混合感染形成溃疡,或出现败血症,应采用综合疗法。

治疗中被污染的针具、火罐等应严格消毒,专人专用,防止交叉感染。

平时注意保护皮肤勿使破损。

五、现代研究

丹毒的发生,是由于皮肤或黏膜损伤,导致溶血性链球菌(丹毒链球菌)侵入而发生的急性感染。针灸治疗本病的作用机制,可能与针灸抗菌消炎作用及改善局部血液循环状况有关。此外,针灸还可通过解除淋巴管的痉挛状态,起到改善淋巴循环的作用,这也可能是一个重要因素。

第十九节 蛇丹

一、定义

神经性皮炎是一种皮肤神经功能失调所致的皮肤病,又称慢性单纯性苔癣,与大脑皮质兴奋与抑制过程平衡失调有关。精神因素被认为是主要的诱因,情绪紧张、神经衰弱、焦虑都可促使皮损发生或复发。属中医学"顽癣"范畴,以皮肤"革"化和阵发性瘙痒为特征。常伴有情志抑郁、失眠易怒。

本病多由风热之邪客于肌肤,留而不去,或情志抑郁,气郁化火,或因日久不愈,血虚风燥,邪结肌肤,缠绵难愈。

二、辨证

本病多见于成年人,好发于项后两侧、肘膝关节,但亦可发于眼周和骶尾等处。皮损初起为正常皮色或淡红色扁平丘疹,呈圆形或多角形,密集成片,边缘清楚。日久局部皮肤增厚、干燥粗糙、纹理加深,形成苔藓样变,表面有少许鳞屑。自觉阵发性剧烈瘙痒,尤以夜间及安静时为重。

本病病程较长,常数年不愈,发展及扩大到一定程度后就长期不变,也有的在数周内自行消退而不留任何痕迹,但易反复发作。

(一)血虚风燥

丘疹融合,成片成块,表面干燥,色淡或灰白,皮纹加深,上覆鳞屑,剧烈瘙痒,夜间尤甚,女性或兼有月经不调,舌淡、苔薄、脉濡细。

(二)阴虚血燥

皮损日久不退,呈淡红或灰白色,局部干燥肥厚,甚则泛发全身,剧烈瘙痒,夜间尤甚,舌红、少苔,脉弦数。

(三)肝郁化火

皮损色红,心烦易怒或精神抑郁,失眠多梦,眩晕,口苦咽干,舌红,脉弦数。

(四)风热蕴阻

皮疹呈淡褐色,皮损成片,粗糙肥厚,阵发性剧痒,夜间尤甚,舌苔薄黄,脉浮数。

三、治疗

(一)针灸

治则:血虚风燥、阴虚血燥者养血祛风,滋阴润燥,以针刺为主,平补平泻;肝郁化火、风热蕴阻者祛风清热,凉血化瘀,毫针刺,用泻法,可点刺出血。

处方:风池 大椎 曲池 委中 膈俞 皮损局部

方义:风池位于项后,是神经性皮炎的好发部位,可祛风解表,宣通局部气血;大椎为督脉与诸阳经之交会穴,能清泄热毒;曲池既可疏风清热,又能清血分之郁热;委中点刺出血可祛风清热、凉血解毒;膈俞为血会,可祛风清热,活血止痒;皮损局部围刺可疏通局部经气,祛风解毒化瘀。

加减:血虚风燥加脾俞、血海养血疏风;阴虚血燥加太溪、血海滋阴润燥;肝郁化火加行间、侠溪疏肝泄热;风热蕴阻加合谷、外关祛风清热。

操作:皮损局部取4~6个点用毫针围刺,针尖沿病灶基底部皮下向中心平刺,留针30分钟;还可用多个艾炷直接灸:将艾绒捏成火柴头大小若干粒,先在皮损局部涂以大蒜汁,置艾炷于其上,每炷间距1.5cm,点燃烧净后,除去艾灰,覆盖消毒敷料即可。

(二)皮肤针法

取皮损局部,配背部俞穴、次髎、华佗夹脊。在皮损局部,皮肤针由外向内螺旋式叩刺。轻者中度叩刺,以微有血点渗出为度;角化程度严重者重度叩刺,渗血较多为宜。配穴轻度叩刺,以局部出现红晕为度。每3日治疗1次。

(三)耳针疗法

取肺、神门、肾上腺、皮质下、内分泌、肝。毫针浅刺,留针30分钟;也可用揿针穴位埋藏或药丸按压。

(四)三棱针法

取耳背静脉,消毒后,以三棱针刺破显露的静脉,挤出数滴血即可。隔天1次,两耳交替。

(五)穴位注射

取曲池、足三里、大椎、肺俞、百会。每次选2~3穴,以维生素 B_{12} 500μg 与盐酸异丙嗪25mg 注射液混合,每穴注入0.5mL。

四、按语

针灸对本病有较好的近期疗效,皮疹痊愈后仍要继续治疗1个月,以防复发。

患者应保持精神安定,皮损处避免搔抓,忌用热水洗烫和用刺激性药物外搽。

多食新鲜蔬菜、水果,忌食辛辣、海鲜刺激之品,力戒烟酒。

五、现代研究

针灸能通过调整神经系统的兴奋、抑制功能，稳定情绪，起到明显镇静、止痒的作用。针灸还能调节神经细胞的代谢、再生，调节机体抗感染能力，本病也可能与病毒感染有关。

第二十节　红蝴蝶疮

一、定义

红斑狼疮的大多数患者于颜面等曝光部位可见蝶形红斑皮损或鳞屑红斑皮损。盘状红斑狼疮以皮肤损害为主，一般无全身症状，预后良好。皮损好发于颜面、口唇、耳郭、头皮和手背等处。皮损为持久性的盘状红斑，边界清楚。皮损中可见丝状红线，为毛细血管扩张。

系统性红斑狼疮，可累及全身各系统，发病可急可缓，临床症状多样。患者临床表现差异很大，早起症状往往不典型，其主要症状表现如下：

(一)全身症状

发热为常见的全身症状，约90％的患者有热型不同的低、中度发热。此外，尚有体倦、乏力、消瘦等。

(二)关节与肌肉痛

约占90％，常为本病的早期发现症状。

(三)肾损害

约占80％，可见于系统性红斑狼疮的任何时期。是本病最常见而又最严重的内脏损害。

(四)心、血管病变

占30％～80％，可因心包炎、心肌炎、心内膜炎而引发心动过速，心脏扩大，心律不齐，期前收缩等。

(五)抗磷脂抗体综合征

可出现在系统性红斑狼疮的活动期，其临床表现为动脉或(和)静脉的血栓形成等。

(六)神经系统

约25％患者累及中枢神经系统，尤以累及脑为多见，表现为头痛、呕吐、偏瘫、癫痫、意识障碍等。

(七)消化系统

约占30％，患者食欲减退，腹痛，呕吐，腹泻，腹腔积液等。

(八)血液系统

活动性系统性红斑狼疮约60％有贫血，约40％的患者血细胞减少或淋巴细胞绝对数减少，约20％有血小板减少。

(九)干燥综合征

约占30％。

（十）眼

约 15％患者有眼底变化，如出血、乳头水肿、视网膜渗出物等。

二、治疗

（一）取穴

主穴分两组。背部背俞穴线（从肺俞至大肠俞），夹脊线（与背俞穴线等长）为一组；足三里、阴陵泉、三阴交、气海为一组。配穴根据临床表现对症选穴，如发热配大椎、风池、曲池；心悸取内关及膻中；食欲缺乏配中脘；腹泻配天枢；腰、髋、膝关节痛配环跳、承扶、阳陵泉等。

（二）操作方法

用 3 寸长毫针，从肺俞穴向下分段透刺至大肠俞，夹脊线从平肺俞穴开始向下分段透刺至平大肠俞为止。刮针手法，间歇行针 30～60 分钟，10～15 分钟行针一次，余穴按常规针刺，每日针 1 次，10 天为一个疗程，疗程间隔 2～3 天，两组穴按疗程轮换使用。

三、按语

临床实践中发现，在红斑狼疮的不同时期，用针灸治疗，均可收到疗效。针灸治疗红斑狼疮，在急性活动期取穴应多，手法宜重，在稳定期取穴应少，手法宜轻。因本病累及的脏腑系统多，症状多变，故取穴要根据临床表现，灵活选用。

第七章　外科病症临床诊治

第一节　疖

一、定义

疖是由化脓性细菌侵入单个毛囊或皮脂腺的急性化脓性感染。以头面、颈项、腋下等毛发丛生处为多见。初则为红色小硬块突起,逐渐红肿疼痛隆起,中央变软出现黄白色脓栓,脓栓脱落排脓后,红肿减轻,疮口逐渐愈合。

二、治疗

(一)方一

1.取穴

主穴为灵台。配穴应根据疖的部位循经取穴,如生于面口的配合谷;生于颈后及背部配委中;生于上肢配曲池、外关;生于下肢配足三里等。

2.操作方法

取正坐位,患者双肩下垂,背部暴露,医者左手拇、示二指将灵台部位捏住,右手持三棱针挑刺,使其微出血,挑刺后拔火罐 10～15 分钟,委中部位有静脉瘀血时,亦刺出血,无静脉瘀血者,可按上法挑刺委中出血;余穴均常规针刺,捻转手法,间歇行针 15～30 分钟,5～10 分钟行针一次。间日治疗 1 次。

(二)方二

1.取穴

阳性反应部位。

2.操作方法

取坐位,患者暴露背部。在其脊柱两侧肩胛骨之间,可发现有突出皮面、排列不规则、如小米粒大摸之碍手的黑紫色颗粒,病情较长的,颗粒可蔓延至髂嵴上腰肌两侧。颗粒局部常规消毒后,医者左手拇、食两指捏起颗粒及附近皮肤,使其呈条状隆起,颗粒位于隆起最突出处,右手持三棱针,从颗粒一侧刺向对侧并挑起,挑完第一针后,再于原处迅速挑刺第二针,此针可挑断局部的部分肌肉纤维而发出"啪"的响声。如此将所有的颗粒全部挑完,挑刺部位可用紫药水或碘酒涂搽,以防感染。治疗次数,以不再出现颗粒为度,一般挑 2～3 次即愈。

(三)方三

1.取穴

眼疖局部。

2.操作方法

医者左手拇、食两指将疖疮捏住并提起,右手持 1 寸长毫针,将针身放酒精灯上烧红后,迅速从疖疮的一侧刺向对侧皮下,并快速捻转 3～5 次即起针,间日 1 次。

(四)方四

1.取穴

瘰脉、风池二穴或其附近肿大的淋巴结。如未有肿大淋巴结时,在瘰脉穴或风池中任选一穴施灸亦可。

2.操作方法

局部常规消毒后,将灯心蘸花生油(茶油、豆油均可)并点燃,迅速灼灸以上二穴或其附近肿大的淋巴结上。当灸及皮肤时,有的可发出轻微而清脆的爆裂声。灼灸部位可见轻微的火灼焦点,宜涂紫药水或消炎药膏,以防感染。

三、按语

以上 4 方,都是经临床实践证明比较有效的治疗方法。方二和方三早就流传于民间。因疖生在肌肤表层,在外为阳,故取穴多以阳经为主。灵台系督脉经穴,督脉为诸阳之海,刺之可泄瘀热;曲池为阳明经合穴,其性走而不守,能疏散热毒;委中为治疗肩背疖疮之要穴,能清血解毒。因此,用上穴治疗疖疮,可达到清热解毒、消炎止痛的目的。

第二节　痈

一、定义

痈是葡萄球菌侵入相邻的多个毛囊或皮脂腺所引起的皮肤及皮下组织的化脓性炎症。好发于背部及颈后部。局部呈一片较广泛的红肿凸起,疼痛剧烈,继则肿块表面出现多个黄白色脓头,破溃后形成许多脓窦,常伴有发冷、发热等全身症状。

二、治疗

(一)方一

1.取穴

局部。

2.操作方法

取正坐位,患者暴露患部。局部常规消毒后,医者右手用镊子夹住 12 号针头的尾端,将针身放酒精灯上烧红后迅速刺入痈肿的中央部位,刺入后把针身前后或左右摇摆几下即出针。再视痈大小按上法在其周围刺 3～5 针。针完后速用火罐拔 5～10 分钟,将其污血或脓液拔出即可,一次不愈时,隔 3～5 天治疗第二次。

(二)方二

1.取穴

痈肿局部。

2.操作方法

患者暴露痈肿部位。用干桑木或桑树根劈碎成细长条状,捆成直径约 1cm 粗的圆柱状小把,医者右手持其一端,另端点燃,靠近患部灸之,火尽再燃,如此反复施灸,令其内部温热为度,每日灸1次。

此方用于治疗痈疽、疖疗、瘰疬、流注及顽疮等均有良好效果。用于未溃者,可令其消肿止痛;用于已溃者,可促其去腐生肌,收敛愈合。

(三)方三

1.取穴

患部、委中。

2.操作方法

取俯卧位,下肢伸直。先刺委中部位或其附近的瘀血静脉出血;后在其疮口处隔蒜片或蒜泥灸之,艾炷大小视疮口大小而定,一般艾炷底面面积应相等于疮口面积,灸至蒜片焦枯为止。此方用于痈疮已溃,久不收口者有良好效果,一般灸1次疮口即可愈合。

三、按语

痈属于中医学"有头疽"的范畴。如生于颈后部的叫"对口疽",生于背部的叫"发背"或"搭手"。本病多因湿热火毒内蕴,或外感风毒热邪瘀结,致使经络阻塞,营卫不和,气血凝滞而发病。此病初期、中期和晚期都可针灸治疗,一般初、中期多用针刺,晚期已溃者宜用灸法。

第三节 瘰疬

一、定义

瘰疬是中医病症名,就是指颈部淋巴结结核,是结核分枝杆菌侵入颈部淋巴结引起的病变,是肺外结核病中最常见的类型,颈淋巴结结核多发生在儿童,青年次之,成人少见。

颈部一侧或两侧有数个淋巴结发生不同程度的肿大。初期较硬、无痛,可以推动;日久形成不易推动的结节状硬块,并可变软有波动感,继则破溃,流出白色米汤样脓液,形成久不愈合的溃疡或窦道。亦有少数淋巴结结核由于钙化而病变停止发展,不产生症状。

二、治疗

(一)方一

1.取穴

淋巴结结核局部。

2.操作方法

医者左手拇、食两指将结核捏住。右手持针如握钢笔状,在酒精灯上将针尖烧红后,迅速刺入病灶。结核小者自核正中顶部刺入核心,刺1针即可,若结核大者,先在周围刺1圈,后刺中央;若有数个结核肿大时,先刺最大的,每次刺1～2个。速刺针、速出针。刺时避开血管,如刺破血管时,用消毒棉球按之即可;刺出的脓液可用棉球揩去,或外贴拔毒膏即可。3～5天1次,一般3～4次即愈。此法在结核未溃期或已溃期均可施用。

(二)方二

1.取穴

结核局部。

2.操作方法

取侧卧位,将约 3mm 厚之独头蒜片置其上,再把艾炷(大小视结核大小而定,一般如豆大或花生米大)放在蒜片上,点燃灸之,燃尽 1 壮再换 1 壮,灸至蒜片焦枯为度,灸后局部可起疱或呈Ⅰ～Ⅱ度烧伤状态,用紫药水擦之即可,不需做其他处理。1 次不愈,隔 30 天后再灸 1次,一般灸 1～2 次即愈。有时灸后化脓,古称此为化脓灸法。

三、按语

火针治疗颈部淋巴结结核一法,在民间流传已久,虽然各地具体操作方法不尽相同,但其作用机制是同一的。经临床实践证明确有良效,此法操作简单,安全有效,有推广价值。

第四节　瘿病

一、定义

瘿病实际上是中医对于颈部部位出现的肿大症状以及肿块等状况的形容术语。在某些地方又将该疾病称之为大脖子病。单在西医中一般主要指的是甲状腺结节或者是甲状腺瘤,单纯性甲状腺肿主要是由于缺乏合成甲状腺素的碘所致。在水土缺碘的地方发病率较高,因此又称地方性甲状腺肿。一般为对称性弥散性肿大,腺质柔软,表面可凹凸不平,可随咽物上下移动。肿大的甲状腺可压迫气管,使患者感到呼吸不畅。

二、治疗

1.取穴

主穴为阿是穴。配穴分两组,天突、肩井、合谷为一组;气舍、天井、足三里为一组。两组轮换使用,每组用 1 个疗程(7 天)。

2.操作方法

取仰卧位,头微后仰。视腺肿大小,在其局部散刺 3～5 针,进针深度以腺肿大小及针刺方向而定,一般在腺肿顶端进针时,刺入其中心即可。在周围进针时,可透过腺肿刺入对侧皮下,捻转刮针手法。天突成 45°角向下斜刺 0.5～1 寸,气舍直刺 0.3～0.5 寸,肩井直刺 0.3～0.5寸,均用捻转手法,合谷直刺 1～1.5 寸,捻转刮针手法,天井向上成 30°角斜刺 0.5～1 寸,提插捻转手法。以上各穴均间歇行针 30～60 分钟,每 10～20 分钟行针一次,7 天为一个疗程,疗程间隔 2 天。

三、按语

针灸治疗本病,多以阿是穴为主,再配用气舍、天突、天井、肩井、足三里等。气舍、天突为邻近取穴,阿是穴即局部取穴,都具有舒解郁结、调整甲状腺功能和加强甲状腺对碘吸收利用的作用;天井为手少阳三焦经合穴,能疏泄三焦经之郁滞;肩井为足少阳胆经穴,足三里为足阳明胃经穴,两经均循行颈部,故能通经活络,疏导局部的气血以化痰。针刺腺体时,应避开浅静脉,并注意勿刺伤气管。

第五节　疝气

一、定义

疝气是指体腔内容物向外突出,睾丸或阴囊肿胀疼痛的病症,其发病多与任脉、足厥阴肝经有关。古代医家对本病论述颇多,名类较繁,如寒疝、湿热疝、狐疝等。本病包括西医学的腹外疝、肠套叠、肠嵌顿精索扭转、睾丸肿大、鞘膜积液等。

本病多由坐卧湿地,涉水冒雨,寒湿之气循任脉和足厥阴经凝滞于睾丸、阴囊,气血瘀阻而肿大,遂成寒疝;寒湿之气蕴积化热,或肝脾两经湿热下注,以致睾丸肿痛,或鞘膜积液,或阴囊红肿热痛,而致湿热疝;强力负重,劳伤过多,损伤筋脉,中气下陷,以致小肠脱入阴囊,时上时下,而成狐疝。

二、辨证

以少腹肿胀疼痛、痛引睾丸或睾丸、阴囊肿胀疼痛为主症。常因久立、劳累、咳嗽、愤怒等诱发或加重。

(一)寒疝

少腹、睾丸及阴囊牵掣绞痛或肿胀冷痛,形寒肢冷,面色苍白,舌淡、苔白,脉弦紧或沉伏。

(二)湿热疝

睾丸或阴囊肿大、疼痛、灼热、拒按。伴恶寒发热、肢体困重、便秘、溲赤。苔黄腻,脉濡数。

(三)狐疝

少腹与阴囊部牵连坠胀疼痛,痛引睾丸,阴囊时大时小、立时睾丸下坠、阴囊肿大、卧则睾丸入腹、阴囊肿胀自消,重症以手上托方能回复。伴食欲缺乏、气短、神疲乏力。舌淡、普白,脉沉细。

三、治疗

(一)针灸

治则:寒疝温经通络,散寒止痛,针灸并用,泻法;湿热疝清热化湿,消肿散结,只针不灸,泻法;狐疝补气升陷,活络止痛,针灸并用,补法。

处方:太冲　大敦　关元　归来　三阴交

方义:疝气为病与肝经、任脉密切相关,以足厥阴经腧穴为主。任脉过阴器,足厥阴经脉入毛中,绕阴器,抵少腹,足阳明经筋结于阴器,故取任脉关元,足厥阴经井穴大敦、原穴太冲,足阳明经归来,以及脾、肝、肾三经交会穴三阴交疏肝理气,消肿散结,疏调任脉,行气止痛。

加减:寒疝加灸神阙、气海温经散寒;湿热疝去关元,加中极、阴陵泉清热化湿;狐疝加下巨虚、三角灸升陷止痛;恶寒发热加合谷、外关清热散寒;食少、食欲缺乏、疲乏无力加足三里、大包健胃益气。

操作:诸穴均常规针刺;大敦可点刺出血。

(二)耳针疗法

取外生殖器、神门、交感、小肠、肾、肝。每次选2～3穴,毫针中等强度刺激。

(三)穴位注射

取太冲、归来等穴,用复方氯丙嗪或维生素 B_1 注射液,每穴注入药液 0.5mL。

四、按语

针灸治疗本病有一定疗效。但狐疝如小肠坠入阴囊发生嵌顿,以及睾丸积水而久不能回纳的病例,应采用手术治疗。

治疗期间应避免劳累,调摄营养。

五、现代研究

疝气是因腹部脏器经腹壁薄弱处或缺损处向外突出于腹腔外所致。针灸治疗本病的作用机制,现代研究较少,一般认为,可能与针灸能够有效地调节肠蠕动功能,促使肠腔内容物的排泄,减轻了腹腔内的压力有关。针灸通过神经—体液调节等作用,改善患处局部的血液循环,促进新陈代谢及力加强肌肉营养,使腹壁薄弱处的肌肉得以加强,也是重要方面。针灸对于可以引起腹腔内压力增高病症的治疗(如便秘、咳嗽等),也是缓解本病症的一个重要因素。

第六节 肠结

一、定义

肠结是中医病名,西医叫肠梗阻,肠梗阻是常见的急腹症之一,它包括各种引起肠道不通的疾病。凡是由于肠道内外病变引起肠腔狭窄所致肠道不通的,称为器质性肠梗阻;而由于肠道运动减弱或消失,并无器质性改变的,称为麻痹性肠梗阻。临床表现为腹部突然阵发性绞痛或持续性胀痛阵发性加剧,伴有腹胀,呕吐,开始时可能还有大便,以后则不排便,亦不排气。

二、治疗

(一)取穴

主穴为大肠俞、天枢、足三里。上腹痛配中脘、内关;下腹痛配公孙、气海。

(二)操作方法

大肠俞针 1.5～2 寸,提插刮针手法;天枢针 1～1.5 寸,刮针手法;足三里针 1.5～2 寸,提插捻转手法;中脘、气海均针 1.5～2 寸,刮针手法或提插手法;公孙针 0.5～1 寸,内关针 0.5～0.8 寸,上 2 穴均用捻转手法。先针大肠俞,持续行针 2～3 分钟即起针。后针腹部及四肢穴,持续行针至腹痛减轻或消失后再间歇行针 30～60 分钟,每 10～20 分钟行针一次。

三、按语

针灸治疗肠梗阻是根据"虚则补之,实则泻之"的原则,采用持续行针的强刺激手法而达到"以通为用"行气止痛的目的。大肠俞、天枢能分理糟粕,祛瘀导滞;中脘能扶中土之脾阳,消导胃肠积滞,使气机流畅;足三里能调理胃肠功能而升清降浊,故诸穴配伍有通降下行的作用。针灸治疗麻痹性肠梗阻,效果良好。

第七节　肠痹

一、定义

本病多指西医所说麻痹性、功能性肠梗阻。本病预后与原发病变有关,经积极治疗,多能缓解,部分病例预后欠佳。本节肠痹主要指因腹部手术后,或因肠道、腹部的病变,或是全身疾患、瘫痪等的影响,使肠体麻痹,气机不通所致。多因肠或网膜与切口处内面的瘢痕发生粘连,或因粘连导致肠管狭窄形成不完全性肠梗阻。腹腔粘连是外科临床上的常见病症,为剖腹术后所导致的后遗症。临床表现为手术后腹痛、腹胀,并恶心、呕吐,或便秘或腹泻,严重者可发生急性肠梗阻、肠粘连而危及生命。

二、治疗

(一)方一

1.取穴

主穴为压痛反应部位,足三里、阴陵泉、公孙。恶心呕吐配中脘、内关;腹胀腹痛配天枢、中脘、气海。

2.操作方法

在切口附近压痛反应部位处,直刺 3～5 针,深刺 1.5～3 寸,徐徐提插刮针手法。足三里、阴陵泉均深刺 1.5～3 寸,徐徐提插捻转手法。公孙向对侧刺 1～1.5 寸,捻转刮针手法。间歇行针 30～60 分钟,10～15 分钟行针一次,每日针 1 次,7～10 天为一个疗程,疗程间隔 2～3 天,压痛反应部位出针后拔火罐 15～30 分钟。

(二)方二

1.取穴

阿是穴(切口处压痛部位)。

2.操作方法

用艾条灸 1～2 个小时,每日灸 1 次。

三、按语

实践证明,腹腔粘连越早期针灸治疗效果越显著,早期针灸治疗可控制和松解粘连,对粘连时间长的患者,针灸也有缓解症状的作用。

第八节　伤筋病

一、定义

伤筋病是一种中医的名称,而西医又称为软组织损伤,在出现伤筋病以后,要避免损伤部位受力活动,并且避免受凉,以免导致损伤的组织肿胀,疼痛的加重,并且在损伤以后,最好行石膏托或者支具,来固定损伤的部位,来给损伤的组织恢复创造条件。在损伤的初期,如果没有明显的开放创面,可以行冰块、凉毛巾冷敷,来减轻疼痛和避免肿胀的加重。如果损伤的后期肿胀、疼痛相对稳定,可以行活血化瘀药物外敷及口服的治疗,来促进瘀血、肿胀的吸收和消退,从而恢复伤筋病的症状和促进组织的修复,而在本节说的是西医中的腱鞘炎。腱鞘炎又名弹响指或创伤性腱鞘炎,其发病多与职业有关,为常见职业病的一种,如钢琴家、打字员、包装工等,长时间用手从事迅速细小且同一动作而引起腱鞘和肌腱的水肿、增厚,并阻碍肌腱的滑动,少数患者可因先天性或胶原性疾病而致。临床上可分指屈肌腱腱鞘炎和桡骨茎突腱鞘炎,前者常见于女性,好发于拇、中、环三指。临床表现为局部疼痛和压痛,并可扪及硬结,患指屈伸活动障碍,以晨间为重,活动后疼痛加重,有时有弹响。

二、治疗

(一)方一

1.取穴

主穴为阿是穴(疼痛部位)。患病指为拇指者配合谷、列缺;其他指配穴为外关、中渚、外劳宫。

2.操作方法

阿是穴局部常规消毒后用梅花针轻轻叩刺,每次叩刺3～5分钟,以微微出血为度,间日1次,以愈为止。余穴按常规针刺,捻转刮针手法,间歇行针30分钟,10分钟行针一次,间日1次。

(二)方二

1.取穴

阿是穴。

2.操作方法

将醋酸氢化可的松(HCA)注入疼痛处腱鞘内,每周1～2次,每次0.5mL。注:①为减少注射时疼痛,可与1％普鲁卡因0.5mL混合后注入;②约进针0.5mm或遇到骨头时退回少许即可;③注入药物局部有胀沉感,而且能看到药物在鞘内向周边扩散,这说明药物正注入鞘内。

三、按语

腱鞘炎临床常见,属于中医"伤筋病"的范畴,因劳伤过度,又感受风、寒、湿邪,经络痹阻所致。此病虽小,但药物治疗殊难获效,针灸治疗可收到显著的效果。

第九节　腱鞘囊肿

一、定义

腱鞘囊肿多发生在腕关节及四肢其他关节背面或健鞘附近。多见于青壮年。

腱鞘囊肿呈圆形,有结缔组织包膜,囊肿内含胶状黏液;一般不痛,和皮肤无粘连;如囊肿内充满液体而张力很大时,则显得坚硬。

二、治疗

(一)取穴

阿是穴。

(二)操作方法

局部常规消毒后,视囊肿大小在囊肿处散刺3～5针。用捣针、摇针或捻转等手法,使其针孔尽量扩大,持续行针1分钟左右,快速出针后,医者随即用拇指腹面轻轻按揉囊肿,囊内液体可随之从针孔外溢,囊肿可即时见消,每日1次,一般2～3次即愈。

三、按语

腱鞘囊肿针刺治疗效果良好。部分患者治愈后可复发,复发后可仍按此法治疗,如此反复针几次,即可根治。

第十节　石淋

一、定义

石淋是一个中医诊断名词,西医的概念即泌尿系统结石。它包括所有的泌尿系统结石,即肾结石、输尿管结石、膀胱结石、尿路结石、前列腺结石,均属于石淋的范围。它与西医不同,西医诊断根据部位不同诊断不同。中医上不分部位,只要泌尿系统的结石都统称石淋,石淋其病因不明,可能与钙、酸代谢紊乱,尿淤积,尿路感染等有关。本节主要讲的是肾、输尿管结石,膀胱结石和尿道结石。肾、输尿管结石常出现肾区及侧腹部隐痛或阵发性绞痛,可有血尿,继发感染时表现为肾盂肾炎症状。膀胱结石排尿可突然中断,伴有尿痛及终末血尿,活动后症状可暂时缓解而继续排尿。尿道结石排尿不畅,可导致急性尿潴留,伴有尿痛和前段血尿。

二、治疗

(一)取穴

主穴为阿是穴。肾及输尿管上段结石配肾俞、京门;输尿管中、下段结石配阳陵泉;膀胱结石配关元透中极。阿是穴包括以下几个内容:①压痛点,一般肾和输尿管上段结石在第10胸椎至第1腰椎脊神经区有压痛点;输尿管中、下段结石在第9胸椎,第2腰椎脊神经区有压痛反应;膀胱结石在小腹下部可有压痛点。②绞痛发作时,在腰、腹部放射痛的最敏感点如肾、输尿管结石的放射痛敏感点,大多在肾区、下腹部及大腿内侧;膀胱结石疼痛可放射到会阴部。③X 线平片结石存在部位在体表的投射点。具备以上情况之一即可作为阿是穴的定位依据,以上 3 种情况亦可同时作为阿是穴的定位标准而选点针刺。

(二)操作方法

背部第 2 腰椎以上穴位,一般采用 30°～45°向脊柱方向刺 1～1.2 寸,捻转手法;第 2 腰椎以下穴位可直刺 1～2 寸,提插刮针手法;腹部阿是穴的进针以深达腹膜为宜,徐徐提插或刮针手法;关元透中极的针法参照"尿潴留"中的透穴刺法;阳陵泉、足三里均针 1.5～2 寸,提插捻转手法。绞痛发作时同"胆石症急性发作"行针法,不发作时间歇行针 30～60 分钟,10～20 分钟行针一次,每日 1 次,7 天为一个疗程,疗程间隔 1～2 天。

三、按语

近几年来国内不断有针灸治疗尿路结石的报道,在治疗肾结石和尿道结石的过程中,发现有些患者接受针刺后 10～30 分钟有绞痛加剧现象,往往因此而认为针治无效而停止治疗,但在绞痛加剧的情况下坚持针治,有时可获得排石的疗效。就胆石症和尿石症而言,绞痛发作常是体内结石被移动的反应,针刺后绞痛加剧说明结石移动的作用加强,是针治有效的表现,此时若因势利导,坚持针刺就会收到排石的效果。

第十一节　鸡眼

一、定义

鸡眼主要是由于局部长期受压和摩擦,使皮肤角质层增厚所致。鸡眼硬结高出于皮肤面,结的中心为一圆锥形的角化物质,尖端向下并压迫真皮乳头层内的感觉神经末梢而产生疼痛。多发生于趾缘和足底等处。

二、治疗

(一)取穴

阿是穴。

(二)操作方法

取俯卧位,足背伸直,足底向上。局部常规消毒后,先将硬结削去一层皮,医者右手持 1 寸长毫针,在鸡眼中心刺入,并透过鸡眼至健康肌层,捻转刮针手法,持续行针 1 分钟左右,起针后随用艾炷着肤灸之,艾炷着肤面积略小于鸡眼,每次灸 1～2 壮。一次不愈时,3～5 天后治疗第二次。亦可用火针点刺,一般一次即愈。

三、按语

鸡眼为常见病,往往因步行困难给患者带来很大痛苦。此方治疗鸡眼有一定疗效,且操作简单,易于推广应用。治疗后 3～5 天,不宜长途步行。

第十二节　扭伤

一、定义

扭伤是指四肢关节或躯体部的软组织(如肌腱、韧带等)损伤,而无骨折、脱臼、皮肉破损等情况。临床主要表现为损伤部位疼痛肿胀和关节活动受限,多发于腰、膝、踝、肩、肘、腕等部位。本病多因剧烈运动或过度扭转、牵拉、不慎跌仆等原因导致筋脉损伤,以致气血运行受阻、瘀血壅滞局部而成。

二、辩证

扭伤部位肿胀疼痛,皮肤呈现红、青、紫等色。新伤局部微肿、肌肉压痛,表示伤势较轻;如红肿、疼痛较甚,关节屈伸不利,表示伤势较重。陈伤一般肿胀不明显,常因风寒湿邪侵袭而反复发作。扭伤部位常发生于颈、肩、肘、腕、腰、髀、膝、踝等处。

三、治疗

治法:祛瘀消肿,舒筋通络。

主穴:

腰部:阿是穴、肾俞、腰痛穴、委中。

膝部:阿是穴、膝眼、膝阳关、梁丘。

踝部:阿是穴、申脉、丘墟、解溪。

肩部:阿是穴、肩髃、肩髎、肩贞。

肘部:阿是穴、曲池、小海、天井。

腕部:阿是穴、阳溪、阳池、阳谷。

髋部:阿是穴、环跳、秩边、承扶。

配穴:腰部正中扭伤取人中、后溪;腰椎一侧或两侧疼痛明显者取手三里或三间。

方义:以扭伤部位局部及邻近取穴为主,可有效地发挥疏通经络,行气活血,消肿止痛的作用,使患处损伤组织功能恢复正常。

加减:各部扭伤均可加阿是穴;颈部和腰脊扭伤可加相应夹脊穴。

操作:各部腧穴按常规操作;在远端部位行针时,应配合做扭伤部位的活动;陈旧性损伤可在针刺的基础上加灸。

(二)刺络拔罐

取扭伤部位相关腧穴或阿是穴。先用三棱针点刺,或用皮肤针重叩出血,然后再加拔火罐。适用于新伤局部血肿明显、陈伤瘀血久留、寒邪袭络等证。

(三)耳针疗法

取相应部位敏感点、神门、皮质下。毫针中等度刺激,捻针时让患者同时活动受伤部位的关节,留针 30 分钟。

(四)穴位注射

选用当归注射液、川芎注射液、红花注射液或 5%～10% 葡萄糖注射液、氢化可的松加入

0.5%～1%普鲁卡因适量做穴位注射。隔天1次。

四、按语

针灸治疗软组织扭挫伤效果良好,可改善症状,但必须排除骨折、脱位、韧带断裂以及骨病等疾患。

受伤后适当限制扭伤局部的活动,避免加重损伤。扭伤早期应配合冷款止血,然后予以热敷,以助消散。必要时可配合应用推拿、药物治疗。

病程长者要注意局部护理。运动宜适度,避免再度扭伤。局部要注意保暖,避免风寒湿邪的侵袭。

五、现代研究

针灸治疗本病的作用机制在于:针灸可有效激活体内内源性镇痛系统,使体内类阿片样物质的含量增多,起到了镇痛作用;针灸还可通过神经－体液调节方面的作用,调节扭伤部位的血液循环状况,以减少渗出,促进新陈代谢,加快瘀血、水肿的吸收,缓解各种代谢产物对扭伤处的刺激,从而达到活血祛瘀止痛的效用,使本病得以治疗。

第十三节　膝痛

一、定义

膝骨关节炎是以膝关节软骨退行性改变为主要特征,常累及关节囊滑膜及其他关节结构主要表现为关节疼痛肿胀、畸形,严重时可出现功能障碍。归属于中医学"膝痛""伤筋"等范畴。

二、治疗

(一)穴位电针

1.取穴

犊鼻、内膝眼、鹤顶、足三里、阿是穴。

2.操作

常规操作,采用疏密波,电流强度以患者能耐受为度,时间为30min。每日1次,14次为1个疗程,连续治疗2个疗程。

(二)穴位注射

1.取穴

肾俞、足三里、梁丘、阴陵泉、血海、阳陵泉。

2.操作

用5mL注射器抽取复方当归注射液进行常规操作,双侧穴位各缓慢注射2mL。1周1次,14日为1个疗程,连续治疗2个疗程。

(三)刺络拔罐

1.取穴

阿是穴。

2.操作

常规消毒,用三棱针在膝关节局部压痛点点刺 2～3 次至出血,然后在点刺部位拔火罐,留置 5～10min 后起罐。一般选取 1～2 个压痛点施以刺络拔罐法,隔日治疗 1 次,5 次 1 个疗程。

(四)穴位直流电药物导入

1.取穴

阿是穴。

2.操作

常规消毒,将两块电极黏片分别贴于患侧和四周,将治疗仪正极置于患侧电极黏片,负极固定于四周电极黏片。固定后,逐渐加大电流,强度以患者能耐受为度,时间为 20min。每日 1 次,10 日为 1 个疗程,每疗程间隔 3～5 日,共治疗 2 个疗程。

(五)穴位敷贴

1.方一

取穴:犊鼻、内膝眼、阳陵泉、鹤顶,压痛点明显处可斟酌取 1～2 穴。

操作:取川乌 15g、草乌 15g、桂枝 9g、干姜 9g、威灵仙 15g、羌活 15g、独活 15g、怀牛膝 15g、川芎 15g、千年健 15g、秦艽 15g、骨碎补 15g,研极细末,用醋、麻油(比例 1:10)混调,搓揉成团状,放置 24h。用时以干净压舌板制直径为 1cm 的圆形膏面,平铺在大小约 4cm×4cm 的橡皮膏上,贴敷于穴位处。每次贴敷 4～6h,每日贴敷 1 次,皮肤刺激明显者可减少贴敷用药时间。连续治疗 10～15 日。

2.方二

取穴:阿是穴。

操作:取红花 25g、白芷 20g、乳香 15g、没药 15g、牛膝 25g、桑枝 25g、桂枝 25g、防风 25g、芒硝 15g、延胡索 30g、艾叶 15g,风寒湿者加伸筋草 30g、木瓜 25g、川椒 20g 等,气滞血瘀者红花加至 100g、桃仁 25g、两头尖 30g 等,肝肾亏虚者加杜仲 25g、骨碎补 30g、川续断 20g 等。将药物粉碎成小颗粒,用黄酒浸泡 3 日,装入纱布袋后用蒸锅加热 10min,然后散热至患者可以承受,患处以一层纱布覆盖,药袋敷于患处,每次 15min,每日早晚各 1 次。10 次为 1 个疗程。

(六)穴位埋线

取穴:血海、梁丘、鹤顶、阳陵泉、足三里、阿是穴、委中、浮郄、肾俞。

操作:将 0 号医用羊肠线剪成 0.8～2cm,穿刺针埋线法常规操作。其中肾俞穴穿入 2cm 羊肠线向下斜刺,其余穴位直刺。30 日 1 次,3 次为 1 个疗程。

(七)穴位激光照射

1.方一

取穴:内膝眼、外膝眼、犊鼻。

操作:采用 He－Ne 激光穴位治疗仪,常规操作,照射双侧犊鼻穴 20min。每周治疗 3 次,连续治疗6周。

2.方二

取穴:阿是穴。

操作:采用半导体激光治疗仪,以波长为810nm的光束持续照射病痛部位,输出功率250～350mW,照射距离5cm,每次5～10min。根据病情每日1～2次,10次为1个疗程。

(八)穴位红外线照射疗法

1.取穴

患病膝关节疼痛部位。

2.操作

常规消毒,距膝关节疼痛部位20～30cm,垂直进行红外线照射,每次30min。每日2次,共20日。一般采用双膝关节同时照射。

三、按语

膝骨关节炎是一种常见的慢性退行性病变,若拖延不治,晚期将导致膝关节变形,甚至可能造成残疾。临床研究表明,穴位特种疗法治疗本病有很好的疗效。

平时要注意控制体重,及时和妥善治疗关节外伤、感染、代谢异常等原发病。

生活中注意补钙及营养的平衡,同时应多见阳光及补充维生素D,以促进钙吸收。

第十四节　水肿

一、定义

水肿是指体内水液潴留、泛溢肌肤而引起头面、眼睑、四肢、腹背甚至全身水肿。严重者还可伴有胸腔积液、腹腔积液等。常见于西医学的急慢性肾炎,慢性充血性心力衰竭,肝硬化,贫血,内分泌失调,以及营养障碍等疾病所出现的水肿。

本证又名"水气",可分为阳水和阴水两大类,是全身气化功能障碍的一种表现。其病本在肾,其标在肺,其制在脾,肺、脾、肾三脏功能失调,膀胱气化无权,三焦水道失畅,水液停聚,泛溢肌肤而成水肿。

二、辨证

(一)阳水

初起面目先肿,继则四肢及全身皆肿,肿势较急,腰部以上肿甚,皮肤光泽,按之凹陷恢复较快,阴囊肿亮,胸中烦闷,呼吸气急,小便短少,常伴有发热、畏风、怕冷、咳嗽、咽喉肿痛等症,舌苔白滑,脉浮紧或浮数。

(二)阴水

全身水肿,腰部以下肿甚,按之凹陷恢复较慢,皮肤晦暗,面色灰滞或白,脘腹胀满,腰痛酸重,神疲肢冷,气短,纳呆,便溏,尿量减少,舌淡胖、苔白滑,脉沉细而弱。肾虚者兼见肢冷、神疲、腰膝酸软。

血常规、尿常规、便常规、心功能、肝功能、肾功能,以及静脉、淋巴管造影等检查有助于本病的诊断。

三、论治

(一)针灸

治则:阳水宣肺理脾,分利湿热,针刺为主,泻法;阴水健脾温肾,利水消肿,针灸并用,补法。

处方:水分 水道 三焦俞 委阳 阴陵泉

方义:水分、水道为通利水道,利尿行水效穴;委阳乃三焦之下合穴,配三焦俞温阳化气,利水消肿;阴陵泉利水渗湿。诸穴相配,水道可通,肿胀可除。

加减:阳水加肺俞、列缺、合谷疏风宣肺、通调水道;阴水见脾虚者加脾俞、足三里、三阴交健脾渗湿利水;见肾虚者加灸肾俞、关元、足三里温阳化气利水。

操作:肺俞及脾俞不宜直刺、深刺;肾虚者,关元穴重灸;其他腧穴常规操作。

(二)耳针疗法

取肺、脾、肾、膀胱。毫针中度刺激;也可埋针或用王不留行籽贴压,隔天 1 次。

(三)三棱针法

取腰俞、肾俞、委中、阴陵泉。以三棱针点刺出血数滴。适用于慢性肾炎引起的水肿。

(四)皮肤针法

在背部膀胱经第一侧线和第二侧线自上而下叩刺行中等刺激手法。

(五)穴位贴敷

取车前子 10g 研为细末,与独头蒜 5 枚、田螺 4 个共捣成泥,敷神阙穴;或用蓖麻籽 50 粒、薤白 3～5 个,共捣烂敷涌泉。每天 1 次,连敷数次。

四、按语

针灸治疗本证有一定效果,在改善症状、增强体质、减少反复发作等方面有较好的疗效。

水肿初期应进无盐饮食,肿势渐退后(约 3 个月)可进少盐饮食,待病情好转后逐渐增加食盐量。

应忌酒,禁食辛辣酸、虾、蟹及生冷食品。

注意摄生,起居有时,预防感冒,不宜过度疲劳,尤应节制房事,以免损伤真元。

五、现代研究

中医论述的水肿,可涉及现代医学的内分泌失调、肾病综合征、急慢性肾小球肾炎、营养障碍、心力衰竭等多种疾病。针灸治疗的作用在于:一方面,通过调节机体的免疫功能,内分泌功能,心血管功能,肾脏功能等,对疾病发生的根源进行有效的治疗;另一方面,通过提高机体各系统功能的作用,特别是循环系统功能,改善了血管舒缩功能,有利于减少渗出,促使留滞于组织间隙中的体液回流,使血管内外的体液交换,处于一个平衡状态。

第十五节　癃闭

一、定义

癃闭是以排尿困难,甚则小便闭塞不通为主症的疾患。其中又以小便不畅,点滴而下,病势较缓者为癃;小便闭塞,点滴不出,病势较急者为闭。癃、闭虽然有区别,但都指排尿困难,只是程度上的不同,故统称为癃闭。本病多见于老年男性、产后妇女及手术后患者。本病可包括膀胱、尿道的器质性和功能性病变所造成的排尿困难和尿潴留。

本病的病位在膀胱,膀胱气化不利是导致本病的直接原因。而膀胱的气化又与三焦密切相关,其中尤以下焦最为重要。造成膀胱和三焦气化不利的具体原因多为湿热下注、肝郁气滞、尿路阻塞和肾气亏虚。

二、辨证

本病以排尿困难为主症,常伴有腹胀满。病情严重时,可见头晕,心悸,喘促,水肿,恶心呕吐,视物模糊,甚至昏迷抽搐等尿毒内攻症状。

尿常规、X 线、B 超、CT 等检查有助于本病的诊断。

(一)湿热下注

小便量少难出,点滴而下,严重时点滴不出,小腹胀满,口苦口黏,口渴不欲饮,大便不畅,舌红、苔黄腻,脉沉数。

(二)肝郁气滞

小便不通或通而不畅,小腹胀急,肋痛,口苦,舌苔薄白,脉弦。

(三)瘀浊闭阻

小便滴沥不畅,或时而通畅时而阻塞,小腹胀满疼痛,舌紫暗或有瘀点,脉涩。

(四)肾气亏虚

小便不通,或滴沥不畅,排出无力,腰膝酸软,精神不振,舌淡,脉沉细弱。

三、论治

(一)针灸

治则:调理膀胱、行气通闭。湿热下注、肝郁气滞、瘀浊闭阻者,针刺为主,泻法;肾气亏虚者,针灸并用,补法。

处方:关元　三阴交　阴陵泉　膀胱俞

方义:以足太阴脾经腧穴为主。关元、三阴交均为足三阴经交会穴,可调理肝、脾、肾,助膀胱气化;阴陵泉健脾利湿、通利小便;膀胱俞疏调膀胱气化功能。

加减:湿热下注加中极、行间清利湿热;肝郁气滞加太冲、支沟疏理气机;瘀浊阻塞加血海、膈俞化瘀散结;肾气亏虚加关元、肾俞、太溪补肾利尿。

操作:针刺中极等下腹部穴位之前,应首先叩诊,检查膀胱的膨胀程度,以便决定针刺的方向、角度和深浅,不能直刺者,应向下斜刺或透刺,使针感能到达会阴并引起小腹收缩、抽动为佳;其他穴位均常规针灸。

（二）耳针疗法

取膀胱、肾、三焦、尿道。每次选用 1～3 穴，毫针中度刺激，留针 40～60 分钟；或用揿针埋藏或用王不留行籽贴压。

（三）穴位贴敷

取神阙穴，将食盐炒黄待冷放于神阙穴填平，再用 2 根葱白压成 0.3cm 厚的饼置于盐上，艾炷置葱饼上施灸，至温热入腹内有尿意为止。

四、按语

针灸治疗癃闭有一定的效果，可以避免导尿的痛苦和泌尿道感染，尤其是对于功能性尿潴留，疗效更好。

膀胱过度充盈时，下腹部穴位应斜刺或平刺。

如属机械性梗阻或神经损伤引起者，须明确发病原因，采取相应措施。

五、现代研究

针刺对于小便排泄过程中出现的排泄不畅，甚或排不出来有较好效果。其治疗作用在于：一方面通过神经反射，调节膀胱的功能，使处于松弛状态的膀胱逼尿肌收缩，膀胱张力增加，产生排尿作用；另一方面，通过对尿道括约肌的良性调节，协同膀胱作用，利于小便排出；对于泌尿系统的炎症等引起的排尿障碍，则可能是通过针刺机体的某些特定穴位，调动了机体的自身免疫能力，参与了抗感染作用，从而间接地起到了治疗排尿障碍的功效。

第十六节　痔

一、定义

痔疮又称痔核，是指肛门内外出现的小肉状突出物。因本病常出现肿痛、出血、瘙痒等症，故通称为痔疮。多发于成年人，有"十人九痔"之说。本病多与久坐久立、饮食不及、泻痢日久、长期便秘等有关，导致湿热下注，使肛周部筋脉横懈，而发为痔疮。足太阳的经别入于肛中，督脉过肛门，所以本病主要与膀胱经和督脉有关。

二、辨证

肛门内外出现的小肉状突出物，无症状或仅有异物感，也可伴有肛处疼痛、肿胀和大便时出血。兼见痔疮伴有疼痛、肿胀，为湿热下注；病久伴有脱肛、乏力，为脾虚下陷。

三、治疗

（一）针灸

治则：气滞血瘀、湿热瘀滞者行气活血，清热利湿益气，只针不灸，泻法；脾虚气陷者健脾益气，升阳举陷，针灸并用，补法。

处方：长强、会阳、百会、承山、二白。

方义：以督脉和足太阳经腧穴为主。长强属督脉，会阳属足太阳经，为近部取穴，可疏导肛门瘀滞之气血；百会属督脉，位于颠顶，功擅升举下陷之气，是下病上取之意；足太阳经别自尻下别入肛门,取定太阳之承山穴清泄肛肠湿热,消肿止痛,凉血止血;二白为经外奇穴,是古今治疗痔疮的经验效穴。

加减:气滞血瘀加白环俞、膈俞疏通肠络,化瘀止痛;湿热瘀滞加三阴交、阴陵泉清热利湿;脾虚气陷加气海、脾俞、足三里补中益气,升阳固脱;肛门肿痛加秩边、飞扬行气止痛;便秘加大肠俞、上巨虚通调腑气;便后出血加孔最、膈俞清热止血。

操作:长强沿尾骶骨内壁进针1～1.5寸,会阳常规针刺,均要求针感扩散至肛门周围;承山穴向上斜刺,使针感向上传导;百会可用艾条温和灸10～15分钟。

(二)三棱针法

取龈交穴点刺出血。

(三)挑治疗法

在胸7至腰骶椎旁开1～1.5寸范围寻找痔点(红色丘疹1个或数个不等),用粗针逐一挑破,并挤出血或黏液,每周1次。

(四)耳针疗法

取直肠、肛门、神门、皮质下、脾、三焦。每次选3～5穴,毫针中等度刺激。

(五)埋线疗法

取一侧关元俞、大肠俞、承山。埋入羊肠线,20～30天1次。

四、按语

针灸对本病疗效较好,可减轻痔疮疼痛和出血等症状。

养成定时排便习惯,保持大便通畅,可减少痔疮的发生。

平时多饮开水,多食新鲜蔬菜、水果,忌食辛辣刺激性食物。

五、现代研究

痔疮发病原因十分复杂,可因机体本身各种疾病(如长期便秘、饮食不节、前列腺肥大等)对肛肠的刺激以及肛肠部的静脉曲张、感染等诸多原因而发病。针灸治疗作用可能有以下几个方面:针灸通过激活机体内源性镇痛系统,对肛肠局部痔疮引发的疼痛,起到镇病作用;针灸对自主神经功能的调节,可改善肛肠等处的毛细血管舒缩功能,增强局部的血液循环状况,增加毛细血管的通透性,有利于水肿、瘀血的吸收;针灸对动静脉舒缩功能的良性双向调节,可以缓解局部的静脉曲张程度,从而达到治疗本病的作用。针灸对便秘等病的有效治疗,也是一个重要因素。

第十七节　脱肛

一、定义

直肠和肛门是依靠肛提肌保持其位置的,如果肛提肌松弛,尤其当腹内压力增高时,直肠或肛管被挤出体外,就产生直肠脱垂,肛管直肠脱垂中医学称脱肛。小儿、老年、经产妇及体弱的青年人易患此病。临床表现为直肠或肛管向外翻出,脱出肛门外。多在排便时出现,轻者用力大便时才脱出,并能自行缩回;重则轻微动作,如咳嗽或打喷嚏等就会引起直肠脱垂,并须用手托回。

二、治疗

(一)取穴

主穴为长强、百会。体质虚弱及老年患者加灸气海、关元。

(二)操作方法

长强取截石位,医者手持1～1.5寸长毫针,放酒精灯上烧红后,迅速刺入0.5～1寸,并快速捻针数下后即退出,3～5天针1次;百会向上星穴方向沿皮刺0.5～1寸,留针30～60分钟,气海和关元可用艾条灸30～60分钟,每日灸1次。

三、按语

认为本病主要原因为气虚。因年老气血衰退,分娩过多或久泻久痢等,易造成中气不足,气虚下陷,不能固摄而致脱肛。因此治疗应采用升补、固脱之法。百会为手足三阳督脉之会,有升阳补气的功能;长强为督脉之气所发,足少阴、少阳之所结,有固脱的作用;气海为元气之海,可补肾虚、益元气、振阳而升纳。故上穴配伍治疗脱肛有良效。

第八章 五官科病症临床诊治

第一节 目赤肿痛

一、定义

目赤肿痛又称天行赤眼、暴风客热、红眼病；是以目赤睑肿和疼痛为主的一种急性常见眼病，可为多种疾病的一个急性症状。相当于西医的急性结膜炎等。

本病多因外感风热和肝胆火盛，循经上扰，上冲于目致使局部经气阻滞、血壅气滞而发病。西医学的急、慢性结膜炎、假性结膜炎以及流行性角结膜炎等均属于本病的范畴。

二、辨证

目赤肿痛，羞明，流泪，眵多。

(一)外感风热

起病较急，伴头痛，恶寒发热，脉浮数。

(二)肝胆火盛

伴口苦咽干，耳鸣，尿赤便秘，脉弦数。

(三)阴虚火燥

久病眼干不适，日轻夜重，五心烦热，舌红少津，脉细数。

三、治疗

(一)针灸

治则：疏风清热，凉血消肿。

主穴：攒竹、太阳、风池、合谷、太冲。

配穴：外感风热配鱼际、外关；肝胆火盛配行间、光明；阴虚火燥配太溪养老。

操作：攒竹针尖向下刺向睛明，或向外透刺丝竹空。鱼际、太阳用三棱针点刺出血。风池针尖向下颌或鼻尖方向斜刺 0.8～1.0 寸。太冲、风池毫针泻法操作。

(二)耳针

选眼、目 1、目 2、耳门、肝，用毫针强刺激，留针 20～30 分钟，可间歇行针。刺络放血：选耳尖、耳背静脉，用三棱针点刺出血，每日 1 次。或选大椎、太阳用三棱针散刺。

(三)挑刺

在肩胛区寻找丘疹样反应点挑治，或在大椎穴及其旁开 0.5 寸处挑治，也可在眉尖、上眼睑等处选点挑治，本法适应于急性期。

(四)穴位注射

取太阳、风池、光明，用维生素 B_1 注射液、小檗碱注射液或野菊花注射液。

(五)灯心草灸

选患侧耳背上三角窝处,耳背静脉上部分分叉处各取一点为穴。取灯心草1根,蘸上植物油点燃,将所选穴位常规消毒,用点燃的灯心草迅速灼在所取穴位上,每穴点一下,每日1~2次。

四、按语

针灸治疗本病可明显缓解病情,疗效满意。

应嘱患者充分暴露患眼,使分泌物排出,严禁包扎患眼。

患者应保持个人卫生,所用物品均需隔离与消毒,以防接触感染。应尽量避免到公共场所,尤其禁止游泳或洗浴等。

治疗期间忌食生冷辛辣发物及油腻之物。

五、现代研究

针刺治疗本病,针后对眼部血液循环状况有良性调节作用,有利于减少渗出、消除结膜充血以及炎性代谢产物;针刺通过调节机体的免疫功能,可使人体体液免疫和细胞免疫功能增强,起到抗菌消炎作用。针灸的抗感染作用与改善血液循环作用紧密协同,从而使本病得以治疗。

针灸作为中医的特色疗法之一,由于其操作简便,疗效显著,不良反应少,已成为中医治疗眼病的主要手段之一。针灸是通过对穴位的刺激,激发经络气血,使脏腑阴阳与经络气血达到平衡,从而达到治疗疾病目的的一种物理疗法。针灸治疗眼病的机制,可能是通过影响视觉电生理的变化,改善视力;改善血管局部微循环,缓解眼部的缺血症状;缓解血管收缩肌痉挛,促进眼部出血、水肿和炎症消退;刺激神经传导通路,有利于视神经功能的恢复;兴奋眼球交感神经,降低眼压等。因针灸治疗服病安全性高、不良反应少,已成为现代治疗眼病常用的方法之一。

第二节 针眼

一、定义

针眼西医称之为麦粒肿。这主要是因为上火或细菌感染引起的一种眼部疾病。麦粒肿是以胞睑生小疖肿,形似麦粒,赤肿疼痛,易于溃脓为主症的一种急性眼科病。因脓成后用针刺破排脓即愈故又名"针眼"。以青少年多见。

西医学称睑腺炎,是指眼皮脂腺受感染而引起的一种急性化脓性炎症,可分为内外睑腺炎。凡睫毛所属皮脂腺的化脓性炎症为外睑腺炎,而睑板腺的化脓性炎症为内睑腺炎。

二、辩证

初期胞睑局部微肿痒痛,触之有硬结,形如麦粒,压痛明显,继则红肿疼痛加剧,硬结顶端逐渐出现脓点,破溃或切开排脓后,病情随之缓解。

（一）外感风热

发病初期，胞睑微有红肿痒痛，或伴头痛，发热，舌尖红，苔薄黄，脉浮数。

热毒炽盛胞睑红肿赤痛，硬结较大，掀痛拒按，或硬结变软，顶端有黄白色脓头，或伴口渴喜饮，便秘溲黄，舌红，苔黄，脉数。

（二）脾胃蕴热

麦粒肿屡发或红肿经久难消，或见面色少华，倦怠乏力，舌红苔薄黄，脉细数。

三、治疗

（一）针灸治疗

治则：清热解毒，消肿散结。

主穴：攒竹、丝竹空、合谷、内庭。

配穴：外感风热配风池、外关；热毒炽盛配大椎、行间；脾胃蕴热配阴陵泉、曲池；发于上眼睑配鱼腰、阳白；发于下眼睑配四白、承泣。

操作：攒竹透刺丝竹空，行捻转泻法；大椎、太阳、内庭用三棱针点刺出血。

（二）挑刺

在肩胛区第1～7胸椎两侧探寻淡红色疹，点或敏感点，用三棱针点刺，挤出黏液或少量血液，可反复挤3～5次。

（三）耳针

取眼肝、脾、耳尖。强刺激，留针20分钟，留针期间行针2次，每日1次，亦可在耳尖或耳脉络处刺络出血。屡发者可用王不留行籽贴压治疗。

（四）刺络拔罐

取大椎用三棱针散刺出血后加拔罐，每日1次。

四、按语

本病初期针灸治疗效果最好，如已成脓应由眼科处理。

脓成未溃时切忌挤压，以免脓毒扩散，变生他病。

注意用眼卫生，养成良好的用眼习惯。

忌食辛、辣食物。保持大便通畅。

五、现代研究

麦粒肿是眼科常见病，采用传统的针刺治疗方法，可收到较满意的临床效果。其作用机制是针刺具有退热、消炎、镇静、止痛之功能，能激发和增强人体的免疫力，促进炎症消退和脓头迅速排出，伤结痂愈合。

第三节　近视

一、定义

近视是以视近清楚、视远模糊为主症的眼病。本病多与先天禀赋不足、劳心伤神等，使心肝肾气血阴阳受损，眼珠形态异常；后天用眼习惯不良等，使目络瘀阻，目失所养，导致本病。

二、辩证

患者常视物模糊,视力减退,久视则眼酸。近视在进展期主要表现为眼球前突,双眼球痛,看书视物模糊不清,不能远距离看视;常伴有头晕,目昏花,失眠,健忘,腰酸,舌红,脉细。

三、治疗

(一)针灸

治则:调补肾阴,清肝明目。

处方:睛明、攒竹、风池、肝俞、肾俞、光明。

方义:睛明、攒竹为治眼疾的局部常用穴,清肝明目,通调眼部气血;风池为手足少阳与阳维之交会处,取之有通经活络,养血明目之功;目为司视之窍,五脏六腑之精气皆上注于目而能视,故取肝俞、肾俞以调补肝肾;光明为足少阳之络穴,联络于肝胆,故取之可调肝明目。

加减:肝肾不足者加太冲、太溪调补肝肾,滋阴明目;心脾两虚者加脾俞、三阴交补中益气,养血明目。

操作:毫针刺用平补平泻手法,风池穴针刺时注意把握针刺的方向、角度、深度,不能向上深刺,以免刺入枕骨大孔;光明针尖应向上斜刺,使针感向上传导;肝俞、肾俞斜刺 0.5～0.8 寸,不能深刺,以免伤及内脏。

(二)耳针疗法

取眼、肝、肾中等刺激,留针 30 分钟,隔天 1 次,10 次为 1 个疗程,也可用王不留行籽贴压,3 日更换 1 次。

(三)梅花针法

点刺眼周穴位及风池穴,每天 1 次,10 次为 1 个疗程。

四、按语

青少年患者应加强身体锻炼,坚持做保健操,辅助治疗。

平时要注意眼部卫生,保护眼睛。

应避免在光线不好、近距离情况下和长时间阅读。

五、现代研究

针灸对近视的治疗作用在于:通过对神经系统的调节作用,特别是有效地调节自主神经功能,改善了眼睛的供血状况,增加了血液循环,促进新陈代谢,进一步缓解了局部肌肉,尤其是以睫状肌的紧张性痉挛,改善了睫状肌和晶状体的疲劳状态,从而达到治疗作用。

第四节　斜视

一、定义

斜视根据原因不同,可分为麻痹性斜视及共轭性斜视。麻痹性斜视是由一条或几条外眼肌成部分或完全性麻痹所致。常由于外伤、炎症、肿瘤、中毒及神经系统方面的疾病损伤肌肉或支配肌肉的神经所引起,这种斜视的眼球向麻痹侧转动时受到限制,如内直肌麻痹,眼球不能向内转动,称麻痹性外斜视;外直肌麻痹,眼球不能向外转动,且成内斜位,称麻痹性内斜视。并有复视,及因复视而至头晕、恶心等症状。共轭性斜视是眼球转动各条肌肉力量的不平衡而产生的。眼球肌肉的先天性发育不正常,或眼球的屈光不正常,如近视、远视等都能引起眼肌使用方向的不平衡,而出现共轭性斜视。这类斜视眼球向各方向转动不受影响,亦无复视。

二、治疗

(一)取穴

内斜:取穴分两组,承泣、合谷、鱼腰为一组;球后、太阳、外关、瞳子髎、太冲为一组。外斜:取穴分两组,上睛明(位于目内眦角上约 0.2 寸,斜刺 0.5～1 寸)、光明、四白、合谷为一组;下睛明(位于目内眦角下约 0.2 寸处,眶下缘内方,针刺 0.5～1 寸)、风池、攒竹、太冲为一组。

(二)操作方法

双眼斜视取穴双侧,单眼斜视取患侧,5 岁以下的婴幼儿可适当浅刺,用捻转刮针手法,间歇行针 30～60 分钟,10～15 分钟行针一次,每日针 1 次,10 次为一个疗程,疗程间隔 2～3 天。

三、按语

有人报道针刺治疗 34 例斜视患者,痊愈 18 例,占 53％;显效 12 例,占 35％;好转 2 例,占 6％;无效 2 例,占 6％。效果是比较显著的。从有关报道来看,针灸治疗斜视疗效较好,操作简单,值得推广应用。

第五节　角膜炎

一、定义

角膜炎为常见多发眼疾,也是重要的致盲疾病。本病多为局部感染所致,当角膜由于擦伤、异物、睫毛的摩擦或揉眼等引起角膜上皮损伤时,病菌可趁机而入诱发本病。主要症状为强烈的羞明、流泪、疼痛及视力障碍。

二、治疗

(一)取穴

主穴为瞳子髎、风池、睛明、球后、曲池。配穴为太阳、合谷、翳明、太冲。

(二)操作方法

针睛明时,医者右手拇、食两指持针柄,中指先轻轻将瞳仁向外推移,此时将针轻轻下按徐徐直刺 0.5～0.8 寸,禁提插捻转,用刮针手法。针球后穴时与此法同,只是将瞳仁轻轻向上推。余穴按常规针刺,捻转手法,间歇行针 30～60 分钟,15～20 分钟行针一次,每日针 1 次,7～10 天为一个疗程,疗程间隔 2～3 天。

三、按语

针灸治疗本病有一定疗效。有人报道针灸和穴位注射治疗溃疡性角膜炎 30 例,在治疗中除沙眼性 5 例及合并其他病 3 例行综合疗法外,其他未用辅助药物。治疗 1～3 次痊愈者 14 例,3～5 次痊愈者 10 例,5～7 次痊愈者 6 例。用针灸、中药配合治疗本病多例,均收到了良好效果。

第六节　沙眼

一、定义

沙眼是由沙眼病毒引起的慢性传染性疾病,是眼科常见病、多发病之一,常因并发症而致视力减退,甚至完全失明。轻者仅有轻微的异物感及少量分泌物,重者有明显的刺激症状,分泌物增多,伴有怕光、流泪及异物感。可并发睑内翻、倒睫或角膜溃疡。

二、治疗

(一)取穴

丝竹空透鱼腰或攒竹透鱼腰、四白透睛明、风池、合谷。

(二)操作方法

透穴时,医者左手拇、示指将针刺部位之皮肤捏起,右手持针沿皮刺向透穴部位,捻转或刮针手法,风池、合谷 2 穴用捻转手法。每日针 1 次,至愈为止;均短促行针。

三、按语

本病病因与阳明邪热、肺脏壅毒、肝风内动、胆火上扰及目络郁塞、血滞不行等因素有关。因此,治疗应以清热解毒、活血祛瘀为治则。本方中的攒竹、丝竹空、四白及睛明,即能疏通局部经络,又能祛瘀生新;风池能清泄头部风热,合谷虽为大肠经原穴,但肺与大肠相表里,故刺合谷既泄阳明邪热又解肺脏塞毒。因此,上方治疗本病有一定效果。

第七节　白内障

一、定义

白内障是晶状体发生混浊而容易致盲的一种常见眼病。根据白内障发生的时间不同,又分为先天性和继发性。白内障状如枣花或如油点浮于水面,边缘清楚,根据其所在部位和程度不同,可发生不同程度的视力障碍。

二、治疗

(一)取穴

分为两组,即睛明、阳白、风池、合谷为一组;球后、太阳、翳明、臂臑为一组。

(二)操作方法

上两组穴轮流使用,每组用 7 天(1 个疗程),疗程间隔 2～3 天,每日针 1 次。均短促行针。

三、按语

现代不断有针灸治疗白内障的报道,如中山某眼科医院治疗 43 例 80 只患白内障的眼中,总有效率 59 只,占 73.8%;广西柳州市工人医院治盲小组,针灸和中药配合治疗 24 例 32 只眼,痊愈 8 只,显效 11 只,有效 9 只,无效 4 只,总有效率 87.5%。这都说明针灸治疗白内障的疗效是较好的。

第八节　皮质盲

一、定义

皮质盲为儿科感染性疾病的严重并发症。临床表现为双眼失明,无光感,但瞳孔对光反射依然存在,眼底无改变,伴眼内干涩,咽干口燥,唇红,五心烦热,潮热,盗汗,舌红少苔,脉细数等。

二、治疗

(一)取穴

取穴分两组,睛明、瞳子髎、风池、合谷、太溪为一组;球后、攒竹、太阳、翳明、太冲为一组。

(二)操作方法

睛明、球后针刺法为短促行针;余穴按常规针刺,捻转刮针手法,间歇行针 30 分钟,10 分钟行针一次,两组穴隔 8 交替使用。

三、按语

皮质盲现代医学尚无特效疗法,一般采用皮质激素及扩血管等药物治疗,但疗效不明显。临床实践表明,其疗效与病程有关。

第九节　色盲症

一、定义

色觉障碍,在眼科临床上分为先天性和后天性 2 种。后天性常见的原因为视神经萎缩、烟酒中毒、弱视或某些眼底疾病,本节所说的色盲系指先天性视觉障碍。主要表现为色觉障碍,对某些颜色辨别不清。色盲与遗传有关,双眼性,男性较女性发生率高。

二、治疗

(一)取穴

分为两组,即翳明、攒竹、球后为一组;睛明、太阳、风池为一组。

(二)操作方法

两组各穴的进针法及手法同上一节,间歇行针 30 分钟,5～10 分钟行针一次,每日针 1 次,7～10 次为一个疗程,疗程间隔 2～3 天。

三、按语

对色盲的治疗,至今国内外尚无有效药物。然而自 1958 年以来,我国不断有针灸治疗色盲的报道,并获得了良好效果。如天津市第一中心医院用针灸治疗 19 例色盲患者,其中 6 例痊愈,2 例显著进步,5 例进步。其疗效还与针感、疗程、年龄等因素有关。针刺后所产生的酸麻胀感越强,疗效似乎越佳。在见效或治愈后,应继续坚持治疗 1 个疗程,以巩固疗效。

第十节　夜盲症

一、定义

夜盲症以小儿为多见。多因缺乏维生素 A 所致,在母乳不足、消化不良、腹泻及高热等情况下容易诱发本病。本病白天视物如常,傍晚及夜间则视物不清,外眼及眼底等均正常。

二、治疗

(一)取穴

主穴为肝俞、睛明、足三里。消化不良配四缝、中脘;腹泻配天枢;发热配大椎、合谷等。

(二)操作方法

睛明、中脘、天枢均用刮针手法;四缝用三棱针点刺;大椎用提插刮针手法;余穴用捻转手法。均短促行针,每日针 1 次,治愈为止。

三、按语

现代临床实践证明,针灸治疗夜盲症效果良好。所取穴位,各家基本大同小异,大都以补肝益血、通经活络及调理脾胃为主要取穴原则。如睛明为眼区局部取穴,能直接疏导眼部脉络而活血祛瘀;足三里能健脾益胃,增加食欲为治本;肝俞可补肝益血,因肝藏血,肝血不足,两目不明;并可配合大椎、合谷等穴疏散风热。

第十一节　萤星满目症

一、定义

萤星满目症又称神经性闪光,可能与职业有关,多因长期过度用眼力,使焦距不集中所致。临床表现为视物过久则眼前金星闪光乱舞,剧烈头痛,目胀如脱,阵发性周期发作,兼有复视现象。

二、治疗

(一)取穴

分为两组,即风池、百会、太阳、睛明、太冲、太溪为一组;球后、瞳子髎、光明、三阴交、足三里为一组。

(二)操作方法

按常规针刺,捻转刮针手法,间歇行针 30 分钟,10 分钟行针一次,每日针 1 次,7 天为一个疗程,疗程间隔 2～3 天。

三、按语

本病系针灸疗法的适应证,可在临床上推广应用。针刺的常用穴位是风池、百会、太阳、睛明、球后、光明、三阴交、足三里、太溪、太冲、合谷等。睛明、球后、太阳为眼区局部取穴,能疏通眼部经络之郁滞;风池、百会清头明目;太溪、三阴交滋阴补肾。总之本方具有滋阴补肾,平肝潜阳,祛湿化痰,扶助中气,引火归原,通经活络,清头明目等作用,故治疗本病有良好效果。

第十二节　电光性眼炎

一、定义

电光性眼炎是电焊工人常见的一种眼病。本病常见于电焊时,因有致损害作用之紫外线,如不戴防护眼镜,可伤及结膜、角膜,形成电光性眼炎。临床表现为双眼剧烈疼痛,畏光,流泪,异物感,结膜充血,角膜上皮脱落等。

二、治疗

(一)取穴

主穴为太阳、睛明、合谷、风池。配穴为承泣、瞳子髎、曲池。

(二)操作方法

按常规针刺,间歇行针 30～60 分钟,10～20 分钟行针一次,每日针 1 次。

三、按语

电光性眼炎,就其症状应属于中医"目赤"病的范畴。因邪热伏络所致。因此取睛明、承泣、风池等穴以疏散风火,合谷、曲池清血中邪热,故可取得清热明目之效果。针灸治疗电光性眼炎见效快,疗效好,值得大力推广应用。

第十三节　视衣病变

一、定义

视网膜病变是眼科临床上比较常见而又不易治疗的多种眼底病症,包括中心视网膜炎、中心视网膜脉络膜炎、视网膜中央静脉阻塞、视网膜动脉阻塞、视网膜出血及视网膜动脉硬化等。本病多发于成年男性,表现为程度不同的视力减退,中央性暗点,视物变形,视物变小;视网膜动脉阻塞患者全部或部分视力可骤然丧失,如不积极治疗,视力常受到严重障碍。

二、治疗

(一)方一

本方适用于中心视网膜炎。

1.取穴

分两组,睛明、翳明、阳白、光明为一组;球后、太阳、风池、行间为一组。

2.操作方法

两组轮换交替使用,每组用1个疗程。翳明直刺0.5～1寸,捻转手法;阳白沿皮向鱼腰透刺,捻转或刮针手法;光明向对侧刺1～1.5寸,捻转手法。针球后时,患者向正前方注视。医者执笔式持针沿眶腔下壁直刺入眶腔内1～1.5寸。针此穴时应注意,当针尖快速刺入皮下后,应缓慢进针,宜用徐徐提插或刮针手法。太阳成45°角向下关方向刺1～1.2寸,提插刮针手法;行间直刺0.3～0.5寸,捻转手法。上穴均间歇行针15～30分钟,5～10分钟行针一次,每日针1次,7次为一个疗程,疗程间隔2～3天。

(二)方二

本方适应于视网膜中央动脉阻塞。

1.取穴

睛明、合谷。

2.操作方法

先针左侧睛明,徐徐进针,深刺1寸许,刮针手法,酸麻胀感可反射到眼底部及外眦,或有泪出现象,后针右侧睛明,方法同针左侧,再针合谷,捻转手法。均间歇行针15～30分钟,5～10分钟行针一次,每日针1次。

三、按语

有些眼底疾病患者针几次即能收到显著效果,但大多数患者须坚持较长时间的治疗,故一般应按疗程治疗。关于本病的针刺手法问题,意见尚不统一,有人主张强刺激,有人主张弱刺激,有人主张留针,有人认为长时间留针反而降低穴位的敏感性。认为针刺手法应因穴、因人而异,不宜强求一致,正如杨继洲所说:"治法因乎人,不因乎数。变通随乎症,不随乎法"。实践证明,针灸治疗眼底病变效果良好,不少病例,首次针后视力即大幅度提高,每针一次,视力就提高一步。有些患者病程长达数年或数十年之久,多方治疗无效,采用针灸治疗,却能获得显著效果。

第十四节　侵风

一、定义

侵风是上睑提肌功能不全或丧失,以致上睑不能提起或提起不全,致使下垂的上睑挡住部分或全部瞳孔,而发生视力障碍,有先天性和后天性之分。归属于西医学"上胞下垂"的范畴。

二、治疗

(一)穴位电针

1.取穴

眶上神经与面神经刺激点(位于耳上迹与眼外角连线中点,即面神经的分布点)。

2.操作

常规操作,眶上神经接负极,面神经接正极,每次治疗20min。每日1次,7次为1个疗程。

(二)穴位注射

1.方一

取穴:足三里、手三里。

操作:取注射用甲钴胺 0.5mg 的 2 支加 2mL 注射用水稀释,常规操作,每次每穴注射 1mL,穴位注射部位不按揉、不热敷,让药物自然吸收。隔日 1 次,1 周为 1 个疗程。治疗期间注意休息和保暖。

2.方二

取穴:阳白、鱼腰、攒竹、申脉、后溪、足三里、百会、丝竹空、风池、三阴交。

操作:取维生素 B_{12} 注射液 5mL,取穴 2～4 个,交替取穴。常规操作,每穴注药 0.5～1mL,每日 1 次,10 次为 1 个疗程。

(三)穴位磁疗

取穴:百会、风池、睛明、悬厘透太阳、阳白透鱼腰、攒竹透丝竹空、眼睑下垂穴(经验穴,即下垂之眼睑)。

操作:每次取穴 2～3 个,面部用特定电磁波(TDP)照射,距离为 40～50cm,以局部微红为度。每日 1 次,10 次为 1 个疗程。

三、按语

患病期间,宜吃维生素 B_1、维生素 B_{12} 含量高的食物,以及富含胶原蛋白的食物。忌吃酒精性的饮料和具有麻痹作用的食物。

眼睑下垂是许多疾病的早期症状,应认真检查和治疗。

第十五节　青光眼

一、定义

青光眼是指眼内压间断或持续升高的一种常见疑难眼病,是导致人类失明的三大致盲眼病之一。该病发病迅速、危害性大、随时可导致失明。原发性青光眼的发病急骤、病势凶猛、眼珠变硬、瞳神散大、视力严重减退、眼痛剧烈为临床特征,分为急性闭角型青光眼和原发性闭角型青光眼。归属于中医学"青风内障""绿风内障"的范畴。

二、治疗

(一)穴位注射

取穴:睛明、太阳、合谷;球后、风池、太冲。操作:取 1% 普鲁卡因注射液 4mL,常规操作,每次每穴注射 1mL,两组穴位交替使用。隔日 1 次,10 次为 1 个疗程。

(二)穴位电针

取穴:百会、风池、球后、太阳、睛明;肝郁化火加胆俞、肝俞、行间、阳陵泉,痰浊内生加脾俞、胃俞、足三里、三阴交,眩晕甚者加四神聪、阳陵泉,阴虚风动加肾俞、肝俞、太溪、曲泉、翳风,肝肾两亏加肾俞、肝俞、太冲、听宫、然谷。

操作:常规操作,主、配穴各选 2～3 个,正极连主穴,负极连配穴,虚证行疏波 1.5Hz,实证行密波 20Hz,每次留针 30min。每日 1 次,10 日为 1 个疗程,每疗程间隔为 1 日,一般治疗3～5 个疗程。

三、按语

患者要避免生气、焦虑;注意饮食清淡,多食蔬菜水果,忌食辛辣、油腻的食物和酒、浓茶、咖啡等;坚持体育锻炼,但不直做那些过分弯腰、低头、屏气、负重的活动,以免使腹压增加而引起眼压升高,加重病情。

积极参加青光眼普查,一经确诊就应接受系统正规治疗,遵照医嘱执行,要定期检查视力、视野、眼底变化和测试 24h 眼压变化等。

青光眼家族及危险因素者,必须定期复查,一旦有发病征象者,必须积极配合治疗,防止视功能突然丧失。做到及早发现青光眼,及早治疗。

第十六节　溢泪症

一、定义

溢泪症是指因泪道发生功能障碍,导致泪液外溢。西医学认为,泪小点异常、泪道异常、眼睑位置异常等均能导致溢泪。多见于冬季和春季,可单眼或双眼患病,常见于病后体弱的妇女、老年人。中医学针对流泪病因、程度和性质有不同命名,如迎风流泪、目泪不止、冷泪或热泪。

二、治疗

(一)穴位埋线

1.取穴

阳白、四白、下关、地仓、迎香、承浆、足三里。

2.操作

每次取穴 4～6 个,取 2 号医用羊肠线(0.5cm),埋线针埋线法常规操作。每 2 周 1 次,2 次为 1 个疗程。

(二)拔罐

1.取穴

太阳穴。

2.操作

常规针刺操作后,在太阳穴区拔罐,由于有的患者发际较低,罐口大则不易拔住,且负压难以掌握,故可将青霉素瓶底磨去做罐,即做成以注射器抽气形成负压的抽气罐,留罐 20min 起罐后,即在拔罐部位贴关节止痛膏。每日 1 次,5 日为 1 个疗程。

三、按语

可戴防护眼镜,减少风沙对眼部的刺激。

出现异常流泪，应早诊断、早治疗。

第十七节　咽喉肿痛

一、定义

咽喉肿痛又称喉痹，是咽喉疾病中常见的病证之一；是以咽喉红肿疼痛为主症。常见于西医学中的急性咽喉炎、急性和慢性扁桃体炎等病。

本病多由外感风热，热邪重灼肺金，郁于咽喉；或过食辛辣之品，引动胃火上蒸，消灼津液，炼液成痰；或肾阴亏耗，阴津不能上润咽喉而发本病。

二、辩证

本病是以咽喉部红肿疼痛为主症。

(一)外感风热

咽喉红肿疼痛，兼有恶寒、发热，干痒疼痛，咳嗽，痰多黏稠，喉间如有物梗阻，吞咽不利，舌淡红、苔薄白，脉浮数。

(二)实热证

咽喉部红肿剧痛，兼有高热、口渴，头痛，咳痰黄黏，吞咽困难，梗塞不通，口臭，大便干结，小便黄，舌红、苔黄厚，脉洪数。

(三)虚热证

咽喉部轻微红肿疼痛，兼有低热，干咳痰少，吞咽时觉疼痛，口干舌燥，面赤唇红，五心烦热，气短，腰酸，舌红，脉细数。

三、治疗

(一)针灸

治则：风热证疏风清热，利咽止痛，针用泻法；实热证清胃泻火，利咽止痛，针用泻法；虚热证滋阴降火，清利咽喉，补法或平补平泻。

处方：少商　商阳　合谷　天突

方义：少商、商阳为手太阴肺经、手阳明大肠经之井穴，三棱针点刺出血，以清泄肺热；合谷为手阳明大肠经之原穴，针泻之可疏风清热，解表利咽；天突为阴维、任脉之交会穴，以清咽喉有形之痰，诸穴配伍清热利咽止痛。

加减：外感风热加尺泽清泄肺热；实热加内庭清泄阳明之郁热；虚热加太溪、照海滋阴降火，使虚火下行。

操作：诸穴均用泻法，少商、商阳用三棱针点刺出血；天突要浅刺，严格把握针刺的方向；配穴太溪、照海在行针同时配合做吞咽动作。

(二)耳针疗法

取咽喉、心下屏尖、胃、肾以中等刺激，留针 1 小时，每天 1 次，10 天为一疗程；也可用王不留行籽贴压，3 天更换 1 次。

(三)耳背刺络

耳背静脉点刺出血。当咽喉肿痛时,耳背浅显静脉红紫明显,用锋针在同侧点刺使其出血数滴即可。

四、按语

针灸治疗咽喉肿痛疗效较好。若扁桃体脓肿,应积极转科治疗。

治疗期间应戒烟酒、忌辛辣,注意口腔卫生。

积极治疗鼻喉、口腔牙齿之疾病,以便消除内蕴热毒。

急性喉炎出现喉水肿,呼吸困难,应进行专科处理。

五、现代研究

针灸治疗本病后可提高机体的免疫功能,增强机体内吞噬细胞的吞噬能力和淋巴细胞的转化率,达到抗菌消炎,抗病毒作用;也可改善病灶处的血液循环状况,增强新陈代谢,减少炎症渗出,消除局部肿痛,有利于代谢产物的及时消除,减轻炎性对黏膜及其周围组织的刺激,有助于抗菌消炎、镇痛退热。

第十八节　耳聋、耳鸣

一、定义

耳聋、耳鸣是指听觉异常的两种症状。耳鸣是以自觉耳内鸣响为主症,耳聋则以听力减退或丧失为主症,耳聋往往由耳鸣发展而来。

本病多由暴怒惊恐、肝胆火旺、挟痰、蒙蔽清窍,或因肾气虚弱、精气不能上充于耳所致。现代医学的神经性耳鸣、耳聋及外伤、药物中毒、高热等均能引起本病。

二、辩证

耳聋可分为四度,0度:听力正常,日常听话无困难,纯音听力损失不超过10dB;1度:轻度聋,远距离听话或听一般距离低声讲话感到困难,纯音听力损失10～30dB;2度:中度聋,远距离听话感到困难,纯音听力损失30～60dB;3度:重度聋,只能听到很大的声音,纯音听力损失60～90dB。

(一)实证

暴病耳聋或耳中闷胀,鸣声隆隆不断,耳鸣如潮声、风雷声,按之不减,多伴头痛、头胀、面红口干,烦躁不安,舌红、苔黄,脉弦有力。

(二)虚证

耳内有突然空虚或发凉的感觉,劳则加剧,按之鸣声减弱,夜间更甚,听力逐渐减退,多伴头晕、腰酸、遗精、带下、食欲缺乏,舌红、少苔,脉细弱。

三、治疗

(一)针灸

治则:实证,清肝泻火,活血通窍,针刺用泻法;虚证,补益肾气,通窍益聪,针灸并用补法。

处方:翳风 听会 中渚 侠溪

方义:翳风、中渚为手少阳三焦经,听会、侠溪为足少阳胆经,少阳经脉入耳,故取之可疏导少阳之经气;本法根据近部和远部相结合的方法通上达下,疾病痊愈。

加减:肝胆火盛者加太冲、行间清泄肝胆之火;痰热郁结加丰隆、劳言以泄热豁痰;肾精亏损加肾俞、太溪、关元益肾补虚;脾胃虚弱加脾俞、胃俞补益气血。操作:毫针刺用泻法,听会穴针刺时要求针感向耳底或耳周传导;余穴常规刺法,每天1次,每次20～30分钟,10天为1个疗程。

(二)耳针疗法

取内耳、肾、肝、内分泌、神门,强刺激,留针30分钟,隔天1次,10次为1个疗程;也可用王不留行籽贴压,3天更换1次。

(三)水针疗法

取听宫、翳风、肾俞、肝俞,注射当归注射液、丹参注射液,每次2mL,每天或隔天1次。

(四)头针疗法

取晕听区,每天1次,10次为1个疗程。

四、按语

针灸治疗耳鸣耳聋有一定疗效。耳鸣、耳聋发病急骤者,应尽早诊治,一旦丧失时机,听力很难恢复。在使用耳毒性药物的过程中,如出现耳鸣、耳聋,应立即停药,并积极治疗。治疗期间忌食辛辣及鱼腥发物。

五、现代研究

针灸治疗本病可改善耳部的血液循环,使耳内血液供应得到增强,改善了耳内毛细血管的通透性,这样有利于新陈代谢,减少病理产物对耳内神经的损害,同时又可使听神经末梢血氧供应增强,有利于损伤的神经元修复与再生;针灸还可阻止或减轻内耳螺旋器毛细胞的坏死,提高耳蜗功能,有利于听力的恢复;通过针灸对听觉中枢的作用,使其兴奋性增高,有利于与各级听神经之间联系及传导的恢复与建立,促使损伤神经传导功能得以恢复;此外,针灸对失眠、外耳疾病、情绪紧张等病证的有效治疗,也是一个重要因素。

第十九节　内耳眩晕症

一、定义

耳源性眩晕又称内耳眩晕症、美尼埃综合征,是因内耳毛细血管渗透力增加,内淋巴产生过多或吸收障碍,导致迷路水肿及内淋巴系压力增高而引起。临床表现为发作性眩晕,通常患者自感周围景物旋转、移动等视觉效果,或感自身具有旋转、摇晃或倾倒,耳鸣、耳聋、头胀满、头重脚轻,头昏无力等。归属于中医学"眩晕"的范畴。

二、治疗

(一)穴位电针

1.方一

取穴:①头针晕听区或平衡区,耳门透听会,翳风;②耳门、听言、风池、合谷、足三里、翳风。

操作:每次取其中一组,常规操作,采用密波、疏密波,由中度到较强刺激,每次5～10min。每日1次,10次为1个疗程,每疗程间隔3～6日。

2.方二

取穴:晕听区、风池、百会、内关、丰隆、太溪、三阴交、头维。

操作:常规操作,电针仪2组输出端分别接在晕听区和百会,频率为100次/分,强度以患者不痛、自觉舒适为度,其余腧穴每隔10min行针1次,留针30min。每日1次,10次为1个疗程,共治疗2个疗程。

(二)穴位注射

1.方一

取穴:翳风、听宫。

操作:用2mL注射器、5号针头抽取,烟酰胺25～50mg加维生素B_{12}1mL(0.1mg),常规操作。隔日1次,两穴轮换施用。

2.方二

取穴:风池。

操作:用5mL注射器,抽取5％～10％的葡萄糖注射液或注射用水4mL,常规操作,将药液缓慢推入两侧风池穴中。隔日1次。

(三)穴位割治

1.取穴

第1次:大椎、癫痫、腰奇;第2次:陶道、膈俞;第3次:身柱、肝俞、阳关。

2.操作

常规消毒、局麻,用手术刀切开长约0.5cm的切口,将皮下纤维组织挑净。然后,在每穴拔上火罐,留罐30min,最后覆盖消毒敷料,包扎固定。

(四)按语

本病发作时,除积极进行针灸治疗外,以清淡饮食为主,禁食膏粱、油腻厚味及动物内脏食品,以免滋湿生痰、酿热生风。

眩晕发作期,患者应自选体位卧床休息。卧室保持极度安静,光线尽量暗些,但空气要流动通畅。

第二十节　鼻渊

一、定义

鼻渊是以鼻塞、鼻流清涕、嗅觉丧失等为主症。重者称之"脑漏"。鼻为肺之窍,因此鼻渊的发生与肺经受邪有关。每因感受风寒、风热,致使肺气失宣,客邪上扰清窍所致。风邪解后,郁热未清,酿为浊液,化为脓涕,迁延而发为鼻渊。鼻流腥臭浊涕,鼻塞,嗅觉障碍,头痛。

二、辩证

(一)肺经风热

病变初起,鼻流黄涕,黏而量多,或伴发热,咳嗽,脉浮数。

(二)肝胆郁热

口苦咽干,耳鸣目眩,烦躁易怒,脉弦数。脾经湿热,神疲倦怠,胸闷纳呆,头晕头重,苔黄腻,脉滑数。

三、治疗

(一)针灸

治则:清热化浊,宣肺通窍。

主穴:迎香　印堂　风池　列缺　合谷

配穴:肺经风热配鱼际;肝胆郁热配行间;脾经湿热配阴陵泉。

操作:迎香斜向上刺 1 寸,施捻转泻法,以鼻窍有通畅感为度;印堂提捏进针向下平刺 0.5 寸;针刺风池穴,针尖微下,向鼻尖方向斜刺 0.8～1.0 寸。列缺向上斜刺 0.5 寸;少商点刺出血。

(二)耳针

选内鼻、额、肺、肾上腺、下屏尖。毫针中等刺激强度,每次留针 20～30 分钟,留针期间间歇行针 2 次,每日 1 次,双耳交替,或用揿针埋入耳穴,每 2～4 更换 1 次。

(三)穴位注射

选合谷、迎香,用复合维生素 B_1 注射液,每穴 0.2～0.5mL,每次选 1 个穴位,隔日 1 次。

(四)激光照射

取迎香、印堂、合谷、肺俞,每次选用 2 穴,用氦氖激光仪,每穴照射 5 分钟。每日 1 次。

四、按语

本病在用针刺治疗同时,可施以艾条治疗,可辨证辅以中药治疗。

患者要增强体质,平时注意防寒保暖,以防诱发鼻窦炎。

在急性发作期间,要注意公共卫生,防止传染。

五、现代研究

针灸治疗本病针后可提高人体的免疫功能,对病灶炎症产生抗菌消炎作用,同时又能改善局部血液循环状况,减少炎症水肿,促进代谢产物及时消除,因此对因鼻窦炎诱发的头痛症状进行有效的治疗,起到了减轻患者病痛之苦的作用。

第二十一节 鼻衄

一、定义

鼻出血又称鼻衄,多因鼻腔病变引起,也可由全身疾病所引起,偶有因鼻腔邻近病变出血经鼻腔流出者。鼻出血多为单侧,亦可为双侧;可间歇反复出血,亦可持续出血;出血量多少不一,反复出血则可导致贫血,多数出血可自止。单纯性鼻出血主要表现为长期、反复、少量的鼻出血,一般不伴其他症状,可见于各个年龄时期,但以青少年为多见。

二、治疗

(一)穴位敷贴

1.方一

取穴:涌泉。

操作:取洁净大蒜瓣 3～6g,压碎捣烂成泥,涂于纱布上。常规消毒,交叉敷在涌泉穴,即左侧鼻孔出血敷右涌泉穴,右侧出血敷左涌泉穴,双侧出血则数双侧穴位,并用纱布固定。每次敷贴 6～8h,一般 1 次可愈。

2.方二

取穴:涌泉。

操作:取栀子(去皮)7 个,鲜葱白适量(3 个左右),共捣烂,每晚敷双足底涌泉穴,绢布包扎至第二日早晨。10 日为 1 个疗程。

(二)穴位激光照射

取穴:上星、鼻孔黏膜、迎香、合谷。

操作:采用 He－Ne 激光腧穴治疗仪,常规操作,每穴 5min。每日 1 次,10 次为 1 个疗程。

(三)穴位注射

1.方一

取穴:内鼻、肺、额、肾上腺;肺热加大肠,肝火盛加肝阳,肝肾虚加肝、肾、交感,脾不统血加脾、耳中。

操作:患者正在鼻出血时,首先采用冷敷,鼻填充法止血,以加强疗效。若无出血则取一侧耳用 75% 酒精常规消毒,然后抽取维生素 K_4 注射液 2mL,加生理盐水 2mL 稀释后,每次每穴注入 0.5mL,出针后即刻以消毒棉棒按压片刻。每次取一侧耳穴,两侧交替,隔日 1 次,6 次为 1 个疗程,连续治疗 2 个疗程。

2.方二

取穴:合谷。

操作:患者就诊后若有活动性出血的先予简易油纱布填充治疗,酌情给予冷湿毛巾敷前额,坐位休息,但鼻腔填充物须 48h 内取除。用 75% 酒精常规消毒双侧合谷穴,给予酚磺乙胺

2mL(0.25g)各注射 1 次。同时口服维生素 K₄ 片 4mg,每日 3 次;口服维生素 C 片 0.1～0.2g,每日 3 次;口服利君沙片 0.25～0.5g,每日 3 次。

三、按语

鼻出血患者禁食辛辣刺激的食物,戒除烟酒,以免滋生火热之邪。天气干燥时可预防性地往鼻腔里滴入油剂滴鼻液。

去除挖鼻的习惯,避免鼻部损伤;有全身性疾病的患者要积极治疗,以免鼻出血的发生。

鼻出血量多的患者及顽固性鼻出血患者多有精神紧张、恐惧的心理,从而引起血压增高,加重出血。因此,心理护理对于鼻出血患者的治疗尤其重要,要耐心做好思想工作,安慰患者,消除其紧张恐惧情绪。

第二十二节　牙痛

一、定义

牙痛是以牙齿疼痛为主的病证,常遇冷、热、酸、甜等刺激时加重,是口腔疾病常见症状之一,本病常见于西医的龋齿、牙髓炎、牙周炎等。

牙痛多因胃肠积热或风邪外袭经络,郁于阳明,化火循经上扰;或因肾阴不足,虚火上炎;亦因多食甘、酸之物,口腔不洁,垢秽蚀齿而发本病。

二、辩证

牙齿疼痛。

(一)风火牙痛

发病急骤,牙痛剧烈,遇风遇热加重,龈肿,或伴形寒身热,脉浮数。

(二)胃火牙痛

口渴,口臭,便秘,舌红苔黄,脉数。

(三)虚火牙痛

牙痛隐隐,时作时止,或伴有腰酸,手足心热,舌红少苔,脉细数。

三、治疗

(一)针灸

治则:风火清热泻火止痛,针刺用泻法;胃火清泄胃热,消肿止痛,针刺用泻法;虚火补肾阴,泻肝火,针刺用补法。

处方:合谷下关颊车

方义:合谷为手阳明大肠经穴,其经脉入下齿中;下关、颊车为足阳明胃经穴,其经脉入上齿中,为治疗牙痛的常用穴。

加减:风火盛加大椎、外关以疏泄表邪;胃火盛加内庭清泄胃火;虚火盛加太溪滋肾水,加行间泻肝经之火,有滋水涵木之意。操作:主穴用强刺激泻法,先针刺局部腧穴,再针刺远端腧穴,合谷强刺激持续行针 1～3 分钟以增强针感;大椎、外关、内庭用泻法;太溪用补法。

(二)耳针疗法

取牙、颌、屏尖、神门,中强刺激,留针 30 分钟,也可用王不留行籽贴压,3 天更换 1 次。

(三)皮肤针法

取颈椎、大小鱼际、合谷、阿是穴,用梅花针隔天叩刺 1 次,5 天为一疗程。

四、按语

针灸治疗急性牙痛疗效较好,可立即奏效。对龋齿牙痛可起到暂时止痛作用。反复针灸治疗无效者,要进一步查找原因,对证治疗。

平时注意口腔卫生,养成良好的刷牙习惯。

五、现代研究

针灸治疗牙痛主要在于针刺后可调整机体的免疫功能,加强抗菌消炎作用,还可激活内源性镇痛系统,使体内的类吗啡样物质含量增多,起到针刺镇痛作用;针灸通过对人体血管舒缩功能的调节,改善了病变处的血液循环,促进局部的新陈代谢,消除炎症代谢产物及内毒素对神经末梢的刺激,从而缓解了牙痛的症状。

第二十三节 口唇肿大症

一、定义

口唇肿大症是指上唇、下唇或上下唇同时突然肿胀,此症临床少见,病因不甚明了,可能与过敏有关。

二、治疗

(一)取穴

主穴为合谷、地仓。上唇配人中;下唇配承浆。

(二)操作方法

合谷向后溪穴方向刺 0.5～1 寸,地仓向颊车穴方向透刺 1～1.5 寸,人中约 5°角向鼻间隔方向刺 0.3～0.5 寸。承浆穴约 5°角先向左、右口角分别斜刺 0.5～1 寸,并捻转数次后,再将针退回原处,直刺 0.3 寸。均用捻转刮针手法,间歇行针 30 分钟,10 分钟行针一次。

三、按语

本病临床少见,可能与过敏有关。中医认为"脾主肌肉,开窍于口"。其病位在脾,因脾运不健,口唇经络壅阻所致。《四总穴歌》云:"面口合谷收"。合谷为手阳明经的原穴,是治疗面、口病的主穴,人中、地仓、承浆均为局部取穴。如此,远近相配,共奏活血消肿散结之作用,故可收到良好疗效。

第二十四节　口噤

一、定义

口噤又称颞下颌关节功能紊乱综合征、颞下颌关节炎,是口腔颌面系统的一种常见病、多发病,其临床表现为颞下颌关节局部疼痛、运动时弹响及张口受限三大症状,严重时进食及语言均受影响。归属于中医学"口噤"的范畴。

二、治疗

(一)穴位电针

1.取穴

下关、颊车、听会、内关、三阴交。

2.操作

常规操作,采用疏密波,电流强度以患者能耐受为度,时间为30min。每日1次,10次为1个疗程。

(二)穴位埋线

1.取穴

患侧下关、颊车、阿是穴。

2.操作

穿刺针埋线法常规操作。10日埋线1次,3次为1个疗程,治疗2个疗程。

(三)穴位磁疗

1.取穴

阿是穴(颞下颌关节局部压痛点)。

2.操作

常规消毒,将低频电磁综合治疗仪的电磁头紧贴患侧颞下颌关节区域,调节输出电流量,强度以患者能耐受为度,一般选择磁感应强度为0.1～0.4T,时间为20min。每日1次,6次为1个疗程。

(四)穴位注射

取穴:听宫。

操作:常规消毒,采用10mL注射器穿刺,推注透明质酸钠注射液1mL,出针后针眼处敷料保护2日。每周治疗1次,5次为1个疗程。

(五)穴位激光照射

1.方一

取穴:阿是穴。

操作:常规操作,疼痛面积较大者选用散射头非接触照射,治疗头距颞下颌关节疼痛区2～5cm,模式设定为连续照射,功率设定为20～25Hz,时间为20～30min。每日1次,7日为1个疗程。

2.方二

取穴:下关。

操作:采用 MDC－500 半导体激光治疗仪,波长 810nm,输出功率 500mW,光斑直径约3mm,探头正对患者的下关穴辐射 5min。每日 1 次,10 次为 1 个疗程。

三、按语

在治疗的同时必须及时消除致病因素,纠正患者不良的咀嚼习惯,忌食硬物;日常生活中避免寒冷刺激或开口过大造成关节损伤等,防止本病的复发。

应及时修复缺牙,使其保持正常的咬合关系。

第二十五节　口疮

一、定义

口疮又称"口疳",是口腔黏膜上的溃烂点,常见于西医的阿弗它口炎,溃疡性口炎。

本病因过食辛辣厚味,或嗜酒过度,心脾积热复感风热之邪,热盛化火,循经上攻,或口腔不洁,或有破损,毒邪趁机侵袭致使黏膜溃烂而发病。

二、辨证

本病是以口腔黏膜为主症,常以消化不良、便秘、腹泻、发热睡眠不足、情绪不佳、精神紧张、疲劳、吃某种食物而引起。

(一)热毒炽盛

唇、颊、上腭黏膜或舌面上有黄豆、豌豆大小的黄白色溃烂点,中央凹陷,呈圆形或椭圆形、周围黏膜鲜红、微肿、溃点数目较多或融合成小片,灼热疼痛,说话进食加重,兼见发热、口渴、尿赤、舌红、苔黄,脉数。

(二)虚火上炎

溃烂面如黄豆、绿豆大小,表面灰白,周围黏膜颜色淡红或不红,溃烂点数量少,一般 1 个或 2 个,易反复发作或此愈彼起,绵延不断,兼见五心烦热,失眠盗汗,面色潮红,大便溏薄,舌红或淡、苔少或无光,脉细数。

三、治疗

(一)针灸

治则:热毒炽盛清热解毒,消肿止痛;虚火上炎清降虚火,补益脾胃,滋养心肾。

处方:合谷、金津、玉液。

方义:金津、玉液位于口腔内,取之可治局部病证;合谷为手阳明大肠经之原穴,有"面口合谷收"之称,故取之可清泄大肠之热邪。加减:热毒炽盛加少商、内庭以清热解毒;虚火上炎加足三里、三阴交、脾俞、肾俞以补肾阴,调脾胃。

操作:合谷用强刺激泻法;金津、玉液用毫针点刺出血;配穴少商点刺出血;内庭泻法;足三里、三阴交、脾俞、肾俞均用补法。

(二)耳针疗法

取口、舌、神门、交感、肝、脾、肾。强刺激,留针 30 分钟;也可用王不留行籽贴压,2～3 天更换 1 次。

(三)穴位贴敷

贴涌泉,将吴茱萸粉加醋调成糊状,敷于双侧穴位,每 2 天换药 1 次。

(四)穴位注射

地仓、合谷、颊车、足三里,每次选两穴,交替使用,每天 1 次,每穴注射维生素 B_1 0.5mL。

四、按语

若伴有消化道疾病,应注意对这些伴随病证的治疗。注意口腔卫生,忌食辛辣肥甘食品,力戒烟酒,强调劳逸结合。积极参加体育锻炼,提高机体免疫力,可减少本病的发生。

五、现代研究

针刺治疗本病意义很大,但缺乏科学的诊断和客观评价,对复发性口疮采用针刺治疗克服了药物的不良反应,增强了人体的免疫功能,可使机体产生主动免疫,克服了用药的被动免疫。

第九章　急症临床诊治

第一节　晕厥

一、定义

晕厥是以突然昏倒,不省人事为主症的一种疾病。其发病时间短,一般数秒至数分钟后清醒,醒后无后遗症,但也有一蹶不复而导致死亡的。常见于西医学的休克、昏厥、暑厥、低血糖昏迷以及癔症性昏迷等。

古代文献中的"厥""郁冒""昏仆"等即指本病,分类有气血、痰、食、酒、暑、蛔厥的不同。本病常因精神刺激、体位突然变动而诱发。虚证多见素体虚弱,由疲劳惊恐、骤然起立引起;实证多见素体强壮,由恼怒、外伤剧烈疼痛引起。但无论何种病因,阴阳失调,气机逆乱是其基本病机。

二、辨证

本病始觉头晕乏力,眼前昏黑,泛泛欲吐,继则突然昏倒,不省人事,面色苍白,冷汗淋漓,四肢厥冷,一般移时则醒,醒后无失语、口眼斜、半身不遂等后遗症。

(一)虚证

昏仆兼见面色苍白,呼吸微弱,汗出肢冷,舌淡,脉无力。

(二)实证

昏仆兼见呼吸急促,牙关紧闭,舌淡、苔薄白,脉沉弦。

三、治疗

(一)针灸

治则:虚证,回阳救逆醒神,针灸并用或单用灸法;实证,苏厥开窍醒神,针刺泻法。

处方:水沟、内关、涌泉。

方义:水沟为督脉经穴,督脉从颠入络脑,故有醒神开窍之功,且位居任督二脉交接之处,取之又可接续阴阳经气,调和阴阳,为急救要穴;内关为手厥阴心包经的络穴,又为八脉交会穴之一,通于阴维脉,"阴维为病苦心痛",故可清泄包络,宁心安神,与水沟配合,共奏醒神开窍之功;涌泉为足少阴肾经之井穴,可引气下行,醒神开窍,多用于昏厥之重症。

加减:虚证配气海、关元、百会,俱灸;实证配合谷、太冲。气厥加太冲疏肝理气,调理气机;血厥加行间清降肝火;寒厥加神阙温阳散寒;热厥加十二井穴泄热启闭;痰厥加丰隆、巨阙豁痰开窍。

操作:毫针刺,虚证补,并可灸;实证泻。

(二)耳针疗法

取肾上腺、皮质下、内分泌、心神门。毫针强刺激,两耳交替取2~4穴,间歇运针。

(三)灸治疗法

气海、百会、关元。用艾条重灸,先灸百会,如不醒加灸气海、关元。

(四)电针疗法

实证可针刺劳言、涌泉,并加用电针,以快频率、强电流、连续波刺激 20～30 分钟。

四、按语

针灸对于癔症性昏厥和情绪激动、剧烈疼痛引起的昏厥具有良好的效果,但对其他原因引起者只作为辅助治疗。

晕厥是临床常见的危急重症,急救的同时必须详细检查,明确原发病,及时采取相应的治疗措施。

五、现代研究

针刺水沟有较强的抗休克功能,有明显的呼吸启动或节律恢复作用;能激活休克心肌的糖代谢,加强心肌的能量供应;通过酵解和氧化两条供能途径的代偿,缓解休克状态下细胞的能量危机。针刺内关穴可升高血压,改善心脏功能,达到抗休克的作用。

第二节　高热

一、定义

高热是指体温超过 39℃的急性症状,中医学所称的"壮热""实热""日晡潮热"等,均属高热的范畴。本病多由外感湿热或温邪疫毒等引起。也有因外感暑热之邪,内犯心包而致者。

外感高热,发病急,病程短,体温在 39℃以上,初起伴有恶风寒等外感证候。

二、辩证

(一)热在卫表

高热恶寒,咽干,头痛,咳嗽,舌红、苔薄黄,脉浮数。

(二)热在肺脏

伴有咳嗽,痰黄而稠,咽干口渴等症。

(三)热在气分

高热汗出,烦渴引饮,舌红,脉洪数。

(四)热在营血

高热夜甚,斑疹隐隐,吐血便血,舌绛心烦,甚则出现神昏谵语、抽搐。

三、治疗

(一)针灸

治则:疏风清热,针刺泻法。

处方:大椎、十宣、曲池、合谷。

方义:大椎为督脉经穴,又为诸阳之会,总督一身之阳,为全身退热要穴;十宣皆在四末,功可泄热开窍;曲池为手阳明经合穴,合谷为手阳明经原穴,皆为解表清热之要穴,曲池清热为重,合谷解表为重。

加减:风热加外关疏风清热;肺热加尺泽、少商清泄肺热;气分热加内庭泻阳明实热,加关冲清泄三焦;血分热加中冲清心泄热,加委中泻血中之热。

操作:大椎、曲池、合谷、外关、尺泽、内庭针刺泻法;十二井穴、十宣、关冲、中冲点刺出血;委中刺络放血。

(二)耳针疗法

取耳尖、耳背静脉、肾上腺、神门。耳尖、耳背静脉用三棱针点刺放血,肾上腺、神门用毫针强刺激,每次留针15~30分钟。

(三)刮痧疗法

取脊柱两侧和背俞穴。用特制刮痧板或瓷汤匙蘸食用油或清水,刮脊柱两侧和背俞穴,刮至皮肤红紫色为度。

四、按语

针灸退热有很好的效果。

针刺的同时,还须查明病因,明确诊断。

五、现代研究

深刺及浅刺大椎均可使体温下降,深刺较浅刺退热效应快、退热幅度大;深刺组在改善微血管灌注、加快血液循环、扩张皮肤血管作用方面明显优于浅刺组。针刺合谷穴对控制小儿高热惊厥有显著的疗效,但对体温影响不大,还需配合药物治疗。

第三节　中暑

一、定义

中暑是在高温或夏季日光曝晒下因强烈的辐射热而引发的疾患。若长期在高温下工作,或在炎热的夏季,长时间曝晒于烈日下,或病后、产妇和老年人在炎热的夏季长期居住在不通风的屋内,均易引起中暑。临床上分为先兆中暑、轻症中暑和重症中暑。先兆中暑表现为四肢无力、头昏、大量出汗、胸闷、心悸、口渴、恶心、注意力不集中,体温略有升高;若继续发展,症状逐渐加重,体温在38℃以上,血压开始下降,大量出汗,面色潮红或苍白,脉象细数,此为轻症中暑,如同时出现昏迷、痉挛、高热(39℃以上)等症状是为重症中暑。

二、治疗

(一)取穴

主穴为人中、十宣、十趾端、足三里。胸闷配内关;高热配曲池;血压下降配百会、涌泉;腓肠肌痉挛配承山。

(二)操作方法

先用消毒三棱针(消毒的注射针头、缝衣针均可),点刺十宣、十趾端出血,每针刺点出血3~5滴即可。再针刺人中穴,约5°角由人中穴的下1/3处向鼻间隔方向刺0.3~0.8寸,提插捻转手法,持续行针至神志转清为止,再间歇行针 30～60 分钟,10～15 分钟行针一次。余穴按常规针刺,手法同人中。

三、按语

中暑中医文献早有记载。轻型称中暑,重型称暑厥。针灸治疗立竿见影。人中为醒神开窍之主穴;十宣、十趾端能清热解暑;足三里能调理肠胃,升清降浊;百会、内关镇静安神,强心升压;曲池可通阳解表而降温。因此诸穴配伍,相得益彰。

中暑先兆和轻症患者应立即仰卧在通风、阴凉处,头部放低,解开衣扣,饮足冷开水。上方适用于中暑重症患者。本人用此方治疗多例,均获佳效,无一例死亡。

第四节　日射病

一、定义

本病是因在强烈的日光下曝晒头部,600～1000 纳米的红外线穿透颅骨,引起脑部损伤所致。轻症表现为强烈的头晕、头痛、恶心、呕吐、烦躁不安,一般体温正常或低热。重症则痉挛、谵妄、昏迷,甚至发生呼吸及心脏功能障碍。

二、治疗

(一)方一

1.取穴

主穴为太阳、风池、十宣、合谷、足三里。头晕配上星、百会;恶心呕吐配中脘;昏迷配人中;痉挛配曲池、大椎;胸闷呼吸困难配内关。

2.操作方法

十宣局部常规消毒后用三棱针点刺放血。余穴按常规针刺,捻转提插手法,持续行针至症状减轻后,每间歇行针 30～60 分钟,10～15 分钟行针一次。

(二)方二

1.取穴

双侧腘窝、肘弯、背部(从第一胸椎至十二胸椎的脊柱及两侧膀胱经循行部位)和前胸正中线。

2.操作方法

用刮治器(硬币、玻璃罐或瓷罐、刮痧板等)蘸水或油(局部撒上滑石粉更好)刮治上述部位,刮之皮肤紫红(即出痧)为度。

三、按语

中暑和日射病,病因和症状有相同处,更有不同点。①中暑病因较复杂,如不仅在日光暴晒下易发病,在夏天通风差、环境闷热的房屋内也可中暑。②日射病体温血压一般正常,中暑者体温高,有时高达 40℃ 左右,血压明显下降。③日射病以强烈头痛为主要临床表现;中暑一般无头痛或轻微头痛,以头晕、口渴、恶心、大汗出为明显,两病不难鉴别。本病治疗前,应先将患者移放在通风阴凉处,宽衣解带,头部放低,并用温水敷前额。针灸治疗日射病效果显著,一般 1～2 次即愈。

方一和方二既可单独应用,也可配合应用,根据病情轻重而定。

第五节　电击伤

一、定义

当人体误触高压电时极易造成电击损害。不同的电压,其致死的原因不同,低压电流可使心跳停止或发生心室纤维性颤动而不影响呼吸;高压电流则作用于中枢神经系统而使呼吸先停止。触电可立即失去知觉,甚至立即死亡。如未死亡,患者皮肤出现不同程度的烧灼痕迹,常见肌肉痉挛,头皮下有血肿,阴茎常勃起,面色苍白,口唇发绀,脉细数。患者经抢救知觉恢复后,可有长期的头痛,肌肉疼痛,乏力,肢体或某组织肌肉麻痹,以及精神过敏等。经治疗一般可以恢复。

二、治疗

(一)方一

1.取穴

人中、内关、涌泉。

2.操作方法

人中穴 30°角向上斜刺 0.3～0.5 寸,内关直刺 0.5～1 寸,涌泉穴直刺 0.5～1 寸。均用捻转提插手法,持续行针至知觉恢复后,再间歇行针 30～60 分钟,10～15 分钟行针一次。

(二)方二

1.取穴

主穴为曲池、足三里。头痛配太阳、安眠 2、百会;某组织肌肉麻痹配阿是穴;精神过敏配大椎、神门。

2.操作方法

上穴均按常规针刺,捻转或刮针手法,间歇行针 30 分钟,10 分钟行针一次,每日针 1 次。

三、按语

针灸抢救电击患者,文献报道不多,在急救过程中,还应注意以下几个问题:①立即关闭电源,以切断电流;②立即用木棍等不导电的物体,助患者移开电源,并注意勿使施救者触电;③将患者放在通风处,松解衣服;④立即进行心肺复苏;⑤即使在肢体僵直的情况下,也要及时坚持抢救,可能有生还的希望。

第六节　咯血

一、定义

咯血为临床上常见症状,肺结核、支气管扩张、慢性支气管炎等都可引起咯血。表现为喉部及喉以下呼吸道出血,经口腔排出,咯血量多少不一,血为鲜红色、泡沫样。

二、治疗

(一)方一

1.取穴

郄门、涌泉。

2.操作方法

郄门直刺 1～1.5 寸,捻转刮针手法;涌泉直刺 0.3～0.5 寸,捻转或刮针手法。均间歇行针 15～30 分钟,5～10 分钟行针一次,起针后再用下药贴敷涌泉。

(二)方二

1.取穴

涌泉。

2.操作方法

独头蒜 1 个(去皮捣如泥状),硫黄粉 6g,肉桂粉、冰片各 3g,三七粉 0.6g。将上 4 味研匀后与蒜泥调成糊状,分涂 2 块纱布上,贴敷双侧涌泉,并用绷带包扎,以免脱落,48 小时换药 1 次。为预防局部起泡,贴敷前可在涌泉处涂搽少许油类物质。

三、按语

咯血多因肺脏病证所致,肺为娇脏,易被风寒所袭,热邪所伤。涌泉为肾经之井穴,肾为水火之脏,若阴不足则不敛阳,虚火浮越于上,致肺阴被灼,络脉受损,血逆于上,发生咯血,故刺涌泉以引火归原。又郄门为心包经之郄穴,心为火脏,火能克金,刺郄门能泻心火而清肺金,与涌泉配伍,上下呼应,相辅相成。因此,治疗咯血有良好效果。上方采用肉桂、硫黄辛温入肾经,冰片辛凉清热入肺经,三七止血,借蒜泥辛散,使药入肾经。故与针刺配合能达到引火归原、清泻肺热之目的。

第七节　虚脱

一、定义

虚脱以面色苍白,汗出淋漓,四肢逆冷,神情淡漠,甚则昏迷,二便失禁,脉微欲绝为主要特征。中医根据发病的急缓而有暴脱和虚脱之分:因中风,大汗,大吐,大泻,大失血或因外感六淫邪毒等导致阴阳离绝者称为"暴脱";而久病元气亏损,真精逐渐消亡,脏腑功能极度衰竭引起者称为"虚脱"。

常见于西医学各种原因引起的休克。

二、辨证

(一)风热表证

高热恶寒,咽干,头痛,咳嗽,舌红,苔黄,脉浮数。肺热证咳嗽,痰黄而稠,咽干,口渴,脉数。

(二)热在气分

高热汗出,烦渴引饮,舌红,脉洪数。

(三)热在营分

高热夜甚,斑疹隐隐,吐血,便血或衄血,舌绛心烦,甚则出现神昏谵语、抽搐。

三、治疗

(一)针灸

治则:回阳固脱,苏厥救逆。

主穴:水沟、百会、内关、关元。

配穴:亡阳配神阙、气海;亡阴配太溪、涌泉;阴阳俱脱配劳宫、涌泉。

操作:水沟刺入鼻中隔,重补法;百会、神阙、关元、气海以重灸为主;余穴针用补法,加温针灸。

(二)耳针

取肾上腺、皮质下、心、神门。轻刺激,留针30分钟,亦可用王不留行贴压。

(三)穴位注射

取关元、足三里、三阴交。用参麦注射液或参附注射液,每穴1mL。

三、按语

虚脱发病突然,病情复杂,须针对病因采取不同的综合治疗方法,针灸可作为抢救措施之一。

对虚脱重症患者要加强护理,详细观察病情变化,逐日记录脉象、体温、出入量、呼吸、血压等。

第八节　抽搐

一、定义

抽搐以四肢不自主地抽动,或伴有项背强直,角弓反张,口噤不开为主症。历代文献记载有搐搦、拘挛、刚痉、柔痉、痉厥、惊厥等名称。抽搐亦有分为发热性抽搐和无热性抽搐两类,临床以热极生风、痰热化风、血虚生风多见。常见于西医学的小儿高热惊厥颅内感染、高血压脑病、妊娠痫证、癫痫、癔症、颅脑外伤、破伤风、颅内占位性病变等疾病过程中。本病以四肢抽搐为主症,或兼有短时间的意识丧失,两目上翻或斜视,牙关紧闭,口吐白沫,二便失禁,严重者伴有昏迷。

二、辩证

(一)热极生风

多兼表证,起病急骤,有汗或无汗,头痛神昏。

(二)痰热化风

多见壮热烦躁,昏迷痉厥,喉间痰鸣,牙关紧闭。

(三)血虚生风

多无发热,伴有手足抽搐,露睛,纳呆,脉细无力。

三、治疗

(一)针灸

治则:醒脑开窍、息风止痉。

主穴:水沟、风池、阳陵泉、合谷、太冲。

配穴:热极生风配大椎、曲池;血虚生风配血海、足三里;痰热化风配丰隆、阴陵泉;神昏不醒配十宣涌泉。

操作:水沟向上斜刺 0.5 寸,用雀啄法捣刺;合谷透刺劳宫,太冲透刺涌泉,用提插泻法;十宣点刺出血。余穴虚补实泻常规操作。

(二)耳针

取皮质下、脑干、肝、心、神门。强刺激,留针 30 分钟,或埋针数小时。

(三)电针

取水沟、百会、合谷、太冲、阳陵泉等穴,毫针刺得气后通脉冲电,用连续波、快频率,刺激量以患者能耐受为度。每次通电 10～30 分钟,用于急性发作的患者。

(四)穴位注射

取合谷、太冲、阳陵泉、曲池等穴。用地龙注射液,每次选 2～3 穴,每穴注射 0.5～1mL。

四、按语

针灸治疗可镇静止痉以救其急,痉止之后必须查明病因,及早做出诊断,采取针对病因的治疗措施。

密切观察患者的呼吸、脉搏、体温、血压瞳孔等变化,并注意保暖。

保持呼吸道通畅,随时吸出咽喉分泌物或口腔内食物残渣,以防窒息。

保持室内安静,避免一切不必要的刺激。

患者在抽搐时针刺或针刺中出现抽搐,应注意防止滞针、弯针、断针等现象发生。

第九节　痿证

一、定义

痿证是中医疾病的病名,相当于西医的重症肌无力、运动神经元、周期性瘫痪疾病。本节主要讲的是类似于伤风得一种急性起病,常见前驱症状为"伤风"或低热、腰背酸痛等,但不久即觉下肢发麻及步履沉重。在西医上叫做急性脊髓炎,一般在数小时或数日内发展成为完全性瘫痪,出现受损节段水平以下的感觉消失和小便潴留。开始时下肢瘫痪呈弛缓性,腱反射消失,即脊髓休克期。如病变在颈髓,则可产生四肢瘫痪,感觉障碍的水平可在上肢或颈部。腰骶节段的病变发生下肢弛缓性瘫痪、感觉缺失、腱反射消失、肌肉萎缩和大小便障碍。脊髓圆锥部的病变常无下肢瘫痪,但有严重的括约肌麻痹和马鞍状分布的感觉障碍。上升性脊髓炎的瘫痪大多从足部功能障碍开始,多在1～3天迅速向小腿、大腿、腹肌、肋间肌及上肢扩展,如继续上升侵及颈髓的膈神经时,则产生自主呼吸丧失导致死亡。感觉症状可只有自觉发麻而无客观的障碍。急性弥散性脑脊髓炎除脊髓受损表现外,尚有大脑及脑干脑神经受损的症状,常为发疹性热病的伴发病。视神经脊髓炎多表现为视神经炎和横贯性脊髓炎同时或先后发生,病程中可有暂时缓解而复发加重。

二、治疗

(一)取穴

主穴:人中、风府、身柱、肺俞、心俞、肝俞、脾俞、胃俞、肾俞、腰俞。

配穴:根据脊髓炎的病变部位和临床症状灵活选穴,如病变在颈髓加风池、天柱、哑门、曲池、肩三针、环跳、阳陵泉透阴陵泉;病变在胸髓,加陶道、大椎、膈俞、内关;病变在腰骶加八髎、腰阳关、环跳、阳陵透阴陵、肾俞、志室、足三里;上升性脊髓炎先针刺足部的有关经穴,如太溪透昆仑,照海透申脉,公孙透束骨及太冲、行间、内庭、足临泣等。视神经炎加睛明、四白、瞳子髎、翳明;尿潴留加中极、三阴交等;上肢瘫加肩三针、曲池透少海、外关透内关;下肢瘫加环跳、殷门、阳陵透阴陵、昆仑透太溪、承山透条口等。

(二)操作方法

患者仰卧,头部放低。人中用提插捻转手法,持续行针至血压回升,四肢转温后起针。脊椎部位经穴均针1～2寸,进针到应针的深度后,再上下反复徐徐提插,持续行针,有强烈针感后间歇行针30～60分钟;其他穴均用捣捻强刺激,用间歇行针法,留针30～60分钟,每10～15分钟行针一次,每日针1～2次。

三、按语

针灸治疗本病报道少见,但效果比较满意。脊髓炎病变累及脊髓部位不同,临床表现及病情轻重不一。在针灸取穴方面主要根据病变所在的部位和临床表现的症状,或根据“以痛为腧”的原则在局部取穴,或根据临床表现的症状对症取穴,同时远端循径取穴也是治疗本病的重要取穴原则。在针刺方法方面本病适用多针、留针时间长、手法重的强刺激手法。

四、现代研究

痿证包括现代医学的多发性神经炎、急性脊髓炎、进行性肌萎缩、重症肌无力、肌营养不良症、癔症性瘫痪等疾病。针灸治疗本病,注重补益气血,通调经络。研究表明:针灸通过神经系统、内分泌系统的作用,可改善血管的舒缩功能,增强患肢的血液循环状况,使损伤的组织细胞及神经得以修复、再生,使失于营养的肌肉重新得以滋养、恢复其应有的运动功能。有人观察针刺肩髎穴对肌电的影响,发现针刺后5分钟开始,可使患者肌电幅度升高持续30分钟。针刺伏兔穴,对家兔超负荷运动骨骼肌细胞内钙离子浓度有一定影响,针刺首先可以恢复肌膜的正常结构,从而调节钙离子的代谢,迅速降低肌细胞内钙离子浓度,解除线粒体钙超载所致的细胞呼吸功能受阻,恢复肌细胞的正常结构与生理活动。

第十节 肠痈

一、定义

肠痈为外科常见的急腹症,临床以持续伴有阵发性加剧的右下腹痛、肌紧张、反跳痛为特征。可发于任何年龄,多见于青壮年。西医学称为急慢性阑尾炎。慢性阑尾炎大多数由急性阑尾炎转变而来。阑尾腔梗阻和细菌感染是本病的主要发病原因。

本病多由饮食不节,暴饮暴食,或过食油腻、生冷、不洁之物,损伤肠胃,湿热内蕴于肠间;或因饮食后急剧奔走,导致气滞血瘀,肠络受损;或因寒温不适,跌仆损伤,精神因素等致气滞、血瘀、湿阻、热壅,瘀滞、积热不散,血腐肉败而成痈肿。

二、辨证

肠痈以转移性右下腹痛为主要症状。典型的腹痛发作始于上腹,逐渐移向脐部,6～8小时后移向右下腹并局限在右下腹。伴食欲缺乏、呕吐、恶心、便秘或腹泻、乏力。体温随着症状加重而升高,右下腹麦氏点压痛及反跳痛。

结肠充气试验、腰大肌试验、闭孔内肌试验、肛门直肠指检均有助于诊断。实验室检查可见白细胞计数和中性粒细胞比例增高。慢性者症状不典型,既往常有急性发作病史,经常有右下腹疼痛、不适感,剧烈活动或饮食不节可诱发。

(一)肠腑气结

恶寒发热,恶心呕吐,便秘,腹胀,溲赤,苔黄腻,脉洪数。

(二)热盛肉腐

痛处固定不移,痛势剧烈,腹肌紧张拘急,拒按,局部可触及肿物,壮热汗出,脉洪数。

三、治疗

(一)针灸

治则:清泻湿热,通腑止痛。

主穴:曲池、天枢、上巨虚、阑尾、阿是穴。

配穴:肠腑气结配中脘、支沟、大椎;热盛肉腐配合谷、三阴交、太冲。

方义:本病病位在大肠腑,据《黄帝内经》"合治内腑"的原则,以足阳明经腧穴为主。取大肠之下合穴上巨虚及治疗肠痈之经验穴阑尾,合用以理气散结,疏导阳明之腑气;曲池为手阳明大肠经之合穴,可清泄肠腑邪热;天枢为大肠之募穴,配阿是穴作用可直达病所,导滞散结。

加减:气滞血瘀加合谷、中脘行气活血,通腑止痛;瘀滞化热加大肠俞、合谷清热化瘀,行气导滞;热盛酿脓加大肠俞、支沟清热解毒,导滞散结;壮热加大椎清热泻火;恶心呕吐加内关、足三里宽胸利膈、降逆止呕。

操作:各腧穴均常规针刺,泻法,留针60～120分钟,每天治疗2次。

(二)电针

选取右天枢、右阑尾穴,电针刺激,强度以患者能耐受为度,每次 30～60 分钟,每日 2 次。

(三)耳针

选取阑尾、大肠、神门,中强度刺激,每次留针 30～60 分钟,每日 1～2 次。

(四)穴位注射

阑尾穴、阿是穴,用 10% 葡萄糖注射液每穴注射 2～5mL,针刺深度 0.5～0.8 寸,每日 1 次。

四、按语

针灸对单纯性阑尾炎初起未化脓者效果良好。

慢性阑尾炎右少腹经常疼痛者,除针刺外,可配合艾条温和灸或隔姜灸治疗。

对急性阑尾炎症状严重已化脓有穿孔或坏死倾向者,宜及时转外科处理,采取综合疗法进行治疗。

五、现代研究

阑尾炎属中医学的"肠痈"范畴,急性阑尾炎的发病多与阑尾部分肠腔梗阻、阑尾血管反射性痉挛、阑尾血液循环障碍、继发细菌感染有关。针灸治疗本病,可有效地缓解阑尾的痉挛,促使阑尾运动增强,有利于阑尾腔内容物的排出,改善局部的梗阻,改善阑尾供血状况,增强阑尾血液循环,促进局部新陈代谢,有利于炎症及炎性代谢产物的清除,达到抗菌消炎功效。针灸能够增强人体免疫力及提高机体自身防卫能力,增强白细胞的吞噬作用,也是针灸治疗本病的重要机制之一。

第十一节　胃脘痛

一、定义

胃脘痛,又称胃痛,以胃脘部经常发生疼痛为主症。由于疼痛的部位在心口部,故有心口痛和心腹痛等。古代文献所称心痛,多指胃痛而言。至于心脏疾病所引起的心痛,称为"真心痛",与胃痛不能相混。常见于西医学的急慢性胃炎、消化道溃疡、胃痉挛、胃扭转、胃下垂、胃黏膜脱垂症、胃神经官能症。

本病的病位在胃,无论是胃腑本身的原因还是其他脏腑的病变影响到胃腑,均可使胃络不通或胃失濡养而导致胃痛。多由寒邪客胃、饮食伤胃、肝气犯胃、脾胃虚弱等各种病因引发。其中,实证多因于肝,虚证多涉及脾。但无论何种胃痛,胃气失和、胃络不通、胃失濡养是其基本病机。常因饮食不慎、情志不畅、劳累、受寒等因素而诱发或加重。

二、辨证

胃脘痛的辨证,主要辨别是病邪(寒、热食滞)阻滞,还是脏腑失调(肝气郁结,脾胃虚弱)所引起,是实证(病邪阻滞,肝郁,肝火)还是虚证(脾胃阳虚,胃阴不足);证属气滞,或属血瘀等。

(一)寒邪犯胃

胃痛暴作,畏寒喜暖,温熨脘部可使痛减,口不渴,或口渴喜热饮,苔白,脉弦紧。

(二)饮食气滞

胃脘胀痛,嗳腐吞酸,或呕吐不消化食物,吐后痛减,大便不调,舌苔厚腻,脉滑。

(三)肝气犯胃

胃痛连及两胁,每因情志因素诱发或加重,嗳气频繁,大便不爽,苔多薄白,脉弦。

(四)脾胃虚寒

胃痛隐隐,泛吐涎水,喜暖喜按,纳少,神疲,甚者手足不温,大便溏薄,舌淡,脉细弱。

上述诸证,日久郁滞化热,则胃痛有灼热感,口干或苦,舌红、苔黄或少苔,脉弦或数;或气滞血瘀者,痛如针刺,痛处固定不移而拒按,甚则吐血、便血,舌紫暗或有瘀斑瘀点,脉涩。

上消化道 X 线钡餐透视或纤维胃镜等检查可见胃、十二指肠黏膜炎症、溃疡等病变。

三、治疗

(一)针灸

治则:寒邪犯胃、脾胃虚寒者温经散寒止痛,针灸并用,虚补实泻;食积气滞者消食化积,行气止痛;肝气犯胃者疏肝理气,和胃止痛;胃阴不足者养阴清热,益胃止痛,只针不灸,补法或平补平泻;瘀血停滞者行气活血,化瘀止痛,均只针不灸,泻法。

处方:中脘、内关、公孙、足三里。

方义:胃为六腑之中心,以通降为顺。中脘为胃之募、腑之会,足三里乃胃之下合穴,故凡胃脘疼痛,不论其寒热虚实,均可用之,以通调腑气,和胃止痛;内关为手厥阴心包经之络穴,沟通三焦,功擅理气降逆,又为八脉交会穴,通于阴维脉,取之可畅达三焦气机,和胃降逆止痛;公孙为足太阴脾经之络穴,调理脾胃而止痛,也为八脉交会穴,通于冲脉,与内关相配,专治心、胸、胃病证。

加减:寒邪犯胃加神阙、梁丘散寒止痛;饮食停滞加梁门、建里消食导滞;肝气犯胃加期门、太冲疏肝理气;脾胃虚寒加神阙、气海、脾俞、胃俞温中散寒;胃阴不足加胃俞、太溪、三阴交滋阴养胃;瘀血停滞加膈俞、阿是穴化瘀止痛。

操作:期门、背俞穴不可直刺、深刺,以免伤及内脏;其他腧穴常规针刺。寒者加灸。急性胃痛每天 1～2 次,慢性胃痛每天或隔天 1 次。

(二)指针疗法

取中脘、至阳、足三里等穴,以双手拇指或中指点压、按揉,力度以患者能耐受并感觉舒适为度。同时令患者行缓慢腹式呼吸。连续按揉 3～5 分钟即可止痛。

(三)耳针疗法

取胃、十二指肠、脾、肝、神门、交感。每次选用 3～5 穴,毫针浅刺,强刺激留针 30 分钟;也可用王不留行籽贴压。

(四)穴位注射

根据中医辨证,分别选用当归注射液、丹参注射液、参附注射液或生脉注射液等,也可选用维生素 B_1 或维生素 B_{12} 注射液,按常规取 2～3 穴,每穴注入药液 2～4mL。

(五) 兜肚法

取艾叶 30g,荜茇、干姜各 15g,甘松、山柰、细辛、肉桂、吴茱萸、元胡、白芷各 10g,大茴香 6g 共研为细末,用柔软的棉布折成 15cm 直径的兜肚形状,将上药末均匀放入,紧密缝好,日夜兜于中脘穴或疼痛处。适用于脾胃虚寒胃脘痛。

四、按语

针灸治疗胃脘痛疗效显著,往往针灸 1 次或数次即有明显止痛效果。但慢性胃脘痛需坚持治疗才能取得较好的远期疗效。

饮食调理、生活规律和精神调节对胃脘痛的康复具有重要意义。饮食宜定时、定量,勿过饥过饱;忌食生冷、刺激性食物;力戒烟酒;保持心情舒畅。

胃脘痛证候有时可与肝胆疾患、胰腺炎、心肌梗死等相似,须注意鉴别,以免延误病情。

五、现代研究

针刺可有效地缓解胃脘痛的痉挛状态,解除胃肠因代谢毒素刺激而引发的痉挛性疼痛;针刺通过调节肠道的血管功能,降低血管的通透性、增强代谢与血液循环作用,减少渗出,防止体液丢失过快;针刺通过对自主神经功能的调节,使胃蠕动恢复到正常的功能状态,缓解了上吐下泻等病症;针灸对自主神经的调节,可使胃肠黏膜细胞的抗损伤功能增强,促进胃肠黏膜细胞的代谢更新,使损伤部分尽快修复。

第十二节　急性胃脘痛

一、定义

急性胰腺炎最常见的症状就是腹痛,它的腹痛一般是非常剧烈的,部位是左上腹和中腹为主,通常患者并不能自述具体疼痛部位,并且通常伴有恶心呕吐,呕吐后腹痛症状不能缓解,本节主要讲的是急性胰腺炎的发病状况以及对其针对性缓解。急性胰腺炎是常见的急腹症之一。分水肿型与出血坏死型两类,临床上大多数为水肿型,出血坏死型急性胰腺炎少见。常在饱餐或饮酒后发作。突然发作剧烈疼痛,可呈持续钝痛、钻痛、刀割痛或绞痛,常位于上腹中部,可呈束带状向腰背部放射,弯腰或起坐身体向前倾,或取弯腰抱膝位可减轻,进食后可加剧。年老体弱者有时可无腹痛或极轻微。常伴恶心呕吐,频繁呕吐食物、胆汁,发热,腹胀,脱水、休克甚至死亡。

二、治疗

(一) 方一

1. 取穴

主穴分两组,胰俞、肝俞、胆俞、脾俞、胃俞、脊背压痛点为一组;脘腹部胰腺压痛点,及中脘、内关、公孙、足三里、阴陵泉为一组。脾胃湿热型加章门、阳陵泉、三阴交;热结阳明型加曲池、合谷、内庭;气滞血瘀型加期门、太冲;气血败乱型加人中、中冲,及腘窝、肘弯浅静脉处。

2.操作手法

先嘱患者俯卧,取第一组穴。脊背压痛敏感点的按压及针刺方法见"慢性萎缩性胃炎""胃神经官能症"。余穴常规针刺,提插捻转手法,持续行针半小时左右起针,再取第二组穴。胰腺部位压痛点直刺 3 寸;中脘直刺 1.5～3 寸,徐徐提插刮针手法;中冲点刺出血;腘窝、肘弯浅表静脉,用三棱针点刺放血;余穴常规针刺,提插捻转手法,持续行针至症状减轻或消失后,再间歇行针 1～2 小时,15～30 分钟行针一次,每日针 1～2 次。出针后服下药:番泻叶每次 5～10g,开水 300～500mL 浸泡后顿服,首次大便后,改为每日 2～3 次,每次 5g,保持大便每日 3～5 次。一般禁食 2～3 天,行一般内科治疗。

(二)方二

1.取穴

主穴为足三里、下巨虚。胃腹痛加地机、日月;呕吐加内关、中脘。

2.药物

10％葡萄糖注射液,阿托品注射液。

3.操作方法

每次取主穴、配穴各 1 个。一般每穴注入 10％葡萄糖注射液 5～10mL。注射针头深刺无回血并得气后,迅速推注药液,务使感应强烈。如腹痛剧烈,另于地机或日月注射 0.25mL 阿托品注射液,每日治疗 1 次。

三、按语

针灸治疗急性胰腺炎效果显著,临床实践证明,针灸对本病有明显的止痛消炎和解痉止呕的作用。有关动物实验证实,针刺可以显著抑制大鼠胰酶的分泌,有利于促进胰腺功能恢复,鉴于急性胰腺炎证型轻重程度不一,尤其是出血坏死型胰腺炎,病性凶险,故在治疗期间应注意以下几点:①密切观察患者病情变化,对有休克倾向、严重感染、血清淀粉酶持续升高或急剧下降者,应及时采取综合治疗措施;②针刺治疗本病,取穴宜多,手法宜重,针刺时间宜长;③经针刺治疗在 2 小时内无效者,应停止针灸治疗;④一旦考虑本病,应禁食至腹痛、呕吐等症状消失。

第十三节　食物中毒

一、定义

食物中毒是临床上常见的胃肠道疾病。最常见的症状是剧烈的呕吐、腹泻,同时伴上腹部疼痛。常会因上吐下泻而出现脱水症状,如口干、眼窝下陷、皮肤弹性消失、肢体冰凉、脉搏细弱、血压降低等,最后可致休克。

二、治疗

(一)方一

1.取穴

主穴为腘窝、肘弯、金津、玉液。恶寒发热加大椎、曲池、合谷;神志不清加人中、十二井;脘腹剧痛加足三里、阴陵泉。

2.操作方法

腘窝、肘弯浅静脉局部消毒后,三棱针点刺放血;金津、玉液、十二井点刺放血;神志不清者,人中穴向上斜刺 0.5～0.8 寸,提插捻转手法,持续行针至神志清醒后,再间歇行针 30 分钟,10 分钟行针一次;大椎挑刺出血并拔火罐 10 分钟;余穴均用提插捻转手法,持续行针至症状减轻或消失后,再间歇行针 30～60 分钟,10～20 分钟行针一次。每日针 1～2 次。

(二)方二

1.取穴

主穴为中脘、足三里、阴陵泉。恶心、呕吐加内关;腹泻加天枢;血压下降,四肢厥冷,唇色苍白加气海;颈痛眩晕加百会、风池。

2.操作方法

中脘、气海直刺 1.5～3 寸,针加艾条灸 30～60 分钟;天枢直刺 1～1.5 寸,上述 3 穴均用徐徐提插刮针手法。足三里、阴陵泉直刺 1.5～3 寸,提插捻转手法;内关向对侧(外关)透刺;百会向前或向后横刺 0.5～1 寸;风池,针尖对向对侧口角,刺 0.5～1 寸。上穴持续行针至症状减轻或消失后,再间歇行针 30 分钟,以巩固疗效。

(三)方三

1.取穴

上脘、神阙。

2.操作方法

上穴拔火罐 15～30 分钟,以局部皮肤发疱为度。发疱部位,常规消毒后,将疱刺破,放出疱内之液体即可,不需其他方法处理。此法流传于民间,治疗食物中毒(其他胃脘痛亦可)效果颇佳。

三、按语

针灸治疗本病已有两千多年的历史,如《灵枢》云:"(气)乱于胃肠,则为霍……取之足太阴、阳明"。其后,历代医籍均有记载。食物中毒的发病机制,是因进食霉变食物以后,损伤脾胃,导致胃肠功能紊乱,升降失调,而出现实热型或虚寒型等一系列不同证候。实热型食物中毒主要表现为胃脘部剧烈疼痛,拒按,呕吐,泻下血色样大便,小便短黄,发热及面赤口渴等,治宜泻热解毒。方一即为此而设,取腘窝、肘弯浅静脉放血,可清阳明腑热而解毒,金津、玉液点刺出血,是安胃降逆而止呕的有效验穴;再配大椎、曲池、合谷调和营卫,解表里之邪热;刺人中、十二井镇静解热,醒脑清神;足三里、阴陵泉和胃健脾而治本。如此标本兼治,表里双解,祛邪而扶正,故能获得良好效果。虚寒型食物中毒临床表现为胃脘疼痛或无痛,喜暖喜按,恶心呕吐,泻下清水样便,肢冷汗出,眩晕乏力等。治宜温补脾胃。方二取胃募中脘、足三里以和胃健中,升清降浊;大肠募穴天枢,调畅气机以缓急止痛止泻;内关能降逆止呕;中脘、气海针加艾灸,既可培补元阳,又能温运脾土以治本。

第十四节　农药中毒

一、定义

常见的农药中毒如有机磷农药(1059、1605、敌敌畏等)和有机氯农药(666、223)。这些药是农业上的常用杀虫剂,但对人体的毒性也很强,因使用不当或误食药物而中毒。以神经系统和胃肠道症状为主,如头痛、头晕、出汗、恶心、呕吐、腹胀痛、食欲减退等;严重患者烦躁不安,剧烈呕吐,流涎及吐白色泡沫,视力模糊,瞳孔缩小似针尖样及光反应消失,球结膜充血,全身痉挛,唇及四肢发绀,大小便失禁,进而发生呼吸困难,体温降低,脉搏由快速变为徐缓而不整,如不及时治疗,可在数小时内死亡。

二、治疗

(一)取穴

主穴为十二井、人中。心律不齐配内关;呕吐、腹胀痛配中脘、足三里;全身痉挛配大椎、后溪;头痛、头晕配太阳、风池。

(二)操作方法

先用三棱针点刺十二井出血,再刺人中,沿鼻唇沟成15°角向上刺0.3～0.5寸,提插捻转手法,后根据临床表现选用有关配穴。均持续行针至症状减轻或消失后,再留针15～30分钟。

三、按语

针灸治疗农药中毒的报道尚属少见,本人查阅多方资料发现一些个例取得了一定效果,针灸后症状明显改善或消失。

第十五节　煤气中毒

一、定义

煤气中毒又称一氧化碳中毒,一氧化碳是煤或木炭等在氧不足、燃烧不完全的情况下产生的。因此在冬天用炉火取暖,又通风不良时易中毒,农村多发。一氧化碳中毒多为急性中毒,临床上可分以下几型:①极重型:患者迅速死亡。②重型:呈中枢性单侧麻痹,多见于右侧。患者血压、体温下降,神志不清或意识消失,脉迟缓微弱。③中型:四肢无力,下肢尤甚,胸闷嗜睡,脉数而细弱。④轻型:头痛,头晕,恶心,呕吐,下肢无力,呼吸不规则,颞动脉有搏动感,脉细数。

二、治疗

(一)取穴

主穴为内关。神志不清配人中;胸闷配膻中;四肢无力配曲池、合谷、足三里;头痛、头晕配太阳、风池。

（二）操作方法

内关向外关透刺,提插捻转手法;人中约 5°角向鼻间隔方向刺 0.3～0.5 寸,提插捻转手法。余穴按常规针刺。重型患者持续行针至神志转清后再间隔行针 30～60 分钟,10～15 分钟行针一次,每日针 2～3 次。中型和轻型患者用捻转或刮针手法,间歇行针 30 分钟,10 分钟行针一次,每日针 1～2 次。

三、按语

用针灸治疗多例煤气中毒轻型患者,均得到明显效果。内关可宽胸利气,宣肺定喘,为强心之要穴,故为治疗煤气中毒之主穴。人中能开窍醒神,为神昏急救之要穴。曲池、足三里、合谷均为阳明经穴,可清理血中之毒邪,故以上诸穴相配,可相得益彰。碳氧血红蛋白形成后,分解是缓慢的,且易造成迟发性脑损害,临床应配合高压氧治疗,并注意症状缓解后的脑损害表现。

第十六节　喉痹

一、定义

喉痹为中医名称,即急性咽炎,急性咽炎为临床上的常见病。临床表现为自觉咽部干燥、灼热和梗阻感,或有轻微疼痛,吞咽时疼痛更明显;咽黏膜充血,悬雍垂轻度水肿;微热或不热。

二、治疗

（一）取穴

主穴利咽（经验穴）。发热时配大椎、少商或合谷。

（二）操作方法

患者正坐垂肩,眼平视,耳垂与下颌角的中点后凹陷处为利咽穴,向咽部方向刺 0.8～1.2 寸,刮针手法,间歇行针 30～60 分钟,10～20 分钟刮针 1 次;大椎、合谷针法见"流行性感冒";少商点刺出血。均每日针 1 次。

三、按语

急性咽炎是常见病、多发病,此病易反复发作,缠绵难愈,有些患者虽用中西药物长期治而效果仍不明显,给患者造成很大的痛苦。以往用合谷、少商、鱼际、天突、廉泉等穴治疗,虽有一定疗效,但不理想。后用利咽穴治疗咽炎,获得较为满意的疗效,一般针 2～3 次即明显好转或治愈。

第十七节　乳蛾

一、定义

乳蛾是中医病名,以咽喉两侧喉核,即腭扁桃体红、肿、疼、痛,形似乳头,状如蚕蛾为主要症状的喉病。主要指的是扁桃体,发生于一侧的称单乳蛾,双侧的称双乳蛾,就是单侧扁桃体和双侧扁桃体的意思。乳蛾多由外感风热,侵袭于肺,上逆搏结于喉核;或平素过食辛辣食物,脾胃蕴热,热毒上攻喉核;或温热病后余邪未清,脏腑虚损,虚火上炎等引起,主要是指的是急性扁桃体炎和慢性扁桃体炎。急性扁桃体炎是一种伴有全身症状的急性全身性疾病。起病较急,扁桃体红肿疼痛,并可有淡黄色或白色脓点,体温可达 39℃ 以上,伴有头痛、肢体酸痛、唾液增多和张口困难等症状。

二、治疗

(一)方一

1.取穴

天柱、曲池、合谷、足三里、少商。

2.操作方法

患者正坐,用三棱针点刺少商出血,垂肩低头,针天柱、足三里。天柱针 1～1.5 寸,提插捻转手法;足三里针 1.5～2 寸,捻转手法,均间歇行针 30～60 分钟,10～20 分钟行针一次。重者每日针 2 次,好转后每日 1 次。

(二)方二

1.取穴

合谷、耳背静脉瘀血部位。

2.操作方法

小儿急性扁桃体炎患者,耳背上部静脉可瘀血并呈树枝状分布;若无静脉瘀血时,医者可用手轻揉耳背,使其局部充血,亦可将其耳郭拉紧,静脉即可显现。局部常规消毒后,用三棱针轻点出血即可,每日 1～2 次。合谷针 0.3～0.5 寸,捻转手法,短促行针。

(三)方三

1.取穴

角孙。

2.操作方法

先将角孙穴部位的头发分开或剪短。再用灯心蘸香油(豆油、花生油均可)点燃,迅速点烧角孙之皮肤,一点即起,动作要敏捷,当点燃之灯心触及皮肤时,可发出"啪"的响声,灼灸部位可微红或起疱。

三、按语

乳蛾治疗应以清肺泄胃及疏散风热为主。天柱为足太阳膀胱经穴,能疏散风热;合谷为手阳明大肠经原穴,能解表清热;少商为治喉症的要穴。可泻肺经郁热;足三里为足阳明胃经合穴,能升清降浊,疏导胃经郁热而利咽喉。风散热清,故扁桃体可肿消痛止。

第十八节　红丝疗

一、定义

红丝疗多发于四肢,因有一条红线迅速向上走窜,所以叫"红丝疗",相当于西医的急性淋巴管炎,是一种急性感染性疾病,由链球菌或葡萄球菌侵入表皮伤口所致。严重者可以出现感染症状,比如发热,寒战等。红线沿前臂或小腿迅速向肢体近端发展,一般都是发生在手足疔结或者皮肤破溃部位,也可发生在身体的任何部位,但以四肢为主,可能伴有红肿热痛的症状,伴有头痛发热等全身症状。然后在前臂或者小腿内侧皮肤上有红丝线,迅速向躯干方向走窜,上肢可停于肘部或者腋窝部,下肢可以停于腘窝或者胯间,也可以继续向上蔓延。常伴有腘窝、腋窝、腹股沟的淋巴结肿大。本病一般预后良好。

二、治疗

(一)取穴

阿是穴。

(二)操作方法

从病灶处沿红线上行,寻找红线尽头,红线尽头找到后,将整条红线常规消毒。医者左手拇、食二指捏起红线尽头并提起,右手持消毒三棱针挑刺使其微出血,每隔1寸左右挑一针,挑至原发病灶附近为止,均刺出血,挑刺完后,再用消毒酒精棉球涂搽针孔即可。

三、按语

用三棱针挑刺治疗本病疗效显著,多数患者一次而愈。

第十九节　急性脓耳

一、定义

急性化脓性中耳炎中医称急性脓耳,耳外突然剧烈跳痛或胀痛,咳嗽及吞咽时可使耳痛加剧,夜间加重,并伴有耳鸣、听力减退、发热、头痛等症状。因脓汁积聚可使鼓膜穿孔,并有脓汁从内耳流出。

二、治疗

(一)取穴

主穴为耳门透听宫、翳风、中者、足临泣。发热配曲池、大椎;头痛配太阳、风池。耳聋、耳鸣参照相关病证治疗。

（二）操作方法

让患者咬筷子一根（横咬）。从耳门成 30°角向听宫透刺 1～1.5 寸，捻转刮针手法，翳风直刺 1～1.5 寸，刮针手法（此穴不宜提插或捻转，否则有剧痛感），中渚直刺 0.3～0.5 寸，足临泣直刺 0.3～0.5 寸，捻转手法。均间歇行针 30～60 分钟，15～20 分钟行针一次，每日针 1 次。

三、按语

中耳炎为针灸疗法的适应证，这在中医学中早有记载，如《针灸大成》载："停生疮，有脓汁：耳门、翳风、合谷"。现代针灸治疗中耳炎的配穴方法，也是在古人经验的基础上发展而来。耳为司听之窍，乃手足少阳及手太阳之所会，故除取局部经穴外，循经多取手太阳和手足少阳经穴位，如中渚、足临泣等穴，以达清泻肝胆湿热之目的；配曲池、大椎、风池等穴以解表祛风，消炎退火。因此，本方治疗中耳炎有良好效果。急性者针灸后症状可即时缓解或消失，1～2 次即愈。

第二十节　休克

一、定义

休克不是一个病，而是一个综合病征。任何强烈刺激，使人体的神经、内分泌、循环和代谢功能发生严重障碍，都可引起休克。其临床表现为面色苍白，口唇青紫，手脚发凉，出冷汗，呼吸浅速，脉细数，血压下降，伴有恶心、呕吐。极严重的休克，则体温降低，脉极细微或摸不到，血压持续下降。

二、治疗

（一）取穴

人中、内关。

（二）操作方法

患者仰卧，头部放低。人中用提插捻转手法，内关用捻转手法，持续行针至血压回升，四肢转温后起针。

三、按语

用针灸治疗本病的记载很多，先秦时期名医扁鹊"针取三阳五会"治愈虢太子尸厥症，"有间太子苏"后成佳话流传于世。每遇休克患者，均用上方而获效。人中能通关开窍，内关能调节心脏功能，促进血液循环，故治疗本病有良好效果。

第二十一节 蛔厥证

一、定义

蛔厥类似于西医学所称的胆道蛔虫症,胆道蛔虫症是一种常见的急腹症,是肠道蛔虫病引起的并发症之一,由蛔虫钻进胆道所致。可突发剑突下阵发性钻顶样剧烈绞痛,或向右肩背部放射疼痛,发作时患者辗转不安,呻吟不止,大汗淋漓,可伴有恶心呕吐或呕吐蛔虫。疼痛可突然缓解,间歇期宛如常人,疼痛可反复发作,持续时间不一。平素可有食欲缺乏,面色萎黄,脐周疼痛,时作时止,吐蛔、便蛔等。

二、治疗

(一)方一

1.取穴

主穴为鸠尾、右上腹压痛点、阳陵泉。湿热郁滞型加日月、胆俞、曲池、太冲。

2.操作方法

鸠尾穴和压痛点均成 15°角向小腹方向斜刺 0.5～1 寸,针尖进入腹直肌即止;阳陵泉向阴陵泉方向刺 2～3 寸。均用提插捻转手法,持续行针至疼痛缓解后留针,腹痛再次发作时,仍用上法行针,如此反复操作至腹痛不再发作为止。

(二)方二

1.取穴

鸠尾穴及右上腹压痛点。

2.操作方法

用艾条灸,灸至疼痛缓解并不再发作为止。

三、按语

本病西医多采用外科手术治疗。针灸治疗本病效果卓著,实验证明,针刺对括约肌有明显解除痉挛作用,还能促进胆汁分泌排泄及胆总管收缩,从而有利于胆道虫体排出,这可能是针刺驱虫的治疗机制。在针灸治疗胆道蛔虫的实践中发现,患者可出现下述情况:①一些患者针灸后剑突下有时出现如水流下行之感,并出现肠鸣、排气等现象;有的出现如物堕地感,此时患者顿感疼痛消失,周身轻松愉快,这可能是蛔虫排出胆道之故;②有些患者针后疼痛可有一时性加剧,这可能是蛔虫退出胆道的过程中,活动暂时性加剧所致,此时应继续坚持针灸治疗,促使蛔虫迅速排出胆道。

蛔虫"遇寒则上,得温则下"。故方一与方二配合应用,可提高治疗效果。

实践证明,针刺治疗胆道蛔虫病疗效与刺激量成正比。持续而强烈的刺激能迅速缓解胆道痉挛,松弛括约肌,并促进胆汁排泄,达到有效驱虫。针刺时应严防刺伤肝脏,鸠尾穴及右上腹压痛点严禁直刺、深刺,深度以针刺达肌层为止。对肝大患者尤应慎重,7 岁以下幼儿,肝可在肋下 1cm 左右;多产妇女,肝有时可下垂至胁下 1～2cm。蛔虫排出胆道后,应及时服用驱虫药物。

第二十二节　胆绞痛

一、定义

胆绞痛是一种常见的急腹症,以右上腹胆区绞痛,阵发性加剧或痛无休止为主要特征,属于中医学"胁痛"的范畴。这里主要赘述的是胆绞痛。胆绞痛常见于西医学的多种胆道疾患如胆囊炎、胆管炎、胆石病、胆道蛔虫病等。

二、辨证

右上腹持续性绞痛、阵发性加剧为主要症状。疼痛部位拒按,并向右肩背部放射。忧思恼怒,饮食不节可诱发本病。

(一)肝胆气滞

情志波动而发作,心烦易怒,食欲缺乏,嗳气,恶心呕吐,舌苔薄白,脉弦紧。

三、治疗

(一)针灸

治则:疏肝利胆,行气止痛。

主穴:胆俞、日月、阳陵泉、胆囊穴。

配穴:肝胆气滞配太冲、丘墟;肝胆湿热配行间、阴陵泉;蛔虫妄动配迎香透四白;发热寒战配大椎、曲池;恶心呕吐配内关、足三里。操作:日月沿肋间隙向外斜刺,勿深刺,以免刺伤内脏;余穴常规针刺泻法,强刺激,久留针,间歇行针以保持较强的针感。每日2次。

(二)耳针

取肝、胆、腹、神门、交感、胃。每次选3~4穴,毫针强刺激,留针30分钟,亦可用王不留行籽贴压。

(三)电针

在针刺主穴的基础上接电针仪,用连续波、高频率强刺激30~60分钟。每日1~2次。

四、按语

针灸对胆绞痛效果较好,对急性发作、病程短、无严重并发症者疗效更佳。对合并有并发症或结石较大、有梗阻倾向者,不宜单一使用针灸治疗,应采用综合疗法或手术治疗。

患者应注意饮食清淡,慎食肥甘厚味。

五、现代研究

针灸治疗胆囊炎、胆结石是通过针灸对自主神经功能产生良性的双向调节作用来实现的。针灸使胆囊收缩增强,奥狄氏括约肌舒张,利于胆汁排泄和胆石排出,减轻因胆石等因素引起的胆囊炎症、水肿、充血状况,继而达到消炎止痛作用。

第二十三节　肾绞痛

一、定义

肾绞痛是一种肾、输尿管和尿道部位的阵发性和放射性剧痛,多见于泌尿系统结石病,结石可发生于泌尿系统的任何部位,但多原发于肾脏。绞痛突然发生,以患侧为主,少数可呈两侧或健侧疼痛,多呈持续性或间歇性,并沿输尿管向髂窝、会阴、阴囊及大腿内侧放射,并出现血尿或脓尿,排尿困难或尿流中断,肾区可有叩击痛。古代文献中"石淋""砂淋"即属本病范畴。其基本病因病机为湿热下注,膀胱气机不利。

二、治疗

(一)针灸

治则:清利湿热,通淋止痛。

处方:肾俞、三焦俞、关元、阴陵泉、三阴交。

方义:肾俞、三焦俞为足太阳膀胱经穴,配关元疏利膀胱气机;三阴交、阴陵泉为脾经腧穴,可清利湿热,通淋止痛。

加减:血尿加血海、太冲以调血;湿热重加委阳、合谷以清利湿热。

操作:肾俞、三焦俞、关元、三阴交、阴陵泉、血海、太冲毫针刺平补平泻。委阳、台谷毫针刺,用泻法。

(二)耳针疗法

取肾、膀胱、输尿管、交感、皮质下、三焦。毫针刺,持续捻转 3～5 分钟,每次留针 20～30 分钟,每天 1 次。

(三)电针疗法

取肾俞、三焦俞、三阴交、太溪,针刺后接电针仪,刺激逐渐加大,强刺激 15～30 分钟。

(四)穴位注射

取对侧三阴交穴处常规消毒,用注射器抽取黄体酮 5mg,以执笔式持针准确刺入穴位,有针感后回抽无血将药物注入。

三、按语

针灸治疗本病疗效尚好。

在治疗肾绞痛的同时,还应加强全身治疗如抗感染、保护肾功能、饮食调节、增加饮水、去除结石的发病诱因。

四、现代研究

针刺信号与疼痛信号在神经系统传导过程中的整合,减弱了疼痛信号的传入,提高了痛阈;针刺还激活了内源性镇痛机制,体内类阿片样物质含量增高,达到了止痛作用;针灸可有效地缓解输尿管痉挛,改善肾脏血液循环,从而达到了解痉止痛之功效。

第十章　传染性疾病

第一节　火眼

一、定义

急性结膜炎是由细菌或病毒感染引起的一种急性传染性眼病,多发生于春秋季节。临床主要表现为结膜性充血和分泌物增多。轻者仅睑结膜与穹隆部的组织呈网状充血,重者眼球结膜一片赤红,分泌物为黏液性或黏液脓性。伴有眼睑肿胀、瘙痒、异物感、羞明、灼热及眼痛、头痛等。

二、治疗

(一)取穴

太阳、睛明、风池、合谷、耳垂。

(二)操作方法

本病患者,一般在太阳穴周围有静脉瘀血现象,先用三棱针点刺出血。若无瘀血现象时,可在穴位处挑刺出血,同时用三棱针点刺双侧耳垂出血,并取血2～3滴,点患者眼内,后针睛明、风池、合谷。患者取仰卧位,头放平且闭眼,直刺睛明0.5～1寸,此穴易出血,应徐徐进针,禁用大幅度捻转和快速提插手法,宜用刮针手法,进针后再将患者慢慢扶起,取坐位。针风池时,左风池针尖向右眼方向进针,右风池针尖向左眼方向进针,针0.5～1寸,捻转手法;合谷向内劳宫透刺,捻转刮针手法。均间歇行针30～60分钟,15～20分钟行针一次,一般每日1次,症状重时每日针2～3次。

三、按语

针灸治疗急性结膜炎是根据清热散风、消肿定痛、平肝泻火和清血祛毒的原则选穴施术。点刺太阳出血,能清血祛毒、消肿定痛;风池为手少阳三焦经、足少阳胆经及阳维脉之交会穴,肝胆两经又互为表里,故针风池既能平肝泻火又能清热散风;合谷为大肠经原穴,肺与大肠相表里,可解表祛风;睛明为治眼病要穴,可疏风泄热、通络明目;取耳垂之血点眼为自血疗法,有消炎退翳之良效。

第二节　出血热

一、定义

流行性出血热是一种急性传染病。10％～20％的患者有前驱症状,绝大多数急骤起病,按病情可分为轻、中和重度三型,根据临床发病过程可分为5个时期。

(一)发热期

起病急骤,发热,寒战,体温可达 39～40℃。伴有前额、眼眶后部、腰部疼痛,以及关节及周身疼痛、腹痛、呕吐、腹胀、食欲缺乏、乏力等。头、颈、上胸部皮肤潮红,压之褪色。以上即所谓"三痛三红"典型症状。另外眼结膜下水肿、充血和出血,更为本病的特有症状,此期可持续7天左右。

(二)低血压期

此时患者血压突降,体温下降至正常以下,有虚脱的表现,患者可能发生谵妄或昏迷,多在起病第五天发生。

(三)少尿期

此时血压已恢复,但小便量少或无尿,因而可出现酸中毒或尿毒症,此期 3～5 天。

(四)多尿期

尿量异常增多,尿毒症渐消失,但可引起水和电解质的代谢失常,因而可能再次休克,此期时间长短不一。

(五)恢复期

约自第四周开始,食欲增加,情况好转,小便渐正常。实验室检查:周围血常规示白细胞总数增高,异常淋巴细胞增多;尿检有蛋白、红细胞、白细胞、管型;血、尿沉渣特异性抗原检测阳性。

二、治疗

(一)方一

此方适用于流行性出血热的发热期。

1.取穴

十二井、十趾端、委中、尺泽、耳三轮。

2.操作方法

十二井、十趾端和耳三轮,局部常规消毒后,用三棱针或注射用 5 号针头,点刺出血,每次出血 2～3 点即可。委中、尺泽局部消毒后用三棱针挑刺放血,每穴放血 1～2mL 即可。若因挑刺过重,出血不止时,用消毒棉球压迫止血即可。病势重者每天 1～2 次,轻者每天 1 次。

(二)方二

此方适用于本病各期。

1.取穴

主穴为大椎、曲池、合谷、内关、足三里、阴陵泉。头痛、眼痛加印堂、太阳、风池;胸痛加膻中、太溪、太冲;腹痛加中脘、天枢、公孙;腰背痛加肺俞、心俞、肾俞、大肠俞、委中等;低血压加人中、涌泉、百会;少尿期和多尿期,配气海、中极、三阴交;尿血、便血、咯血及鼻出血配膈俞、孔最。

2.操作方法

用提插捻转手法,间歇行针 60 分钟,每 20 分钟行针一次,每日针刺 2 次。

(三)方三

1.取穴

中脘、关元、肾俞。

2.操作方法

用艾条灸,每次灸 30～60 分钟,每日灸 2～3 次。此方适用于低血压期、少尿期、多尿期及恢复期。

三、按语

流行性出血热,中医无此病名,但有类似记述,根据其发生、发展与转归,应属于中医学瘟疫范畴。其 5 期变化分型与《伤寒论》的"传变"有类似之处。现代医学对本病的病毒分离及传播途径的研究有了较大的进展,但对其治疗仍无特效药物和方法。针灸的抗病毒作用已被现代大量的实验研究和临床实践所证实。而且我们的祖先不仅有类似该病的论述,也提出了治疗本病的基本大法,如"下法"就是中医对瘟疫的治疗所总结出的有效原则之一,在古代医籍中有很多有关针灸治疗瘟疫的治疗记载。在此认识的基础上,对一特别是中西医结合治疗流行性出血热,能显著提高疗效,大大缩短疗程,适用于各期的流行性出血热患者。实践证明,在西医支持疗法的基础上,加用针灸治疗,可以阻断流行性出血热 5 个阶段与时期的"传变"过程,如发热期被有效控制,以后的低血压期或少尿期等各个传变环节可不出现或减轻。流行性出血热发病急,传变快,纯实无虚,故针刺治疗,取穴宜多,针刺宜深,手法宜重,视病情轻重,每日可针灸 2～3 次。实践证明,针灸对低血压期、少尿期和多尿期,有着重要的治疗调节作用,特别是针刺放血对发热和低血压有着即时疗效,其急救作用可谓立竿见影,效若桴鼓。

第三节　破伤风

一、定义

破伤风是由破伤风杆菌经伤口侵入人体,产生大量毒素,作用于中枢神经而引起。发病初期多表现为突发的咀嚼肌酸胀,张口不便,颈部活动受限;继则牙关紧闭,口噤不语,吞咽困难,面现苦笑,角弓反张;重则四肢抽搐或全身痉挛,口角流涎,呼吸不利,便秘,尿少。发病急,进展快,病情多危重,病死率高。

二、治疗

(一)取穴

主穴为风府、大椎、身柱、命门、腰俞、人中、百会。口噤不语配下关、合谷、颊车;呼吸不利配内关、膻中;上肢抽搐配手三里、后溪、肩髃;下肢抽搐配足三里、阳陵泉、然谷、京骨、承山;便秘尿少配支沟、三阴交。

(二)操作方法

先取俯卧位,针风府、大椎、身柱、命门、腰俞 0.8～1 寸(不得超过 1.5 寸),捻转刮针手法,持续行针 15～30 分钟出针;再让患者取仰卧位,针头面和四肢穴位。所针穴位均用捣捻手法,持续行针至患者有重度酸麻胀感后,将针身退出 1/3 于体外,并将其折成"「"形,使体外部分之针身和针柄紧贴肌肤,再用胶布封固,以防针身在体内移动。12～36 小时后可将针起出。在留针过程应加强护理,密切观察患者的行为。患者大小便或翻身时,应在他人协助下慢慢活动,以防断针。

三、按语

破伤风是一种起病急、病死率高的传染病,迄今尚无特效药物治疗。然而针灸疗法确是本病的有效治疗方法之一,可惜尚未引起医务界足够的重视。

在实践中体会到,针刺治疗本病,有两个关键:①选穴准确,且选穴宜多;②持续而极强的刺激和长时间的留针。二者缺一都不能获得应有的疗效。

第四节　麻疹

一、定义

本病临床表现比较复杂,病程可分 3 期,即前驱期、发疹期和恢复期。

(一)前驱期

有发热、咳嗽、流泪和流涕等感冒症状,咽部和结膜显著充血,发病 2～3 天可在颊黏膜或唇内侧出现 0.5～1mm 直径大小的小白点,周围红晕,称弗一科斑,此斑的出现可确定诊断,弗一科斑可迅速增多变大,密布两颊黏膜,可互相融合成片。

(二)发疹期

一般在发热的第 4 天开始出现麻疹。先出现于耳后和颈部,渐渐波及面部,自上而下蔓延,最后至下肢,皮疹为玫瑰色斑丘疹,大小、形状不一,可互相融合成片。发疹时一般高热,全身中毒症状加重,3～5 天皮疹可出齐。

(三)恢复期

皮疹出齐后,按自上而下顺序消退,若无并发症,则体温下降,饮食好转,诸症随之减轻,皮肤出现麦麸状细微脱屑,最后留下棕色痕迹。当皮疹消退时,若仍持续高热,全身中毒症状不减轻,则应警惕并发支气管肺炎、喉炎、肠炎等。因本病病情往往较重,应密切观察,及早明确诊断,及时治疗。

二、治疗

(一)方一

用于出疹前期、出疹期及并发症。

1.取穴

主穴为足太阳膀胱经在腰背部的背俞穴线(从第一胸椎两侧至尾骶骨两侧)。发热配大椎、曲池、合谷、少商、尺泽;腹泻配天枢、足三里;食欲缺乏配中脘;咽喉肿痛配十二井;咳嗽配肺俞、陶道;心悸配内关或劳宫。

2.操作方法

先用刮痧板蘸按摩油(或花生油)备用,医者两手各持 1 个刮痧板,由上而下,自两侧背俞穴线同时刮治 10～20 次,刮至皮肤紫红为度。刮治时用力要轻柔,用手腕的弹力慢慢刮治,切忌用力过大、速度过快,以免刮破皮肤。1 日或隔日 1 次。少商、尺泽、十二井点刺放血,余穴按常规针刺,均用捻转手法不留针,每日针 1 次。

(二)方二

用于麻疹前驱期,应出不出,或疹出不齐。

1.取穴

取神阙、劳宫、涌泉、尺泽、委中。

2.操作方法

用大葱若干,捣烂如泥。贴敷神阙穴 6～12 小时,每天贴 1～2 次;并用葱泥擦劳宫、涌泉、尺泽、委中,前胸从天突擦至鸠尾,后背从大椎擦至命门,2 小时擦一次。

(三)方三

1.取穴

取督脉(大椎至腰阳关)、膀胱经(大杼至大肠俞)、任脉(天突至鸠尾)、两肘弯、两腿弯。

2.操作方法

紫背浮萍 15g,食盐少许。放入砂锅内炒热,青布包扎好备用。将包好的药包趁热擦上述部位,每次擦 3～5 分钟,每天擦 2～3 次。

(四)方四

用于出疹期,麻疹并发肺炎。

白矾 30g,二丑 15g,共研为细末,小麦面适量,用醋调膏备用。将上膏贴敷双涌泉穴,干了即换,要保持湿润。可清热解毒。

(五)方五

用于疹后黏水疮,诸般湿痒疮。

二黄祛湿散:生大黄 9g,炒黄柏 9g,枯矾 9g,轻粉 9g,冰片 1.5g,煅龙骨 9g。共研为极细末,用香油调擦患处。

(六)方六

用于疹后走马牙疳,齿龈溃烂,口舌生疮。

皂雄散:皂矾(煅)、雄黄、人中白(煅)、上梅片各等份。共研为极细末,装瓶备用。先用米泔水洗净患处,以药末敷患处,一日 2～3 次。一般 2～3 天即愈。

三、按语

麻疹为小儿常见的传染病,是儿科四大症之一。麻疹临证所见,多出现肺经证候,变证也以肺炎喘咳为多。因此选穴多以肺经或与肺经有关的穴位为主,如尺泽为肺经合穴,涌泉为肾经井穴(金能生水,肺与肾为母子关系),劳宫为心包经荥穴(心包代心用事,火能克金,肺与心为相克关系)等。麻疹出现先后的次序和部位的疏密有一定的规律性,一般先在耳背、发际、颈项等处出现,继而额部、颜面,再为肩背、胸腹、四肢,以手心、足心都见疹点为出透。因麻疹为阳邪,故疹点的出现,先由身体的阳部开始,后至阴部,即所谓"先起于阳,后至于阴"。因此临床治疗多选阳经,以阳从阳,斡旋营卫,清热解表,透疹外出。

第五节　水痘

一、定义

水痘出疹前可有发热、头痛、咽痛及食欲缺乏等全身症状,但症状较麻疹为轻。有些患者常无前驱症状,皮疹多在头、躯干,面部和四肢少见。皮疹初起为散在的红色小丘疹,1 日后变为疱疹,疱疹周围伴红晕,疹内含透明液体,但不化脓。部分水疱中央可见脐窝状凹陷,这是水疱的特征。皮疹常伴有不同程度的瘙痒,一般 2～3 日后水疱开始干燥结痂。因皮疹在前后不同时期出现,故在同一时期可见到红色丘疹、水疱和痂皮 3 种皮损,一般皮痂脱落后不留有瘢痕。

二、治疗
(一)方一
1.取穴

主穴为大椎、风门、曲池、足三里。咳嗽配肺俞;发热配少商;咽痛配合谷。

2.操作方法

少商点刺出血,余穴按常规针刺,捻转手法,不留针,每日针 1 次。

三、按语

此病一般预后良好,一次病后,多不再患。本病特点为初期类似伤风感冒,出疹程序先后不一,在起病 3～5 天,皮疹陆续出现,疹如米粒或豌豆大小,疹的中央有一水疱,称为疱疹。皮疹此起彼落,因此皮肤上的红疹、疱疹、干痂,往往同时并见。中医认为水痘的病因是毒邪内蕴,又感受天行不正之气,内外邪郁于肌表而发病。发病的机转,虽亦关乎脾肺,但毒邪多发于卫分、气分,一般不窜入营分、血分,故预后较麻疹、天花为好。

第六节　钩体病

一、定义

钩端螺旋体病起病急骤,开始高热寒战、呕吐、恶心、头痛、全身肌肉痛,尤以两小腿腓肠肌疼痛最剧,并有压痛。继则出现肝脾大、巩膜皮肤出现黄疸,有时出现脑膜炎征象。肺部有时严重受累,引起肺大出血,而肺大出血是本病死亡的主要原因。

二、治疗

(一)取穴

主穴为阿是穴(腓肠肌压痛点处)、大椎、风池、合谷、十宣、人中、足三里。咯血配尺泽、大陵;呕吐、恶心配中脘;头痛配太阳、百会、安眠 2;心慌气急配内关、膻中;肝脾大配阳陵泉、三阴交、期门、肝俞、脾俞等。

(二)操作方法

用提插捻转术,间歇行针法,30～60 分钟,10～20 分钟行针一次,每日针 1～2 次。阿是穴针加拔火罐,十宣、尺泽点刺放血。

三、按语

针灸治疗本病是根据辨证施治的原则取穴,大椎、曲池、合谷、足三里能清热解毒;十宣、人中能泻十二经火热,且能开窍醒神;大陵、尺泽、十宣、曲池能凉血散血;内关、膻中能宽胸利气;安眠 2、内关、百会能镇心安神;脾俞、三阴交、阳陵泉等穴能健脾化湿,诸穴配合,具有清热解毒、健脾化湿、清心开窍、凉血止血等作用,故能达到治疗目的。

第七节　手足口病

一、定义

手足口病发疹前可有低热、咳嗽、鼻炎、食欲缺乏、腹痛等全身不适症状。皮疹可同时发生在手足口处,也可单发于一处,口腔损害主要发生于硬腭、颊黏膜、舌、唇、齿龈等处,初为疼痛性小水疱,很快糜烂,或发展成小溃疡,周围绕以红晕,手足出现水疱,多发生于手掌、足底及指(趾)侧缘,米粒或绿豆大小,半球形或椭圆形,其长轴与皮纹走向一致,可伴下颌淋巴结肿大、眼结膜炎等。重症病例可合并脑炎、脑膜炎、肺水肿、循环衰竭,甚至死亡。

二、治疗

(一)方一

1.取穴

主穴为曲池、合谷、足三里、三阴交、脾俞、肺俞、委中。发热、咳嗽配大椎、少商;食欲缺乏、呕吐或腹泻配中脘、天枢。

2.操作方法

少商点刺出血,余穴按常规针刺,捻转刮针手法,短促行针,每日针 1～2 次。

(二)方二

1.取穴

大椎、曲池、合谷、少商、天枢、足三里、血海、肺俞、心俞、脾俞。

2.操作方法

用周氏万应点灸笔点灸治疗,每次选用 4～5 穴,每日用点灸笔点灸治疗 1～2 次。

三、按语

中医认为手足口病为湿热疫毒侵袭所致,病位主要在肺、脾、胃,肺主皮毛,"温邪上受,首先犯肺",故出现发热咳嗽及皮肤疱疹等症状。脾开窍于口,其华在唇,胃主受纳,主通降,可见食欲缺乏、恶心、呕吐、腹泻等表现。故取穴多以肺、脾、胃经及其表里经经穴为主,达到宣肺清热、健脾和胃及清热解毒的目的。轻者,日针一次,重者,日针两三次,方一和方二可配合应用。

第八节　肠伤寒

一、定义

肠伤寒是一种急性传染病,因病菌从口进入消化系统,在肠中繁殖,并经淋巴管而达肠系膜淋巴结,以致蔓延全身,而出现一系列症状。高热,体温可达 39℃ 以上,腹痛、腹泻、头晕、鼻衄,严重者可出现昏迷。

二、治疗

(一)方一

1.取穴

阳性反应部位。

2.操作方法

有些患者在胸腹部、四肢弯面及背部出现稍凸起皮肤、呈浅红色、直径 3～4mm、按之褪色的丘疹。发现此疹时,先用刮治器参照"流脑"病中的刮法刮之。后用下方针灸治疗。无此丘疹者,可单用方二治疗。

(二)方二

1.取穴

主穴为神阙、中脘、天枢、足三里、合谷。腹痛配公孙、内关;腹泻配大肠俞、八髎、三阴交;呕吐配内关、承浆;高热配曲池、大椎;头晕、鼻衄配上星、太冲。

2.操作方法

先针背部腧穴,后针腹部和四肢穴位。背部穴用提插手法,短促行针;中脘用提插刮针手法,天枢用刮针或震颤手法;四肢穴用捻转手法。均间歇行针 30～60 分钟,15～20 分钟行针一次。行针过程并用艾条灸神阙,灸至腹痛减轻或消失为止。

三、按语

虽然因客观条件所限虽未经血清肥达反应及血常规检查,但都具有较典型临床症状。现代亦有不少文献报道针灸治疗肠伤寒的经验。

第九节　白喉

一、定义

根据病变部位,临床上又分为咽白喉、鼻白喉和喉白喉 3 种,以咽白喉为最常见。本病起病缓慢,咽部疼痛伴有中度发热(38～39℃),可有厌食和恶心等症状;扁桃体等处多出现白色假膜,不易除去,若勉强剥离可引起出血。

二、治疗

(一)方一

1.取穴

少商、三轮(耳壳上尖为轮 1,耳壳横折耳轮边缘中点为轮 2,耳垂端为轮 3)。

2.操作方法

患者患侧上肢伸直抬高同肩平(掌心向下),医者一手拿住腋下动脉,另一手拿住寸口动脉。两手边用力,边嘱患者做吞咽动作,或让患者喝水,此时患者可即时感到咽喉通畅,疼痛减轻或消失。该方用于咽喉疼痛、吞咽困难的白喉患者,屡用屡验,实为应急之良方,再点刺少商、三轮穴出血,均刺双侧,每日治疗 1 次。

(二)方二

1.取穴

主穴为翳风、合谷、足三里,头顶心、足心。头痛配太阳、风池;体温高时配大椎、曲池;喉痛配天突、廉泉;心悸配内关。

2.操作方法

先刺头顶、足心放血,后针他穴。针翳风时,针尖向咽部刺 1～1.5 寸,刮针手法,间歇行针30～60 分钟,10～15 分钟行针一次,大椎徐徐提插手法,短促行针;余穴均用捻转手法,行针法同翳风。吞咽困难,病情危重者,先用方一后用方二治疗。一般患者用方二即可。

三、按语

白喉是病死率较高的一种传染病。针灸治疗白喉的报道尚属少见,现代文献的记载也不多,但在民间早已被广泛应用。白喉一病,民间称"狼夹",曾在一本书中看到某一农村白喉流行的时候,均被邻村一民间医生用针灸治愈,无 1 例死亡。惜此人早已病故,本方是参照当时接受过此人治疗的患者口述总结而来,用之于临床,确有一定疗效。急性扁桃体炎,可参照本方治疗,效果亦佳。

第十节　百日咳

一、定义

百日咳以阵发性痉挛性咳嗽为特征。起病缓慢,初期咳嗽流涕,继则咳嗽加重,发作时连咳十余声或数十声,咳末有回声如鸡啼。咳时面红耳赤,有时呛咳出血或咳后呕吐,一般不发热。病程可持续3个月。

二、治疗

(一)取穴

身柱。

(二)操作方法

局部常规消毒后,用三棱针挑刺出血,并用火罐拔5～10分钟,间日治1次。

三、按语

百日咳为儿科常见病、多发病,针灸治疗百日咳的报道较为少见。本组病例均具有典型的临床症状,并确诊为百日咳患者,观察过的病例中,其中33例痊愈(症状全部消失),2例显效(症状显著减轻,仅偶有咳嗽),2例中断治疗。在治愈的病例中,治疗次数(挑刺、拔罐)最少的2次,最多的5次,平均3次。有些患儿不能配合拔罐治疗,单用挑刺法治疗亦有效,惟挑刺宜重些,挑后可在挑刺部位重捏2～3下。

第十一节　流脑

一、定义

流行性脑脊髓膜炎,起病急,高热,剧烈头痛,喷射性呕吐,嗜睡,昏迷或谵妄,儿童常有惊厥,多数患者在皮肤黏膜出现瘀点或紫癜。颈项强直,有抵抗感,布氏征阳性,克氏征阳性,婴儿常有两眼凝视,尖叫,前囟门隆起。患者有时留有聋哑、癫痫等后遗症。

二、治疗

(一)方一

1.取穴

背部正中线及脊柱两侧,肘弯和胸窝。

2.操作方法

用刮治器(古铜钱、五分硬币及边缘平滑的酒盅或茶杯等),蘸上油(花生油、豆油、茶油均可)先在背部正中线自上(大椎穴)而下(尾椎骨)刮1行,再沿脊柱两侧自上而下各刮一行,如此反复地刮,油干后蘸油再刮,刮至皮肤出现紫红色为度,然后再用此法分别刮肘弯和腘窝部。刮治时应注意用力适当、均均,防止刮破表皮。

(二)方二

1.取穴

主穴为印堂、大椎、安眠2、曲池、内关、涌泉、委中、尺泽。颈背强直配百会、后溪、人中；高热昏迷配十二井(出血)、十趾端(出血)、人中；呕吐配中脘。

2.操作方法

先用三棱针点刺印堂、尺泽、委中等出血；再刺大椎，刺法同"流行性感冒"一节中的方二，后针安眠2、曲池、内关、涌泉等。均用提插捻转方法，间歇行针30～60分钟，10～15分钟行针一次，至症状缓解或消失后起针。病情重者，每日针2～3次，轻者每日1次。

轻者可单用方一或方二治疗；重者先用方一刮治，再用方二治疗。

三、流脑后遗症的治疗

(一)治疗

1.方一

取俯卧位，头位低下。局部常规消毒后，医者右手持皮肤针，先由上(第1颈椎)而下(尾椎)叩打脊柱1行，再分别在脊柱两侧各叩打1行，如此反复叩打3～5遍，叩打至局部红润或微出血，间日治疗1次，5～10次为一个疗程。

2.方二

取穴：主穴为百会、大椎、内关、足三里。配穴根据情况对症选用，如口噤舌强配下关、合谷；聋哑配下关、翳风，或听宫；失明配睛明、翳明、光明；反应迟钝，精神痴呆配百会、风池、上星、神门；四肢不用配肩髃、曲池、外关、环跳、阳陵泉、悬钟等。

操作方法：大椎徐徐提插手法，余穴捻转手法，均短促行针，每日1次，7～10天为一个疗程，疗程间隔3～5天。方一主要用于流脑恢复期；方二用于流脑后遗症期。两方亦可间歇交替使用。

(二)按语

针灸治疗本病，在中医学文献中早有记载，历代医家对本病的治疗已经积累了丰富的经验。现代临床实践证明针灸治疗本病的效果是肯定的，如王雪苔指出："流行性脑脊髓膜炎，针灸效果较好"。此法治疗本病方便及时，收效迅速，既可单独应用，又可与其他方法配合治疗，而且针灸治疗的患者，很少留有后遗症。

第十二节　乙脑

一、定义

流行性乙型脑炎是嗜神经性病毒引发的急性传染病，大多突然发病，亦有少数病例在起病前有上呼吸道感染、头痛、全身乏力等前驱症状，1～3天后症状突然加重。高热可达39℃以上，可出现恶寒。头痛或剧烈头痛可见于每一个患者。恶心呕吐，常见于病程的第1～2日，一般不呈喷射状，同时还可伴有嗜睡、昏迷、谵妄、抽搐及颈项强直等。

二、治疗

(一)方一

1.取穴

十二井、十趾端、委中、尺泽、耳三轮。

2.操作方法

十二井、十趾端和耳三轮，局部常规消毒后，用三棱针或注射用 5 号针头，点刺出血，每次出血 2～3 点即可。委中、尺泽局部消毒后用三棱针挑刺放血，每穴放血 1～2mL 即可。若因挑刺过重，出血不止时，用消毒棉球压迫止血即可。病势重者每天 1～2 次，轻者每天 1 次。此方用于急救甚验，一般不超过 3 次，病情即转危为安。

(二)方二

1.取穴

主穴为人中、百会、大椎、风池、曲池、合谷、足三里、涌泉。头痛配四神聪、太阳、印堂；体温40℃以上配八风、八邪、手三里、阳陵泉；神志昏迷配内关或劳宫；抽搐、角弓反张配后溪、承山；恶心呕吐配中脘；津液干枯配承浆、支沟。

2.操作方法

先刺大椎穴，直刺 0.5～1 寸，徐徐提插，行刮针手法，持续行针 3～5 分钟，出针后令患者仰卧位(头歪向一侧)后针其余穴。人中 5°角向鼻间隔方向刺 0.3～0.5 寸，提插捻转手法；百会、四神聪均 5°角向前斜刺 0.3～1 寸，捻转刮针手法；印堂 5°角向鼻根方向斜刺 0.3～0.5 寸，捻转刮针手法；后溪穴向合谷方向透刺 1.5～2 寸，捻转刮针手法；中脘直刺 0.5～1 寸，刮针手法；余穴均直刺 0.5～1.5 寸，提插捻转手法。以上诸穴均依次持续行针至症状好转后，间歇行针 30～60 分钟，10～15 分钟行针一次，严重者可每日针 2～3 次，一般每日针 1～2 次。

三、按语

乙型脑炎从发病的季节以及临床的症状来看，符合中医瘟病学中的"暑温""伏暑"等范畴。针灸治疗本病是根据"实则泻之、热则疾之"的原则，采用有清热、解毒、消炎、醒脑等作用的穴位和手法随症施治。刺大椎等穴，有镇静作用，可以抑制项背强痛、角弓反张的发作；十宣、十指尖、尺泽、十二井等穴出血，能散邪热，清血热；合谷、后溪开窍宁志，醒神昏；涌泉清心散热，引热下行；曲池、阳陵泉清热退热，止抽搐；足三里调胃降逆，温四肢；百会、印堂、风池等穴醒脑清头部暑邪。在治疗乙脑的过程中，还应注意以下几点：①取穴宜多，手法宜重，针刺操作时间宜长。此为针灸治疗急危重症的总原则。②早发现，早针灸治疗是提高疗效的关键。③针刺治疗不能排除其他治疗手段，如给危重患者输液、鼻饲等中西医结合治疗，可缩短疗程，提高疗效。④应先针刺涌泉穴，以判断患儿元气的存亡。元气又称肾气，中医认为元气有则生，元气无则死。涌泉穴为肾经井穴，为足少阴脉气之所出，如泉水涌出于下。实践所示，提插捻转，持续强刺激 3～5 分钟后，若患者白珠复位，瞳神显现，说明元气尚存可治；若针后双目仍然上吊，瞳神无光，说明元气消亡，不可治。

第十三节 急性黄疸

一、定义

本病是由滤过性病毒引起的一种散发性或流行性急性消化道传染病。根据临床表现不同,一般可分为黄疸前期、黄疸期和黄疸后期。

(一)黄疸前期

畏寒发热,但体温不很高。此期可出现食欲缺乏、恶心、呕吐、腹痛、腹泻、便秘等消化道症状。

(二)黄疸期

此时患者不再发热,先后于巩膜及皮肤黏膜上出现黄疸,小便变为黄褐色如稀酱油样,肝大和触痛较前期显著,有时出现皮肤瘙痒。

(三)黄疸后期

此时黄疸消退,食欲渐增,肝、脾逐渐缩小至正常,但部分患者可有长期上腹部不适,食欲缺乏等症状,小部分患者可转为肝硬化。

二、治疗

(一)取穴

主穴为肝俞、胆俞、期门、足三里。发热配合谷;腹痛腹泻配天枢、公孙;大便秘结配大肠俞;腹胀、食欲缺乏配中脘;胁痛配阳陵泉;皮肤瘙痒配曲池。

(二)操作方法

先取俯卧位,用 3 寸长毫针从肝俞成 15°角向胆俞透刺,分段提插捻转手法,短促行针;再取仰卧位,针腹部和四肢穴位。期门沿肋骨方向斜刺 0.3～0.5 寸,中脘 75°角向小腹部方向斜刺 1.5～2.5 寸(有些患者肝大至中脘,故针前应慎重检查),天枢直刺 1～1.2 寸,均用刮针手法,间歇行针 30 分钟,10 分钟行针一次;合谷、足三里、公孙捻转手法,行针法同中脘等,每日 1次,5 次为一个疗程,疗程间隔 2 天。

三、按语

针灸治疗本病,现代文献有不少报道。如成都市传染病医院治疗 63 例,临床治愈 56 例;上海市传染病医院治疗 206 例,近期疗效满意和显著满意的成人组为 95.3%,儿童组为92.7%;在远期疗效观察中,成人组增至 96%,儿童组增至 98.9%。说明针灸治疗急性黄疸型肝炎的效果是比较好的。

第十四节　艾滋病

一、定义

艾滋病即获得性免疫缺陷综合征,人体感染艾滋病毒(HIV 病毒)后,一般历经 3 个发展阶段:无症状期(即窗口期)、相关复合征期和艾滋病期。

(一)无症状期

病毒进入人体后,在一段时期内无任何症状表现,如同健康人一样,称为 HIV 感染者,但体内有艾滋病毒,可将病毒传染给他人,成为危险的传染源,此期一般称为潜伏期。有学者认为艾滋病的潜伏期可能呈正态分布曲线,他们用数学模型计算,艾滋病潜伏期最短的为几个月,最长的为 15 年以上。此外,部分 HIV 感染者并非无任何症状,有些人在感染后数周或数月内,可出现短暂的发热、咽痛、淋巴结肿大等类似感冒的症状,此时一般血清艾滋病毒呈阳性,待血清艾滋病毒抗体阳性后,即转入无症状期(一般在感染 3 个月后)。舌苔舌质无明显变化,脉象濡或细数。

(二)相关复合征期

该期是指人体感染 HIV 后,血清 HIV 抗体阳性,临床上出现和艾滋病相关的症状和体征,但症状较艾滋病期为轻,可视为艾滋病早期。如不明原因的发热、咽痛,反复发作的不明原因的腹泻、不欲饮食、体重下降;反复发作的口腔溃疡,腋下、腹股沟等各部位原因不明的淋巴结肿大等,舌体偏肥大,舌质淡红或有瘀点、瘀斑,舌苔黄或黄腻,脉细涩或沉细。

(三)艾滋病期

艾滋病毒侵蚀攻击破坏人体内的 T 淋巴细胞,使机体内的 CD_4 细胞绝对值减少失去抵抗疾病的能力,而发展为艾滋病。艾滋病的突出表现是易发生各种机会感染,如卡氏肺孢子虫肺炎、真菌感染和恶性肿瘤(卡波西肉瘤)等,最后死于感染和全身衰竭。实验室检查免疫功能极度低下,T_4 持续减少,$T_4/T_8 < 0.5$,舌体胖大嫩滑,质紫暗或瘀斑,出现红绛舌、红绛裂纹舌或锯齿样舌,有的患者满口白膜,甚者舌下、咽部也遍布白膜(此为厌氧菌感染),苔多白腻,或腻中带黄。

二、治疗

(一)方一

1.取穴

主穴分为两组,即肺俞、心俞、脾俞、肝俞、胃俞、肾俞、大肠俞为一组;曲池、足三里、三阴交为一组。发热配合谷、大椎、少商;腹泻配中脘、天枢;纳呆、不欲饮食配中脘;失眠配安眠药。

2.操作方法

两组轮换交替使用,每组用 1 个疗程(10 天),疗程间隔 2～3 天。背俞穴 30°角斜刺 0.5～1 寸,捻转手法间歇行针 30 分钟,10 分钟行针一次。少商点刺出血,腹部穴直刺 0.5～1.5 寸,刮针手法;足三里直刺 1.5～2 寸,提插捻转手法。余穴按常规针刺,间歇行针 30 分钟,10 分钟行针一次,每日针 1 次。

(二)方二

1.取穴

分两组,一组取膏肓穴,一组取足三里、神阙、关元穴。

2.操作方法

两组穴轮换交替使用,每日灸1次,每次每穴灸30~60分钟,10天为一个疗程,一般用艾条灸。腹泻者神阙穴可用艾炷隔盐灸,艾炷酒盅大小,隔盐0.5~1cm厚,面积要大于艾炷。

(三)方三

1.取穴

足三里、秩边。

2.操作方法

用复方大青叶注射液2~4mL/d,穴位注射每日1次,每天用1穴(双侧),两穴交替使用。

三、按语

艾滋病作为一种传染病种,已对人类构成严重威胁,引起全世界的关注。自美国报道首例艾滋病病例以来,各国学者在寻找艾滋病的防治措施中,中医学也成为研究的热点。国内大量的实验研究和临床实践证明,针灸和中药具有增强人体免疫功能和抗病毒等作用,可有效地缓解艾滋病患者的症状,提高生存质量,延长寿命。大量的事实亦证明,中医治疗艾滋病具有一定的优势和潜力。

第十五节　丝虫病

一、定义

丝虫病是班氏或马来丝虫成虫寄生于人体淋巴器官内引起的地方性传染病。分为急性期和慢性期。

(一)急性期

畏寒、发热呈周期性;四肢淋巴管发炎(沿淋巴管有自上而下的红线);精索、附睾及睾丸发炎,局部红肿、疼痛等。

(二)慢性期

淋巴管曲张,淋巴阴囊和鞘膜积液,乳糜尿、象皮肿等。

二、治疗

(一)取穴

主穴为曲池、血海、肝俞、委中、足三里。发热配大椎、肺俞、合谷、少商;腹痛配天枢、公孙;乳糜尿配小肠俞、关元、三阴交,针后再灸气海;象皮肿配阳陵泉、昆仑、三阴交、照海、太溪、复溜。

(二)操作方法

少商点刺放血,余穴按常规针刺,每日针1次,7~10天为一个疗程,疗程间隔2~3天,淋巴管炎可用三棱针挑刺,从红线尽处约隔一同射挑刺,挑至红线根为止;象皮肿可用瘢痕灸,每次灸2～3穴,以上穴轮流灸治。将生姜切成薄片,置于穴上,用细艾绒捏成圆锥形如枣核大,隔姜片点燃灸之,每穴灸3～7壮,自上而下,先阳后阴,相对轮流施灸,使其灸后起水疱或起疮。待其自行吸收,外用凡士林消毒纱布。如有化脓现象,可用京万红药膏外敷,轻度糜烂可用龙胆紫涂搽(发作期间不灸)。

三、按语

古代文献对丝虫病应用针灸治疗,无完整的论述,但对其有关症状的针灸治疗经验记载甚多。历史文献和现代实践证明,针灸疗法治疗丝虫病是有一定效果的,特别是对其主要并发症淋巴管炎和象皮肿的治疗,其作用优于其他疗法。但从现代有关报道来看,用针灸治疗丝虫病,仍尚缺乏比较完整的资料,有待今后进一步在临床实践中总结提高。

第十六节　淋病

一、定义

淋病是由淋病双球菌引起的泌尿系统的化脓性感染,患者感染后2～3天,出现尿道口红肿、发痒、有稀薄或黏稠脓性分泌物,即则出现尿痛、尿急、尿道烧灼感,排出黏稠的黄色脓液,因炎症刺激可出现阴茎的痛性勃起,少数患者还会出现发热(38℃左右)、乏力、食欲缺乏等全身症状,查体可见尿道口红肿、外翻,重症患者因疼痛可出现不敢排尿和排尿中断现象,可并发附睾炎、睾丸炎等。女性患者症状较男性轻,除有尿痛、尿急、尿频及排尿不畅外,还可出现白带增多,常为脓性,有时略带血丝,有臭味,偶有腹痛或腰痛,误治或失治后可转为慢性。

二、治疗

(一)方一

1.取穴

主穴为膀胱俞、中极、足三里、阴陵泉。发热配大椎、曲池;腹痛配天枢、关元、公孙;腰痛配肾俞、委中。

2.操作方法。

肾俞向膀胱俞方向透刺,捻转刮针手法;天枢、关元直刺1～1.5寸,刮针手法;余穴常规针刺,间歇行针60分钟,10～20分钟行针一次,每日针1～2次。

(二)方二

1.取穴

主穴为阿是穴(腰骶部疼痛反应部位),配穴为膀胱俞、秩边。

2.操作方法

阿是穴针刺多少视疼痛反应部位的面积大小而定,一般可针2～4针,提插捻转手法,间歇行针30～60分钟,15～20分钟行针一次,每日针1次,7～10天为一个疗程。阿是穴针后拔火罐。

三、按语

针灸治疗本病有良好效果。但在治疗过程中应注意:①急性期病属实证,宜用泻法,故针刺治疗取穴宜多,手法宜重,留针时间宜长。慢性期因脾肾两虚,属虚证,宜用补法,故手法宜轻,留针时间宜短。②临床症状消失后,仍应继续治疗1个疗程,巩固疗效。③患者的性伙伴或配偶,及时做淋病的检查,并进行预防性治疗,已患淋病者,同时治疗,否则不易根治。④治疗期间禁止性生活,忌食辛辣海鲜之品,忌烟酒,戒过劳。

第十七节 热淋

一、定义

热淋的典型症状为尿道剧痒,伴有轻重不一的尿急、尿痛和排尿困难,但症状比淋菌性尿道炎轻,清晨首次排尿前,尿道口可有少量稀薄黏液性分泌物。女性患者症状较男性轻,感染早期可无症状,白带增多是女性感染的典型表现,一般均无明显的全身症状。

二、治疗

(一)取穴

分两组取穴,中极、足三里、三阴交、太冲为一组;膀胱俞、秩边为一组。

(二)操作方法

中极穴直刺1.5~3寸,徐徐提插刮针手法,针感可达生殖器部位;足三里直刺1.5~3寸,刮针手法;三阴交向悬钟方向透刺,捻转刮针手法;太冲直刺1~1.2寸(避开动脉),刮针手法。膀胱俞直刺1.5~3寸,提插刮针手法;秩边直刺1.5~3寸,提插刮针手法,间歇行针30~60分钟,15~20分钟行针一次,每日针1~2次,10天为一个疗程,疗程间隔2~3天。出针后在膀胱俞及小腹部拔火罐15~30分钟,两组穴隔日交替针刺。

三、按语

针灸治疗本病疗效较好,特别是急性患者,针灸治疗后症状可立即缓解。非淋菌性尿道炎,属于中医"淋证"的范畴,证属下焦湿热,膀胱气化失司,故取膀胱俞和中极,俞募相配,以利膀胱气机,通利小便;足三里健脾祛湿,升清降浊;三阴交为肝、脾、肾三经交会之穴,既可补中益气又可调节肾气,清理湿热;太冲为足厥阴肝经之原穴,厥阴之脉上循阴器抵少腹,专司开关利机窍而清理下焦。故上穴相配,共奏疏通经脉、清理下焦湿热之功。现代研究表明,针灸具有改善中性粒细胞吞噬功能的作用,还能抑制炎症病灶血管通透性的升高,从而可减轻炎症及组织过度水肿,同时还能促使局部组织的吞噬细胞增多,并使吞噬能力加强,以达到灭菌抗感染的目的。患本病的夫妇双方应同时治疗,否则不易根治。在治疗期应禁止性生活,同时应忌食辛辣燥热之品,尤其是虾蟹海鲜之类。还应注意休息,避免过度疲劳,通过针灸治疗,以免转为慢性或复发。

第十八节　臊疣

一、定义

臊疣是最常见的性传播疾病之一,初期如粟粒大的淡红丘疹,柔软,以后逐渐增大增多,皮疹倾向融合,互相重叠,表面凹凸不平,大小不等,小者如针头,大者可呈大面积覆盖外阴。部分损害逐渐向外长大时,呈基部细疣体宽大而有蒂的赘生物。皮损颜色初为淡红色,渐至灰白色至灰褐色。表面湿润、柔软,触之易出血,可有轻度瘙痒及微痛感,在乳头间隙,肉腐糜烂,有癌变可能。

二、治疗

(一)方一

1.取穴

阿是穴(赘生物部位)。

2.操作部位

局部盐水清洗后,将捣烂的新鲜蒜泥涂敷在疣体上,蒜泥层厚 2~3mm,再用艾条灸 30~60 分钟,灸完后将蒜泥除去并再用盐水清理患部,每天治疗 1 次。此法治疗尖锐湿疣疗效显著,在国外先后治疗了 22 例,均用此法治愈,一般疗程 5~7 日。

(二)方二

1.取穴

阿是穴。

2.操作方法

疣体常规消毒后,用酒精烧后的三棱针,迅速挑刺,逐个挑刺完后,再涂上新鲜蒜泥一层(约 2mm 厚),24 小时除去,一次不愈时,3~5 日后治疗第 2 次,一般 1~2 次即愈。

三、按语

西医治疗本病有多种方法,如外科手术切除、冷冻治疗、电烧灼疗法及激光治疗等。0.5%足叶草毒素酊为世界卫生组织推荐治疗本病的首选药物。但该药可发生全身中毒、骨髓抑制等毒性作用,故须慎用。此药还易引起流产和胎死宫内,故妊娠期禁用。因此,本文介绍的方一和方二为治疗本病提供了一种安全、简便、有效的治疗新途径,值得推广应用。

第十九节　水痦

一、定义

水痦的病原体为传染性软疣病毒,患者感染后潜伏期为 2~3 周,初起为米粒大半球形丘疹,生长缓慢,可逐渐增大至绿豆或豌豆大,呈淡红色、乳白色或正常皮色,表面呈蜡样光泽,质软,灰白或珍珠色,部分丘疹中央微凹陷呈脐窝状改变,从中可挤出白色奶酪样物质。损害可单发或多发,散在分布,主要发生于躯干、四肢,少数发生于生殖器部位、颜面及睑缘等,自觉微痒,搔抓后可继发感染而基底红肿、疼痛,有脓性分泌物及结痂。

二、治疗

(一)方一

1.取穴

主穴为阿是穴。配穴为隐白、大敦、少商。

2.操作方法

疣体局部消毒后,用血管钳夹起疣体,后用0.5寸长毫针穿刺其基底部,小的疣体可即时剥离脱掉,再涂以2%的碘酊。如绿豆或豌豆大疣体一般需穿刺2～3次,3～5日穿刺1次。并用消毒三棱针点刺隐白、大敦、少商出血,隔日1次,多发者视其数量的多少,可进行2～3次治疗。

(二)方二

1.取穴

阿是穴。

2.操作方法

疣体部位常规消毒后,用刮匙将疣体刮去。部分大的疣体刮除后渗血时,可用棉签压迫止血,后涂2%的碘酊即可。

三、按语

中医认为本病主要因肝脾不和,肺卫不宣,风邪湿毒搏结于皮肤所致。因此治疗宜内治和外治相结合,内治治其本,外治治其标。如方一即其代表方,挑刺隐白、大敦、少商,既能凉血、清血以解毒,又能舒肝健脾、宣肺解表以治本。刮疣法是临床上较为常用的治疣外治法,此法简便实用且有效,可较快除去疣体,但治疗时有痛感,有的小孩很难接受,故较大的疣体宜局麻后再刮治,疣体数目多者,可分批治疗,刮治时应严格消毒,以防感染。

第十五节　肺痨

一、定义

肺痨是具有传染性的慢性虚损性疾患。以咳嗽、咯血、潮热、盗汗及身体逐渐消瘦等为特征。由于劳损在肺,故称肺痨,历代有"痨瘵""骨蒸""传尸""虚劳"等之称。相当于西医学的肺结核,是由结核杆菌引起的一种传染性、慢性消耗性疾病,可累及全身各个器官,尤以肺部多见。人体感染结核杆菌后不一定发病,当人体抵抗力下降时才发病。

中医认为肺痨致病,一为外因感染,"瘵虫"伤人;一为内伤体虚,气血不足,阴精耗损。其病位在肺,病理性质主要为阴虚。本病多由亲赋不足,感染瘵虫,或常与肺痨患者接触,始则肺阴受损,久则肺肾同病,阴虚火旺,灼伤肺络,亦有肺病及脾,导致气阴两虚。

二、辩证

初起咳嗽不已,精神疲乏,食欲减退,形体日渐消瘦,胸中隐痛,时见痰中带血;继则咳嗽加剧,干咳少痰,午后潮热,两颧红艳,盗汗,甚则咯血,失眠心烦,男子遗精,女子经闭,舌红,脉细数,为阴虚火旺;如出现大肉削脱,声音嘶哑,大便溏薄,面浮肢肿,舌光绛,脉微细者,乃阴阳两虚之象,为重症。

三、治疗

(一)针灸

治法:养阴清热,扶正固本。以手太阴、足少阴、足阳明经穴及相应背俞穴为主。

主穴:尺泽、肺俞、膏肓、太溪、然谷、足三里。

方义:本病为肺阴亏虚,阴虚火旺。虚火灼津,取肺之背俞穴肺俞以益肺养阴。肓俞为主治诸虚百损之要穴,具有理肺补虚之效。肺经合穴尺泽,配肾经荥穴然谷、原穴太溪,可清虚热而保阴津。补胃经合穴足三里,意在培补后天之本。

配穴:肾阴亏虚者,加肾俞、三阴交;潮热、盗汗者,加复溜、合谷;咯血者,加鱼际、孔最;胸痛者,加内关;纳少者,加中脘、脾俞;遗精者,加志室、关元;月经不调者,加归来、血海、三阴交。

操作:尺泽、然谷用毫针泻法,其余主穴用补法。配穴按虚补实泻操作。

(二)穴位注射

选穴参照上述穴位,用维生素 B_1 100mg 注射液或链霉素 0.2g,用等渗盐水稀释至 4mL,每穴注射药液 1mL,每天 1 次(用前须做过敏试验)。

(三)穴位贴敷

选肺俞、膏肓、魄户、百劳,用五灵脂、白芥子、大蒜、醋化麝香等药组成肺痨膏,取绿豆大,放在直径 2cm 圆形橡皮膏中心,贴敷在穴位上,每次取 1 对穴位,贴 30~60 分钟后揭掉。有水泡者可挑破,涂甲紫。

(四)耳针疗法

取肺区敏感点、脾、肾、内分泌、神门。毫针刺,每天 1 次或王不留行籽贴压。

四、按语

治疗期间结合使用抗结核药,并练少林内功。

做预防传染病宣传,注意隔离,防止交叉感染。

维护公共卫生,不随地吐痰。

儿童应定期接种卡介苗。

本病宜早期治疗。

五、现代研究

现代研究表明,针灸对本病的治疗作用在于:通过针灸增强机体免疫力,使白细胞等吞噬能力增强,起到消炎杀菌作用;针刺可有效地缓解胃肠的痉挛状态,解除胃肠因代谢毒素刺激而引发的痉挛性疼痛;针刺通过调节肠道的血管功能,降低血管的通透性、增强代谢与血液循环作用,减少渗出,防止体液丢失过快;针刺通过对自主神经功能的调节,使胃蠕动恢复到正常的功能状态,缓解了上吐下泻等病证;针灸对自主神经的调节,可使胃肠黏膜细胞的抗损伤功能增强,促进胃肠黏膜细胞的代谢更新,使损伤部分尽快修复。

第十一章　其他病症临床诊治

第一节　肥胖症

一、定义

人体脂肪积聚过多,体重超过标准体重的 20% 以上时即称为肥胖症。肥胖症分为单纯性和继发性两类,前者不伴有明显神经或内分泌系统功能变化,临床上较为常见。后者常继发于神经、内分泌和代谢疾病,或与遗传、药物有关。针灸减肥以治疗单纯性肥胖为主。

超重和肥胖会增加一系列慢性疾病的风险,如心脑血管病、高血压、2 型糖尿病、血脂紊乱及某些癌。故肥胖引起了医学界的高度关注,如何减肥已成为医学工作者的一个新课题。

患者表现为体型肥胖,腰、臀部及大腿赘肉连连,大腹便便,形动笨拙、迟缓或动则气喘,神倦乏力或嗜睡,大便秘结或溏稀,伴头昏目眩,心烦易怒,女好月经不调,经量减少,男性遗精早泄,舌淡而胖,脉濡缓或滑涩。

二、辩证

脂肪积聚过多,体重超过标准体重的 20% 以上。轻度肥胖常无明显症状,重度肥胖多有疲乏无力,动则气促,行动迟缓。

(一)痰热内蕴

食欲旺盛,食多易饥,面红恶热,气粗痰鸣,舌胖苔厚腻,脉弦滑。

(二)脾虚湿阻

食纳较差,神疲嗜卧,少动懒言,动则汗出,面浮肢肿,舌淡胖苔白滑腻,脉细弱。

三、治疗

(一)针灸

治则:祛湿化痰,通经活络。毫针刺,用泻法。

处方:曲池、天枢、阴陵泉、丰隆、太冲。

方义:取曲池、天枢以疏导阳明经气,调理胃肠;阴陵泉健脾利湿,丰隆为化痰要穴;太冲理气活血,通经活络。

加减:脾虚湿盛加三阴交、太白健脾化湿;肺脾虚加太渊、足三里、肺俞、脾俞益肺健脾。

操作:三阴交、太白平补平泻;太渊、足三里、肺俞、脾俞针刺补法,或在背俞穴施以灸法,每天 1 次,每次留针 30 分钟。

(二)皮肤针法

取夹脊穴,在施行体针的同时,隔 1~2 日用梅花针叩刺夹脊穴。

(三)耳针疗法

取胃、脾、内分泌、三焦、缘中。每次选用 2~3 穴,毫针刺,中等刺激。或于常规消毒后埋针,夏季3天换1次,冬天6天换1次。或王不留行籽贴压,于餐前30分钟或饥饿时按压,有灼热感为宜,10次为一疗程。

四、按语

针灸治疗单纯性肥胖有较好的疗效,还能对全身各脏腑产生调节作用,改善临床症状及并发症。一般认为针灸治疗单纯性肥胖的效果较好,继发性次之,单纯性肥胖又以食欲过强者效果为好。

临床多用经针减肥,但配合耳穴贴压治疗也可进一步提高疗效,嘱患者在饭前按压数分钟,对食欲过强的患者能起到抑制食欲的作用。在针刺减肥的过程中,有以下几点注意:①临床实践证明,超过标准体重越多,针灸减肥的效果越明显,反之越差;另外软脂肪减得快而明显,硬脂肪效果较差。②减肥过程是机体的调整过程,况且每个人对针灸的反应不尽相同,因此需坚持治疗,不要追求速效,一般需1～3个月的持续治疗。③不强调过分的控制饮食,不应采用"饥饿疗法",过分的节食重则可导致厌食症,造成消化系统的功能障碍,产生不良后果;轻则造成人体代谢功能降低,而代谢功能降低是进一步致肥的潜在因素,一旦恢复饮食,体重会很快反弹。④针灸减肥者应该是成年后肥胖者,20～60岁年龄效果最好。⑤单纯性肥胖患者减肥期间应注意限制饮食的总热量,应摄取低糖类和低脂肪食品,应坚持适当的体育活动,增加热量消耗,以减少脂肪积聚。⑥由于各种疾病造成的症状性肥胖,应首先治疗原发病。⑦部分减肥患者疗效不稳定,有反弹现象。

在针灸减肥的同时,嘱患者配合适当的体育锻炼,注意合理饮食,少食高脂、高糖、高热量的食物,多食蔬菜、水果。

五、现代研究

针灸治疗肥胖的作用:一方面针灸能够抑制患者过亢的食欲,抑制亢进的胃肠道消化吸收功能,从而减少能量的摄入;另一方面针灸可以促进能量代谢,增加能量消耗,促进体脂的动员与分解,最终产生减肥的效果。

第二节　戒断综合征

戒断综合征是指长期吸烟、饮酒、使用镇静安眠药或吸毒之人,在成瘾或产生依赖性后,突然中断而出现的烦躁不安、呵欠连作、流泪流涎、全身疲乏、昏昏欲眠、感觉迟钝等一系列瘾癖症状。

一、戒烟综合征

(一)定义

戒烟综合征是指长期吸烟者中断吸烟后所出现的心情不畅,烦躁不安,全身软弱无力,呵欠连作,口舌无味,甚至焦虑,感觉迟钝等一系列瘾癖症状。

针刺戒烟是指主要运用针刺方法,消除因长期吸含尼古丁的烟叶制品在戒断后出现的全身软弱无力、烦躁不安、呵欠连作、口舌无味,甚至胸闷、焦虑感觉迟钝等系列瘾癖症状。吸烟对人体的呼吸系统、心血管系统、神经系统均有不同程度的影响,它是癌症、慢性支气管炎、肺心病、胃及十二指肠溃疡、肝硬化等多种疾病发病率和病死率增高的重要原因之一。

中医认为长期吸入烟草中含的有害物质,会导致机体阴阳失去平衡,脏腑、经络气血失调,针刺相应腧穴,可调整脏腑经络气血,协调阴阳,从而消除吸烟所引起的瘾癖。

(二)辨证

吸烟成瘾者吸入香烟后有清醒,欣快感。由每天几支多达几包,吸烟量大小不等。一般有半年至一年以上的吸烟史,对烟叶有较大的依赖性,停吸后可出现软弱无力,烦躁不安,咽喉不适,呵欠连作,视物模糊,感觉迟钝等一系列临床表现。

(三)治疗

1.针灸

治则:疏肝宁心,安神除烦。

主穴:太冲、内关、神门、戒烟穴(位于列缺穴与阳溪穴连线之中点)。

配穴:胸闷、气促配膻中;咽部不适配列缺、照海。

操作:戒烟穴直刺 0.3 寸,余穴用虚补实泻法操作。

2.耳针

选肺、神门、口、交感。毫针刺,或王不留行籽贴压。

3.灸法

取膻中、中脘。用隔姜灸,每穴 3～5 壮,每日 1 次。适用于症状反复的治疗。

4.电针

按针灸处方针刺得气后接通电针仪,以疏密波强刺激 20～30 分钟。每日 1 次。

(四)按语

针灸戒烟效果较好,对自愿接受戒烟治疗者,大多可以达到预期的效果。对于烟龄较长、平时每日吸烟量较大或因职业及环境造成吸烟习惯者,戒烟的远期疗效较近期疗效差。

运用耳压或耳穴埋针戒烟时,要求戒烟者在饭后或用脑工作中抽烟欲望最强时,自己按压已贴好的耳穴以加强刺激,使烟瘾消失。并根据患者戒断后产生的各种不适症状,对症选穴处理。

提高治疗效果的关键是在针刺治疗的第 1 周内,应嘱戒烟者坚持不吸烟,在想吸烟时按压穴位,以后随着治疗次数的增加,最终戒断。

(五)现代研究

针刺疗效与肾上腺系统活动功能感应有关,也与脑内吗啡样物质有关。针刺能有效地降低吸烟患者体内高水平的肾上腺素、去甲肾上腺素、多巴胺,降低吗啡成瘾血浆中促肾上腺素及皮质酮的水平,调整血浆中脑啡肽的含量,达到戒烟的目的。针刺也可以引起自主神经的兴奋和相互抑制,通过神经递质和内分泌的改变,影响红细胞膜脂区的流动性,使红细胞自身血浆电泳时间恢复到基础水平,针刺是戒烟的有效方法之一。

二、戒毒综合征

(一)定义

戒毒综合征是指长期吸食毒品成瘾,戒断时出现的渴求使用毒品,烦躁,焦虑,流泪流涕,瞳孔扩大,毛发竖立或出汗,恶心或呕吐,肌肉疼痛,失眠等瘾癖症状。

(二)治疗

1.针灸

治则:调神定志,宁心安神。

主穴:水沟、劳宫、涌泉、神门、三阴交、合谷、太冲。

配穴:失眠配照海、申脉;恶心、呕吐配内关。

操作:水沟刺向鼻中隔,强刺激;其他穴采用毫针泻法或平补平泻法。

2.耳针

选肺神门、皮质下、内分泌、心、肾肝、交感。每次选3~5穴,毫针刺,或王不留行籽贴压,每日1次。

3.电针

选内关、外关、劳宫、合谷,针刺后接通电针仪,用密波强刺激,每次30分钟。

4.灸法

取中脘、气海、关元、足三里、脾俞、肾俞。每穴7~9壮,隔日1次。适用于Ⅰ期戒断治疗。

5.刺血拔罐

用皮肤针重叩督脉、夹脊穴及膀胱经背俞穴,然后加拔火罐。

(三)按语

针灸戒毒可以用于戒毒的不同阶段,如在脱瘾阶段配合药物,能增强疗效,减轻患者痛苦,减少药物的毒不良反应。也可用于脱瘾后但未全部复原阶段,以改善或减轻各种精神与躯体的不适,形成Ⅱ期戒断的治疗。

在进行戒毒治疗前要详细了解患者吸毒的原因和方式,有的放矢地进行宣传教育和心理疏导。对于因病(如肿瘤、呼吸系统、消化系统疾病及各类神经痛)而吸毒者,要给予相应地治疗,以免出现意外。

家庭及社会的配合是巩固疗效、断绝复吸必不可少的因素,应该高度重视。

对出现惊厥、虚脱等病情较重者,应及时采取静脉输液、支持疗法等综合治疗措施。

三、戒酒综合征

(一)定义

戒酒后出现的戒断综合征多在戒酒后2~3天出现。临床表现为烦躁失眠、恶心、呕吐、头晕头痛、四肢抽搐震颤,甚至狂躁或谵语。

(二)治疗

1.方一

(1)取穴:主穴为曲池、内关、足三里、百会。头痛、头晕配太阳、风池、上星;呕吐、恶心、纳呆配中脘、三阴交;烦躁、失眠、恐惧配安眠2、劳宫;血压下降、虚脱配人中;发热流涕、流泪、流涎配大椎、印堂、通里、合谷。

(2)操作方法:主穴每次必用,配穴根据临床表现辨证选配。深度按常规针刺,捻转提插手法,间歇行针30~60分钟,10~15分钟行针一次,每日针1次,7~10天为一个疗程,疗程间隔2~3天。亦可用G6085电疗机,断续波,通电30分钟。

2.方二

(1)取穴:耳穴口、神门、内分泌、皮质下、交感。

(2)操作方法:每次取单侧耳穴,用王不留行籽贴压,3～5天更换另侧耳穴,令患者每天按揉上穴 2～3 次,每次按揉 2～3 分钟。按揉时要轻轻揉按,以产生酸胀感为度,并嘱患者贴压后即停止喝酒。停止喝酒后出现戒断症状时,随时用上方按压。

(三)按语

戒酒已引起世界范围内的广泛关注,因戒酒而引起的戒断综合征,也已受到医学界的重视,近年来国内医学杂志多有报道。酒精可侵害中枢神经和消化系统,这与中医学的认识是不谋而合的。中医理论认为,酒食伤脾,助湿生热,壅而化痰,痰浊上扰清窍,蒙蔽心神,使神志迷乱,烦躁不安或谵妄失眠。故治疗应依健脾化湿、醒神开窍为法。方一和方二为此而设。足三里健脾胃化痰湿,曲池调理胃肠功能,升清降浊;百会、内关镇静安神,醒脑开窍。并根据临床表现辨证配用有关穴位。如此主次配合,相得益彰,故能收到良好效果。

第三节　慢性疲劳综合征

一、定义

慢性疲劳综合征是慢性、反复发作性极度疲劳为主症的综合征,同时伴有低热、头痛、肌肉关节疼痛、失眠和多种精神症状的综合征。体检和常规实验室检查无明显异常。

西医学对本病的确切发生机制尚不清楚,认为是以精神压力、不良生活习惯、脑力和体力过度劳累及病毒感染等多种因素,导致人体神经、内分泌、免疫等多系统的功能调节失常而表现的综合征。

原因不明的持续或反复发作的严重疲劳,并且持续至少 6 个月,充分休息后疲劳不能缓解,活动水平较健康时下降50％以上。兼有记忆力减退或注意力难以集中、睡眠障碍等。

二、辩证

(一)肾虚精亏

精神萎靡,头晕目眩,失眠健忘,腰膝酸软,形寒肢冷,舌淡,脉沉细无力。

(二)肝气郁结

头晕目眩,精神抑郁或焦虑,注意力不集中,舌质红,脉弦细。

(三)脾气不足

形体肥胖,腹胀食少,肌肉疲乏无力,关节疼痛,舌淡胖苔腻,脉滑。

三、治疗

1.针灸

治则:益肾疏肝健脾,补益气血,调理气机。

主穴:百会、神门、三阴交、足三里、关元、脾俞、肝俞、肾俞。

配穴:脾气不足配太白;肝气郁结配太冲;肾虚精亏配太溪、悬钟。

操作:常规操作。

2.耳针

选心、肾、肝、脾、脑、神门、交感。每次取3~5穴,用王不留行籽贴压,每隔2~3日两耳交替。

3.拔罐

选足太阳经背部第1、2侧线,用火罐法、走罐法或闪罐法,以背部潮红为度。

四、按语

针灸治疗本病可较好地缓解病情,疗效满意。

除针灸治疗外,还应配合饮食疗法,补充维生素和矿物质。

保持情绪乐观,避免精神刺激,劳逸结合。

第四节　美容

一、定义

针灸美容是以脏腑经络学说为依据,通过针刺穴位,疏通经络,调和阴阳,使颜面五官部位气血通畅,面部皮脂腺分泌功能协调,达到皮肤光洁柔润,养颜美容的目的。针灸美容主要是消除皮肤皱纹、颜面色素沉着等。

中医学认为面部容貌是全身机体的一部分,只有全身脏腑经络功能正常,气血旺盛、通畅,体魄健康,面部才能容光焕发,青春常驻。针灸美容就是从整体观念出发,通过腧穴、经络的调节作用,调畅全身气血,从根本上产生美容效果。

二、辩证

皮肤皱纹是皮肤衰老的表现,人到中年以后逐渐出现。脾主肌肉,肺主皮毛,若肺脾气虚,则出现皱纹。此外,与人体的健康、营养状况和遗传、日光及紫外线照射有关,皮肤老化出现的皱纹以皮肤松弛,失去光泽为特征,多见于额部、眼角、面颊、口角等处。

黄褐斑常见于慢性疾病,多因脾肾两虚,脾不化生精微,肌肤失养;或肾亏水不制火,湿热内蕴,郁结皮肤。西医学认为是由雌激素及黄体酮促使色素沉着所致,多见于妊娠或绝经期妇女,其对称分布于颜面部,又称蝴蝶斑,表面光滑,少数伴有月经不调、烦躁易怒等。颜面雀斑的出现与遗传、日晒有关,多见于女性,青春期可达到高峰,老年逐渐减少。好发于鼻梁、眼眶下,为针头大小色素斑点,常在夏季加重。

色素痣多为色素细胞聚集,由肾气虚、浊气阻滞皮肤而致。中青年显著,大小不等,有的呈疣状、乳头状。老年斑多见于中老年人,由于年老肾气虚所致,为棕色或暗褐色色素沉着斑,散在分布,呈圆形或不规则形状。

三、治疗

(一)针灸

治则:活血化瘀,祛斑美容。毫针浅刺,补虚泻实。

处方:阳白、太阳、颧髎、脾俞、肾俞、肝俞、三阴交。

方义:阳白、太阳、颧髎三穴皆为局部取穴,可疏通经气,活血化瘀,改善局部营养,清除堆积废物,重在理外治标。脾统血,肝藏血,肾藏精,精血同源,三阴交为肝、脾、肾三经交会穴,诸穴同用可调脏腑,理气血,重在调内治本。

加减:局部可根据皮肤病变部位加阿是穴,气滞血瘀加血海,肾虚加太溪。

操作:局部针刺可用平补平泻,脾俞、肾俞、肝俞、三阴交、血海、太溪可根据虚实不同采用针刺补法或平补平泻。每天或隔天 1 次,留针 20 分钟,15 次为一疗程。

(二)耳针疗法

取内分泌、交感、肝、肾、肺、肾上腺、皮质下、面颊。每次选用 2～4 穴,两耳交替使用。每天 1 次,每次留针 30 分钟。或用王不留行籽贴压。

(三)电针疗法

在针刺得气的基础上接通电针治疗仪,用疏密波中

度刺激 20～30 分钟。隔天 1 次。

(四)穴位注射

取肺俞、胃俞、足三里、血海等穴。每次选 2 穴,用当归注射液或复方丹参注射液,每穴注射 1～2mL,隔天 1 次。

四、按语

针灸美容不同于药物美容,最大特点是对全身调整,既可用于治疗,又可用于预防。

针刺面部要用特制的细针,又称美容针,即 34～36 号 0.5 寸针。美容针适应面部皮薄敏感的特点,患者疼痛较少,不易出血。美容针用于局部多用围针透刺的方法。

对损容性疾病,要适当安排疗程,变换处方穴位、治疗方法,耐心治疗与保养。

五、现代研究

现代研究表明,针灸具有抗自由基损伤,调节神经、内分泌功能,调整脂代谢,改善血液流变性,从而起到抗皱祛斑的作用。

第五节　延缓衰老

一、定义

衰老是机体发育、生长、壮盛、衰退的生理过程,是一种自然规律,指机体随着年龄增长,全身性、多系统、循序渐进的功能衰退过程的综合表现。思维活动减慢,表情淡漠,反应迟钝,记忆力下降,动作缓慢。

人体的生长、发育、衰老与脏腑经络气血的盛衰密切相关。人体气血不足,经络之气运行不畅,脏腑功能减退,阴阳失去平衡,会导致或加快衰老。表现为精神不振,形寒肢冷,食欲缺乏、少眠,腰膝无力,发脱齿摇,气短乏力,甚则面浮肢肿等。针灸具有良好的调整作用,能协调阴阳,调和脏腑经络气血,提高机体免疫力,达到延缓衰老的目的。

二、辩证

(一)肾虚

眩晕耳鸣,失眠健忘,发脱齿摇,腰膝酸软,畏寒肢冷。

(二)心脾气虚

神疲乏力,心悸气短,动则汗出,食欲减退。

三、治疗

(一)针灸

治则:升阳益气,调和气血。

主穴:百会、关元、气海、内关、三阴交、足三里。

配穴:肾虚配肾俞、命门、太溪;心脾气虚配脾俞、心俞、太白。

操作:毫针补法或加灸法。

2.耳针

取皮质下、内分泌、肾、心、脑、耳迷根。毫针弱刺激,或用王不留行籽贴压,两耳交替使用,每日1次。

四、按语

针灸抗衰老有良好的调整作用,调和脏腑经络气血,提高机体免疫力,达到延缓衰老的目的。

应积极地预防和治疗身体疾病,如:高血压、动脉粥样硬化、冠心病、糖尿病等。合理搭配饮食营养,加强体育锻炼,保证充足的睡眠,保持乐观心态。

五、现代研究

针灸延缓衰老主要与抗氧化、提高免疫力、改善神经内分泌功能等密切相关。针灸可提高体内 T 淋巴细胞的数值和免疫球蛋白的含量,说明针灸能提高细胞免疫功能和体液免疫功能,有良好的抗衰老作用。

第六节　肿瘤

一、定义

肿瘤是全身性疾病的局部表现。其中良性肿瘤的治疗手段居多,针灸也是其中之一。恶性肿瘤是目前危害人类健康的最严重疾病,在此主要介绍针灸治疗恶性肿瘤的辅助作用。

二、治疗

(一)针灸

改善症状,延长生存期治法扶正固本。

主穴:关元 足三里 三阴交

配穴:肺癌加肺俞、内关、列缺、尺泽;胃癌、肠癌加胃俞、大肠俞、曲池、内关、上巨虚;肝癌加肝俞、大都、太冲;乳腺癌加内关、乳根、膺窗;食道癌加天突、膻中、巨阙、鸠尾;瘀血内停加膈俞、血海；痰湿积聚加中脘、丰隆、阴陵泉；气血不足加气海、脾俞、胃俞；脾肾阳虚加肾俞、命门；肝肾阴虚加太冲、太溪、照海；厌食加下脘、天枢、上巨虚；呃逆加内关、中脘。

（二）镇痛

治法：行气活血。

主穴：相应、夹脊穴、合谷、太冲。

配穴：肝癌痛加阳陵泉、期门、章门；肺癌胸痛加孔最、尺泽、列缺；乳腺癌加内关、膻中、乳根；脑瘤痛加印堂、前顶、长强。

（三）减轻化疗不良反应

治法扶正化浊。

主穴：大椎、足三里、三阴交。

配穴：免疫功能抑制加内关、关元；白细胞减少加膈俞、脾俞、胃俞、肝俞、肾俞；胃肠反应加内关、中脘、天枢；口腔咽喉反应加照海、列缺、廉泉；直肠反应加天枢、大肠俞、支沟、梁丘。

参考文献

[1]张永臣,王健.针灸学[M].济南:山东科学技术出版社,2020.

[2]刘敏勇,迟振海,聂容荣.针灸人生·医案荟萃[M].江西:江西科学技术出版社,2018.

[3]李学川.针灸逢源[M].北京:中国中医药出版社,2019.

[4]赖新生,黄泳.《针灸大成》译记译学[M].上海:上海交通大学出版社,2021.

[5]鲍春龄,东贵荣.东贵荣针灸学术经验集[M].上海:上海科学技术出版社,2020.

[6]沈卫东,马文.针灸传薪——海派中医杨氏针灸曙光医院卷[M].上海:上海科学技术出版社,2022.

[7]王富春.中国针灸临床技法丛书[M].上海:上海科学技术出版社,2021.

[8]严兴科,赵中亭.针灸特色疗法学[M].甘肃:甘肃科学技术出版社,2018.

[9]马晓芃,赵粹英.针灸学术经验集[M].上海:上海科学技术出版社,2019.

[10]张必萌,汤晓龙.常见眼病针灸治疗实用手册[M].上海:上海科学技术出版社,2021.

[11]黄银兰.针灸的故事[M].北京:中国中医药出版社,2019.

[12]吴耀持.针灸疗法[M].上海:上海科学技术出版社,2020.

[13]张大伟,高希言.中原医家针灸特色技术[M].上海:上海科学技术出版社,2021.

[14]张仁.春华秋实 张仁针灸文集[M].上海:上海科学技术出版社,2021.

[15]肖达.陈汉平针灸学术经验集[M].上海:上海科学技术出版社,2020.